基本的診察の手順	第1章
画像診断の手順	第2章
日常よく遭遇する脳神経外科疾患	第3章
基本的術前術後の管理	第4章
各種疾患を有する患者の管理	第5章
脳神経外科疾患の救急対応	第6章
薬剤の管理	第7章
代表的手術アプローチ	第8章
緩和医療	第9章
データファイル	付録

脳神経外科
レジデントマニュアル

監修
若林俊彦 名古屋大学名誉教授

編集
夏目敦至 河村病院・脳神経外科部長
泉 孝嗣 名古屋大学大学院准教授・脳神経外科

編集協力
本村和也 名古屋大学大学院准教授・脳神経外科
西村由介 名古屋大学大学院講師・脳神経外科
荒木芳生 日本赤十字社名古屋第二病院・脳神経外科

医学書院

謹告 監修者，編集者，著者ならびに出版社として，本書に記載されている情報が最新かつ正確であるように最善の努力をしておりますが，薬の用法・用量・注意事項などは，基礎研究や臨床治験，市販後調査によるデータの蓄積により，時に変更されることがあります．したがって，薬の使用に際しては，読者御自身で十分に注意をはらわれることを要望いたします．

本書記載の治療法，医薬品がその後の医学研究ならびに医療の進歩により，本書発行後に変更された場合，従来の治療法，医薬品による不測の事故に対して，監修者，編集者，著者ならびに出版社は，その責を負いかねます．

株式会社 医学書院

脳神経外科レジデントマニュアル

発　行	2016年 5 月15日	第1版第1刷Ⓒ
	2023年 5 月15日	第1版第3刷

監　修　若林俊彦（わかばやしとしひこ）

編　集　夏目敦至（なつめあつし）・泉　孝嗣（いずみたかし）

発行者　株式会社　医学書院
　　　　代表取締役　金原　俊
　　　　〒113-8719　東京都文京区本郷1-28-23
　　　　電話　03-3817-5600（社内案内）

印刷・製本　横山印刷

本書の複製権・翻訳権・上映権・譲渡権・貸与権・公衆送信権（送信可能化権を含む）は株式会社医学書院が保有します．

ISBN978-4-260-02533-1

本書を無断で複製する行為（複写，スキャン，デジタルデータ化など）は，「私的使用のための複製」など著作権法上の限られた例外を除き禁じられています．大学，病院，診療所，企業などにおいて，業務上使用する目的（診療，研究活動を含む）で上記の行為を行うことは，その使用範囲が内部的であっても，私的使用には該当せず，違法です．また私的使用に該当する場合であっても，代行業者等の第三者に依頼して上記の行為を行うことは違法となります．

JCOPY 〈出版者著作権管理機構　委託出版物〉
本書の無断複製は著作権法上での例外を除き禁じられています．複製される場合は，そのつど事前に，出版者著作権管理機構（電話 03-5244-5088，FAX 03-5244-5089，info@jcopy.or.jp）の許諾を得てください．

＊「レジデントマニュアル」は株式会社医学書院の登録商標です．

執筆者一覧 (執筆順)

服部　健一		日本赤十字社名古屋第一病院・第二脳神経外科部長
稲尾　意秀		医療法人珪山会鵜飼病院副院長・脳神経外科部長
臼井　直敬		国立病院機構静岡てんかん・神経医療センター・脳神経外科医長
吉田　光宏		市立四日市病院・脳神経外科副部長
市原　　薫		主体会病院・脳神経外科
加藤美穂子		あいち小児保健医療総合センター・脳神経外科医長
前澤　　聡		名古屋大学特任准教授・脳とこころの研究センター・脳神経外科
太田　慎次		半田市立半田病院脳神経外科
岡本　　奨		あいちリハビリテーション病院院長
泉　　孝嗣		名古屋大学大学院准教授・脳神経外科
大岡　史治		名古屋大学大学院助教・脳神経外科
本村　和也		名古屋大学大学院准教授・脳神経外科
横山　欣也		名古屋大学大学院特任助教・脳神経外科
荒木　芳生		日本赤十字社名古屋第二病院・脳神経外科
坂本　悠介		名古屋掖済会病院・脳神経外科医長
清水　賢三		あいちせぼね病院・脳・脊髄外科部長
和田健太郎		日本赤十字社名古屋第一病院・脳神経外科
村岡　真輔		刈谷豊田総合病院・脳神経外科
竹内　和人		名古屋大学大学院助教・脳神経外科
西村　由介		名古屋大学大学院講師・脳神経外科
中坪　大輔		医療法人偕行会名古屋共立病院・集束超音波治療センター部長
種井　隆文		名古屋大学医学部附属病院・脳神経外科病院講師
宇田　憲司		日本赤十字社名古屋第二病院・脳神経外科
浅井　琢美		刈谷豊田総合病院・脳神経外科
柴山美紀根		市立四日市病院・救命救急センター長

池田　　公	JCHO中京病院副院長	
平野　雅規	愛知県がん研究センター病院・脳神経外科	
Chalise Lushun	名古屋セントラル病院・脳神経外科	
棚橋　邦明	県立多治見病院・脳神経外科医長	
永田　雄一	名古屋大学大学院助教・脳神経外科	
秋　　禎樹	JCHO中京病院・脳神経外科	
金森　雅彦	上飯田リハビリテーション病院院長	
飯島健太郎	千曲中央病院・脳神経外科	

序

　近年の医理工農薬学等の横断的研究領域の著しい進歩により，脳神経外科医がかかわる医療現場には大きな変革が起こってきている．数年前までは治療不可能であった脳神経疾患も，今では新たに開発された最新診断技術や手法技法を用いて果敢な挑戦が実践され，以前とは比べ物にならないほどの好成績をあげている疾患も数多い．この，時代を超えた「光と影」の医療現場の現実に携わり，元気に退院していく患者さんに手を振って送り出しながら，その一方で，自分がレジデント時代に診てきた数多くの難治性疾患の患者さん一人ひとりの顔が頭をよぎり，"あのときに何もしてあげられなかったあの人に，今の時代であれば，こんな治療ができたのに，治してあげられたのに"と思うこと屢々である．

　そんな医療技術の大きな変革の時期に，脳神経外科レジデントのメンバーに向けて最新の診断および治療マニュアルを監修作成する要請を，医学書院 医学書籍編集部の飯村祐二氏から受けた．小生の高校の後輩でもある飯村氏は，私には容赦はない．単刀直入に，"この『レジデントマニュアル』に課せられた使命として，①臨床現場の脳神経外科領域全般を網羅し，②最新の医療情報を，③簡潔な記載で迅速に参照でき，④繰り返しの改訂にも耐えられる知力と組織力が要求されます"と伝えてきた．若い頃には血気盛んで寝食も忘れて，どんな難題にも前向きに挑戦し続けてきた「脳神経外科医」が，救えなかった患者さんへのせめてもの償いとして今できることは，現在の若きレジデントに最新の技術と情報をいち早く伝授し，そして今まさに医療現場で生命の危機に瀕している患者さん達に最高の医療を持って応えてもらうように，最大限の支援をすることと決意した．そのため，今回は小生の所属する名古屋大学脳神経外科同門メンバーに依頼し，その総力を結集して，編集・執筆・校正・発刊に挑んだ．

　脳神経外科医のかかわる疾患は，往々にして時間との戦いとなる．現場での適切な診断と最高の医療技術を駆使してこそ救える命

に直面する．この本を産み出す現場も，執筆者全員で全く同じ精神で臨んだ．緊急の医療現場には，往々にして上司も相談相手もおらず，君しか居ない．そんなときに，このレジデントマニュアルを開けば，今，君が何をすべきかを瞬時に理解できるようにという想いを込めて作成した．本書が，読者の君が「脳神経外科レジデント」として最高の医療を実践する一助になり，現場で苦しむ患者さんを一人でも多く救ってあげられることができたら，本望である．

2016年5月

若林俊彦

目次

本書で使用した主な略語一覧 ………………………………………… xiii

第1章　基本的診察の手順　　1

1. 主訴・病歴の聴取と身体所見 ………………………………………… 2
2. 神経学的所見 ………………………………………………………… 7
3. 意識障害の鑑別 ……………………………………………………… 12
4. 頭痛の鑑別 …………………………………………………………… 15
5. めまいの鑑別 ………………………………………………………… 18
6. 痙攣の鑑別 …………………………………………………………… 21
7. 運動障害の鑑別 ……………………………………………………… 24
8. 感覚障害の鑑別 ……………………………………………………… 27
9. 言語障害の鑑別 ……………………………………………………… 30
10. 小児症例の診察 ……………………………………………………… 33
11. 高齢者症例の診察 …………………………………………………… 36

第2章　画像診断の手順　　39

1. 単純X線 ……………………………………………………………… 40
2. CT ……………………………………………………………………… 42
3. MRI …………………………………………………………………… 46
4. 脳血管撮影（DSA） …………………………………………………… 53
5. PET …………………………………………………………………… 57
6. SPECT ………………………………………………………………… 59

第3章　日常よく遭遇する脳神経外科疾患　　63

1. 脳血管障害 …………………………………………………………… 64
   ① 脳梗塞 …………………………………………………………… 64
   ② 脳出血 …………………………………………………………… 68
   ③ くも膜下出血（SAH） …………………………………………… 71

- ④ 脳動静脈奇形(AVM) ……………………………………… 74
- ⑤ 頸部内頸動脈狭窄症 ……………………………………… 76
- ⑥ もやもや病 ………………………………………………… 78
2. 脳腫瘍 …………………………………………………………… 82
    - ① 神経膠腫(グリオーマ) …………………………………… 82
    - ② 髄膜腫 ……………………………………………………… 85
    - ③ 下垂体腫瘍 ………………………………………………… 87
    - ④ 聴神経腫瘍 ………………………………………………… 90
    - ⑤ 転移性脳腫瘍 ……………………………………………… 92
3. 脊髄脊椎疾患 …………………………………………………… 95
    - ① 椎間板ヘルニア …………………………………………… 95
    - ② 脊柱管狭窄症 ……………………………………………… 99
    - ③ 靭帯骨化症 ………………………………………………… 101
    - ④ 脊髄腫瘍 …………………………………………………… 104
    - ⑤ 脊髄脊椎損傷 ……………………………………………… 108
    - ⑥ 脊椎感染症(化膿性脊椎炎) ……………………………… 112
    - ⑦ 脊椎硬膜外血腫 …………………………………………… 113
4. 機能的脳神経外科疾患 ………………………………………… 115
    - ① Parkinson病 ……………………………………………… 115
    - ② ジストニア ………………………………………………… 118
    - ③ 振戦 ………………………………………………………… 120
    - ④ てんかん …………………………………………………… 122
5. 小児脳神経外科疾患 …………………………………………… 125
    - ① 頭蓋骨奇形 ………………………………………………… 125
    - ② 脳瘤 ………………………………………………………… 129
    - ③ 二分脊椎症 ………………………………………………… 131
    - ④ 幼児虐待症候群 …………………………………………… 135
6. 頭部外傷 ………………………………………………………… 138
    - ① 急性硬膜下血腫 …………………………………………… 138
    - ② 急性硬膜外血腫 …………………………………………… 140
    - ③ 脳挫傷 ……………………………………………………… 141
    - ④ 慢性硬膜下血腫 …………………………………………… 143
7. 感染症 …………………………………………………………… 145
    - ① 髄膜炎 ……………………………………………………… 145
    - ② 脳炎 ………………………………………………………… 147

③ 脳膿瘍 148
　④ 敗血症 150

第4章　基本的術前術後の管理　　153

1. バイタルサインと身体所見 154
2. 入院時の検査 156
3. 予定手術前の指示 159
4. 緊急手術前の指示 162
5. 抗菌薬の予防的投与法 165
6. 手術後の指示 167
7. 静脈栄養と経腸栄養 170
8. 術後合併症の予防と対策 173
9. ドレナージチューブの管理 176
10. 頭蓋内圧モニターの管理 179
11. 手術創の管理 182
12. 褥瘡の管理 185
13. 輸血 188

第5章　各種疾患を有する患者の管理　　191

1. 感染をもつ患者の管理 192
2. 神経・精神疾患をもつ患者の管理 195
3. 呼吸器疾患をもつ患者の管理 198
4. 循環器疾患をもつ患者の管理 201
5. 肝疾患をもつ患者の管理 204
6. 腎疾患をもつ患者の管理 207
7. 糖尿病をもつ患者の管理 210
8. 痙攣をもつ患者の管理 213
9. 内分泌疾患をもつ患者の管理 215
10. 消化管疾患をもつ患者の管理 217
11. 疼痛をもつ患者の管理 220

第6章 脳神経外科疾患の救急対応　223

1. 意識障害の救急対応 …… 224
2. 脳梗塞の救急対応 …… 227
3. 脳出血の救急対応 …… 229
4. くも膜下出血(SAH)の救急対応 …… 232
5. 頭部外傷の救急対応 …… 235
6. 脳圧亢進症状の救急対応 …… 237
7. 痙攣重積の救急対応 …… 240
8. 呼吸・循環障害の救急対応 …… 243

第7章 薬剤の管理　247

1. 抗血小板薬，抗凝固薬 …… 248
2. 抗痙攣薬 …… 252
3. 抗がん剤 …… 256
    ① テモゾロミド(テモダール®) …… 256
    ② ベバシズマブ(アバスチン®) …… 257
4. 鎮痛薬 …… 260
5. 抗うつ薬 …… 262
6. 静脈麻酔薬 …… 264
7. 小児の投薬量 …… 266

第8章 代表的手術アプローチ　271

1. 前方アプローチ …… 272
    ① Pterional approach …… 272
    ② Transsylvian approach …… 277
    ③ Subfrontal approach …… 280
    ④ Interhemispheric approach …… 281
2. 側方アプローチ …… 283
    ① Subtemporal approach …… 284
    ② Anterior petrosal approach …… 285
3. 後方アプローチ …… 288

① Occipital transtentorial approach ······ 290
　② Posterior transcallosal approach ······ 292
4. 後頭下アプローチ ······ 293
　① Posterior transpetrosal approach ······ 295
　② Infratentorial supracerebellar approach ······ 297
　③ Midline suboccipital approach ······ 299
5. 経鼻的アプローチ ······ 302
　① Endonasal endoscopic approach ······ 303
　② Extended endonasal endoscopic approach ······ 305
6. 水頭症の管理 ······ 307
　① 水頭症 ······ 307
　② 正常圧水頭症 ······ 310
7. 血管内治療 ······ 312
　① 脳動脈瘤コイル塞栓術 ······ 312
　② 頸動脈ステント留置術（CAS） ······ 314
　③ 急性期血管再開通療法 ······ 316
8. 脊椎手術 ······ 318
　① 頸椎前方固定術 ······ 318
　② 頸椎椎弓形成術（両開き式） ······ 320
　③ 腰椎片側開窓術 ······ 321
　④ 腰椎後方除圧術（棘突起縦割法） ······ 323

第9章　緩和医療　325

1. 脳神経外科における終末期緩和医療 ······ 326

付録　データファイル　335

1. JCS ······ 336
2. GCS ······ 337
3. Hunt & Kosnik 分類 ······ 337
4. WFNS 分類 ······ 338
5. Fisher 分類 ······ 338
6. NIHSS ······ 339
7. Spetzler-Martin 分類 ······ 340

8. 脊髄疾患における脊髄高位診断 ……… 341
9. Hoehn & Yahr の重症度 ……… 342
10. 頭部外傷分類 ……… 343
11. 乳幼児用 GCS ……… 347
12. 早期癒合した縫合線と頭蓋変形 ……… 348
13. 虐待チェックシート ……… 349
14. 小児の抗痙攣薬と血中濃度 ……… 350

索引 ……… 351

■ Side Memo ■

もやもや病の外科治療における合併症の回避　81
ガンマナイフ　94
ノバリス　94
たこつぼ型心筋症　245
出血による危険性の高い手術の場合の抗血小板薬および抗凝固薬の休薬期間　251
世界のクリップ　287
DWI-ASPECTS の求め方　317
刃の使い方　324
助手の役割と顕微鏡　324
患者から「自殺したい」と言われたら…　332
脳死判定　332

本書で使用した主な略語一覧

A

AC	anterior commissure：前交連	
Acom	anterior communicating artery：前交通動脈	
ACT	activated clotting time：活性化全血凝固時間	
ACTH	adrenocorticotropic hormone：副腎皮質刺激ホルモン	
ADC	apparent diffusion coefficient：見かけ上の拡散係数(MRI)	
AHT	abusive head trauma：虐待による頭部外傷	
AICA	anterior inferior cerebellar artery：前下小脳動脈	
AKI	acute kidney injury：急性腎障害	
ALI	acute lung injury：急性肺傷害	
ALS	amyotrophic lateral sclerosis：筋萎縮性側索硬化症	
AMR	abnormal muscle response：片側顔面痙攣特有の異常電位	
ANCA	anti-neutrophil cytoplasmic antibody：抗好中球細胞質抗体	
APTT	activated partial thromboplastin time：活性化部分トロンボプラスチン時間	
AQ	aphasia quotient：失語指数	
ARDS	acute respiratory distress syndrome：急性呼吸促迫症候群	
ASIA	American Spinal Injury Association：米国脊髄損傷協会	
ASPECTS	Alberta Stroke Programme Early CT Score	
AVF	arteriovenous fistula：動静脈瘻	
AVM	arteriovenous malformation：動静脈奇形	

B

BA	basilar artery：脳底動脈
BAD	branch atheromatous disease
BPAS	basi-parallel anatomical scanning：BPAS法(MRI)

C

CAS	carotid artery stenting：頸動脈ステント留置術
CBF	cerebral blood flow：脳血流量
CEA	carotid endarterectomy：頸動脈内膜剥離術
CHDF	continuous hemodiafiltration：持続的血液濾過透析

CIDP	chronic inflammatory demyelinating polyneuropathy：慢性炎症性脱髄性多発根ニューロパチー	
CISS	constructive interference in steady state：CISS 法（MRI）	
CKD	chronic kidney disease：慢性腎臓病	
COPD	chronic obstructive pulmonary disease：慢性閉塞性肺疾患	
CPP	cerebral perfusion pressure：脳灌流圧	
CSF	cerebrospinal fluid：脳脊髄液	
CVP	central venous pressure：中心静脈圧	
CVR	cerebrovascular reserve capacity：脳循環予備能	

D

DAI	diffuse axonal injury：びまん性軸索損傷
DAT	dopamine transporter：ドパミントランスポーター
dAVF	dural arteriovenous fistula：硬膜動静脈瘻
DBS	deep brain stimulation：脳深部刺激術
DESH	disproportionately enlarged subarachnoid-space hydrocephalus：くも膜下腔の不均衡な拡大を伴う水頭症（iNPH）
DIHS	drug-induced hypersensitivity syndrome：薬剤性過敏性症候群
DNT	dysembryoplastic neuroepithelial tumor：胚芽異形成性神経上皮腫瘍
DSA	digital subtraction angiography：脳血管撮影
DTI	deep tissue injury：深部損傷褥瘡
DTI	diffusion tensor imaging：拡散テンソル画像（MRI）
DWI	diffusion weighted image：拡散強調画像（MRI）

E

EAS	encephalo-arterio-synangiosis：脳動脈血管癒合術
EC-IC	extracranial-intracranial：頭蓋外-頭蓋内
ECST	European Carotid Surgery Trial
EDS	encephalo-duro-synangiosis：脳硬膜血管癒合術
eGFR	estimated glomerular filtration rate：推算糸球体濾過値
EMS	encephalo-myo-synangiosis：脳筋膜血管癒合術
ETCO$_2$	end tidal CO$_2$：呼気終末二酸化炭素濃度

F

FDG	fluorodeoxyglucose：フルオロデオキシグルコース
FIESTA	fast imaging employing steady-state acquisition：FIESTA 法（MRI）
FiO$_2$	fraction of inspiratory oxygen：吸入酸素濃度

| FLAIR | fluid attenuation inversion recovery:フレア法(MRI) |

G

GBS	Guillain-Barré syndrome:ギラン・バレー症候群
GCS	Glasgow Coma Scale:グラスゴー・コーマ・スケール
Gd	gadolinium:ガドリニウム
GFR	glomerular filtration rate:糸球体濾過量
Gpi	globus pallidus intermedius:淡蒼球内節

H

| HA | hydroxyapatite:ハイドロキシアパタイト |
| HDS-R | Hasegawa's Dementia Scale for Revised:改訂長谷川式簡易知能評価スケール |

I

IC	informed consent:インフォームド・コンセント
ICG	indocyanine green:インドシアニングリーン
ICP	intracranial pressure:頭蓋内圧
IC-PC	internal carotid-posterior communicating artery:内頸動脈-後交通動脈
ICV	internal cerebral vein:内大脳静脈
IMRT	intensity modulated radiotherapy:強度変調放射線治療
iNPH	idiopathic normal pressure hydrocephalus:特発性正常圧水頭症

J

JATEC	Japan Advanced Trauma Evaluation and Care
JCS	Japan Coma Scale:ジャパン・コーマ・スケール
JSH2014	Japanese Society of Hypertension guidelines for the management of hypertension 2014:高血圧治療ガイドライン 2014

L

| L-P shunt | lumbo-peritoneal shunt:腰椎くも膜下腔-腹腔短絡術 |

M

MAP	mean arterial pressure:平均動脈圧
MCA	middle cerebral artery:中大脳動脈
MCI	mild cognitive impairment:軽度認知機能障害

MELAS	mitochondrial myopathy, encephalopathy, lactic acidosis, and stroke-like episodes：ミトコンドリア病	
MEP	motor evoked potential：運動誘発電位	
MER	micro electrode recording：微小電極記録	
MET	methionine：メチオニン	
MG	myasthenia gravis：重症筋無力症	
MMA	middle meningeal artery：中硬膜動脈	
MMSE	Mini-Mental State Examination：簡易知能試験	
MMT	manual muscle testing：徒手筋力検査	
MPR	multi planer reconstruction：任意多断面再構成（CT）	
mRS	modified Rankin Scale：修正ランキンスケール	
MS	multiple sclerosis：多発性硬化症	
MSBOS	maximum surgical blood order schedule：最大手術血液準備量	
MVD	microvascular decompression：微小血管減圧術	

N

NASCET	North American Symptomatic Carotid Endarterectomy Trial
NCSE	nonconvulsive status epilepticus：非痙攣性のてんかん重積
NF	neurofibromatosis：神経線維腫症
NIHSS	National Institute of Health Stroke Scale：NIH脳卒中スケール
NMO	neuromyelitis optica：視神経脊髄炎
NOACs	non-vitamin K antagonist oral anticoagulants：非ビタミンK阻害経口抗凝固薬
NPPV	noninvasive positive pressure ventilation：非侵襲的陽圧換気
NSAIDs	nonsteroidal anti-inflammatory drugs：非ステロイド性抗炎症薬
NST	nutrition support team：栄養サポートチーム
NVAF	non-valvular atrial fibrillation：非弁膜症性心房細動

O

OGTT	oral glucose tolerance test：経口ブドウ糖負荷試験
OM line	orbitomeatal line：眼窩外耳孔線
OPLL	ossification of posterior longitudinal ligament：後縦靱帯骨化症
ORT	onset to reperfusion time：脳梗塞の発症から再灌流までの時間

P

PaCO$_2$	partial pressure of arterial carbon oxygen：動脈血二酸化炭素分圧
PaO$_2$	partial pressure of arterial oxygen：動脈血酸素分圧

本書で使用した主な略語一覧 | xvii

PbtO$_2$	brain tissue oxygen pressure：脳組織酸素分圧	
PC	posterior commissure：後交連	
PEEP	positive end-expiratory pressure：呼気終末時陽圧	
PET	positron emission tomography：陽電子放出断層撮影	
PPI	proton pump inhibitor：プロトンポンプ阻害薬	
PPRF	paramedian pontine reticular formation：傍正中橋網様体	
PSP	progressive supranuclear palsy：進行性核上性麻痺	
PTH	parathyroid hormone：副甲状腺ホルモン	
PT-INR	prothrombin time-international normalized ratio：プロトロンビン時間国際標準比	

R

RASS	Richmond Agitation-Sedation Scale：リッチモンド鎮静スケール
RCVS	reversible cerebral vasoconstriction syndrome：可逆性脳血管攣縮症候群
rt-PA	recombinant tissue-type plasminogen activator：遺伝子組み換え組織型プラスミノーゲン・アクチベーター

S

SAH	subarachnoid hemorrhage：くも膜下出血
SBOE	surgical blood order equation：手術血液準備量計算法
SBS	shaken baby syndrome：揺さぶられっこ症候群
SCA	superior cerebellar artery：上小脳動脈
SCCM	Society of Critical Care Medicine：米国集中治療医学会
ScvO$_2$	central venous oxygen saturation：中心静脈血酸素飽和度
SEP	somatosensory evoked potentials：体性感覚誘発電位
SIADH	syndrome of inappropriate secretion of antidiuretic hormone：抗利尿ホルモン不適合分泌症候群
SIRS	systemic inflammatory response syndrome：全身性炎症反応症候群
SJS	Stevens-Johnson syndrome：スティーブンス・ジョンソン症候群
SjO$_2$	jugular venous oxygen saturation：内頸静脈酸素飽和度
SLTA	standard language test of aphasia：標準失語症検査
SNRI	serotonin & norepinephrine reuptake inhibitors：セロトニン・ノルアドレナリン再取り込み阻害薬
SOFA	Sequential Organ Failure Assesment

SPECT	single photon emission computed tomography：シングルフォトン断層撮影法
SpO₂	percutaneous oxygen saturation：経皮的動脈血酸素飽和度
SRS	stereotactic radiosurgery：定位手術的照射
SRT	stereotactic radiation therapy：定位放射線治療
SSCG	Survivng Sepsis Campaign Guidelines：国際敗血症ガイドライン
SSRI	selective serotonin reuptake inhibitors：選択的セロトニン再取り込み阻害薬
STA	superficial temporal artery：浅側頭動脈
STIR	short TI inversion recovery：STIR 法（MRI）
STN	subthalamic nucleus：視床下核
SU	sulfonylurea：スルホニル尿素
SWI	susceptibility-weighted imaging：磁化率強調画像（MRI）

T

TCA	tricyclic antidepressant：三環系抗うつ薬
TDM	therapeutic drug monitoring：治療薬物モニタリング
TEN	toxic epidermal necrolysis：中毒性表皮融解壊死症
TIA	transient ischemic attack：一過性脳虚血発作
TOF	time of flight：タイム・オブ・フライト法（MRA）

U

UPDRS	Unified Parkinson Disease Rating Scale：パーキンソン病統一スケール

V

VA	vertebral artery：椎骨動脈
V-A shunt	ventriculo-atrial shunt：脳室-心房短絡術
Vc	nucleus ventralis caudalis：腹尾側核
VEP	visual evoked potentials：視覚誘発電位
Vim	nucleus ventralis intermedius thalami：視床中間腹側核
V-P shunt	ventriculo-peritoneal shunt：脳室-腹腔短絡術

W

WAB	Western Aphasia Battery：ウェスタン失語症検査

第 **1** 章

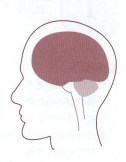

基本的診察の手順

1 主訴・病歴の聴取と身体所見

ポイント

❶ 主訴・病歴を本人が訴えることができる場合と，意識障害・認知機能障害のために本人は訴えることができずに，家族などの近親者に聴取する場合が想定される．

❷ 画像診断が急速に発達しているが，問診は非常に重要であり系統立てて聴取する．

❸ 主訴と病歴から鑑別診断を挙げ，身体診察を行う．
- 主訴
- 発症様式・経過
- 既往歴・家族歴
- 嗜好・習慣
- バイタルサイン
- 身体所見のチェック

基本事項

■ 主訴，発症様式・経過

- 主訴は患者が一番訴えたいことであり，open-ended question で始める．患者が話している間は耳を傾け，自発的な発言が終わったら欠けている情報の追加を direct question で補う．

1）発症時期・受傷時期の確認

- 急性か慢性か．発症早期に来院するケースは，おおむね症状が強いときである．

2）発症状況・受傷状況の確認

- 突然発症か緩徐な経過か．
- 誘発因子，増悪因子，改善因子はあるか．
- 外傷ならどのような受傷形態で，高エネルギー外傷かどうか．

3）症状の程度・変化の確認

- 患者は症状の強いときのことについて訴えることが多く，全体の流れを聞き出す必要がある．
- 持続的か間欠的か．

- 増悪傾向か改善傾向か.
4) **主訴以外の随伴する症状の有無の確認**
- 頭痛であれば吐き気を伴うか,眩暈は耳鳴り・難聴を伴うか,など.
5) **治療歴の確認**
- 前医がある場合でも患者は隠すことがある.
6) **来院した目的の確認(今日何がして欲しいか?)**
- 一般外来において患者の希望は症状の緩和だけでなく,単に診断書が欲しいとか,他院で CT は行っており MRI を希望しているなど,要求が具体的であることも多い.

■ 既往歴・家族歴
- 頭部のみならず,悪性疾患・脊椎疾患・心血管疾患の既往については十分な情報を得ておく.心血管疾患の既往は抗血栓薬の存在を示唆する.内服薬については内容,期間,副作用とともにアドヒアランスの状態を確認する.
- 遺伝疾患以外にも脳動脈瘤,もやもや病などの軽度の家族性が指摘される疾患もある.高血圧・糖尿病などの家族歴の確認は生活習慣の把握に役立つ.

■ 嗜好・習慣
- 喫煙・飲酒の確認は必須.アルコールは慢性硬膜下血腫の危険因子である.
- 運動習慣の確認は運動機能の評価につながり,強い負荷の運動が可能な場合は,虚血性心疾患は否定的となる.

■ バイタルサイン
- 体温・血圧・脈拍数・不整脈の有無・呼吸状態・酸素飽和度は最低限把握する必要があり,救急搬送患者の場合は診察開始前にバイタルサインを確認する.緊急で降圧が必要となる疾患やショック状態の患者などは,病歴の確認より治療が優先される.

■ 身体所見のチェック
- 一般身体所見の把握は大切で,"何となく苦しそうだ"というような漠然とした第一印象は非常に重要である.全身状態の把握を専門科に依頼できないような緊急手術時にも,手術の支障となるような合併症に気づく助けとなる.
- 身長・体重・栄養状態(BMI;body mass index = 体重 kg ÷ 身長 m^2)の評価を行う.BMI は 25 以上で肥満,18.5 未満はるいそうと

第1章 基本的診察の手順

評価する．肥満は手術体位・脳圧に影響を与え，手術合併症の頻度にも影響する．

1) 顔の観察

- 甲状腺機能亢進症(粘液水腫顔貌；眼瞼, 鼻, 頬, 口唇などがむくんだ状態), Cushing 症候群(満月様顔貌), 末期がん(Hippocrates 顔貌；悪液質でみられる眼窩がくぼんで頬はこけ, 顔は血の気が失せるが, 眼光の鋭い顔貌), Parkinson 病(仮面様顔貌)など特徴的な顔貌を示す疾患もあり, 眼球結膜を観察すると貧血や黄疸なども把握できる.

2) 四肢の観察

- 四肢の観察からはチアノーゼ・手指の変形の有無・筋萎縮・浮腫などの評価を行う．先端巨大症では顔貌と合わせて手・足の観察を行い診断する．

3) 皮膚の観察

- 神経皮膚症候群を念頭に置く(カフェオレ斑, ポートワイン母斑など).
- 皮下出血または紫斑などは抗血栓療法, 易出血性疾患の存在を疑う.

典型的疾患

■頭部外傷

- 受傷時間, 受傷状況の具体的な確認が必要．受傷時に意識消失を伴うかどうか, ある場合は持続時間も確認する．頭部の観察(打撲部位・創の確認, 開放骨折の確認, 陥没の有無)も必ず行う．
- 視力低下・複視・咬合障害, 顔面麻痺・聴力低下の有無, 耳血・鼻出血, パンダの目徴候や Battle 徴候(乳様突起耳介後部の皮下腫脹変色)は頭蓋底骨折を示唆する．頭蓋底骨折を疑う場合は髄液漏の確認を要する．
- 頭部以外の合併損傷にも気をつける．特にバイタルサインに異常のある患者はエコーや CT による全身評価が必要となる．

■脳血管障害

- 脳梗塞・脳出血・くも膜下出血の鑑別は頭部 CT で行うが, 主訴と身体所見によりある程度の鑑別を行う．くも膜下出血を強く疑うときは降圧・鎮痛・鎮静が CT 検査より優先される.
- 脳梗塞では rt-PA(アルテプラーゼ)治療やカテーテルによる血栓回収療法が可能かどうかの判断のために, 詳細な発症時間の確

認が必要となる（rt-PA 静注療法は発症 4.5 時間以内，経皮的脳血栓回収療法は 8 時間以内）．胸部大動脈解離に伴う脳梗塞は rt-PA 静注療法の禁忌であり，胸痛・背部痛の訴えは重要な所見である．脳梗塞と診断された場合は NIHSS（付録参照 ➡ 339 頁）にて重症度評価する．
- 脳梗塞を疑った場合は，頸部頸動脈の雑音の聴取を行う．

■ 脳腫瘍
- 腫瘍による局所症状の場合と，頭蓋内圧亢進症状がある．頭部外傷や脳血管障害と違い緩徐に発症することも多いが，時には脳卒中のように突然の症状悪化もありうる．特に水頭症や腫瘍内出血をきたした場合は突然の昏睡もありうる．
- 痙攣発症の場合は，発作時期（活動時・睡眠時），発作の起始部・左右差，意識状態，持続時間，痙攣直後の様子，誘発要因を聞く．

■ 下垂体腺腫
- 視野・視力の問診で診断が可能な場合もある．視力の急激な低下は下垂体卒中を疑い，緊急手術を念頭に迅速な検査を行う．複視は海綿静脈洞内での外転神経・動眼神経の圧迫を示唆する．
- 下垂体腺腫を疑ったら尿崩症・乳汁分泌・月経の有無・性機能の低下などのホルモン症状の確認をする．

■ 特発性正常圧水頭症（iNPH）
- "歩行障害"，"認知症"，"排尿障害（尿失禁）" が古典的 3 徴である．
- iNPH 患者の歩行は失調性の歩行で歩幅が狭く小刻み歩行であるが，Parkinson 病患者とは異なり開脚度は開大する．

■ 一過性脳虚血発作（TIA）
- TIA 後は 3〜4 割が脳梗塞になる危険があり正確な診断が必要．
- ABCD^2 スコア（表 1-1）に準じて問診を行う（ABCD^2 スコア 3 点以上は要注意であり，入院対応）．
- 7 点満点のスコアで，最初の受診より 2 日以内に脳卒中を起こすリスクは，スコア 0〜3 の患者は 1.0％，4〜5 の患者は 4.1％，6〜7 の患者は 8.1％．

応用事項

■ 頭痛
- 急性の頭痛患者において，くも膜下出血や細菌性髄膜炎は治療開始が遅れることにより生命に危険が及ぶ．発症様式や発熱・項部硬直のチェックをするが，項部硬直は認められないことも多く注

表 1-1 ABCD² スコア

Age（年齢）	60 歳以上で 1 点
Blood pressure（血圧）	収縮期圧 140 以上か拡張期圧 90 以上で 1 点
Clinical factors（臨床症状）	片麻痺で 2 点，構音障害のみで 1 点
Duration（発作持続時間）	60 分以上で 2 点，10〜59 分で 1 点，10 分未満は 0 点
Diabetes（糖尿病）	合併があれば 1 点

意が必要である．繰り返す慢性の頭痛の場合には一次性頭痛なのか二次性頭痛なのかの判断が必要になる．

■記憶障害

- 記憶障害は軽症であれば患者本人のみが自覚していることもあるが，年齢によっては健常者に認められることもある．家族や同僚などが気づいている場合には病的である可能性が高くなり，軽度の見当識障害であることも多い．意識清明であるにもかかわらず自己アイデンティティについての記憶障害がある場合は精神疾患の鑑別も必要になる．

■視覚障害

- 患者の"見えにくい"という訴えには，視力・視野障害，複視，眼瞼下垂など様々な症状が混じっている．急激な視力・視野障害は失明のリスクを伴う緊急疾患であり，急性発症の眼瞼下垂は内頸動脈瘤の切迫破裂を念頭に置いた診察が必要である．

（服部健一，稲尾意秀）

2 神経学的所見

ポイント

❶自分の中で評価する項目,順番を決めて,再現性をもった評価を行う必要がある.
- 意識状態の評価
- 言語機能の評価
- 脳神経の評価
- 運動機能評価

基本事項

■ 意識状態の評価

- 意識清明とは"周囲と自己を正しく認識している状態"であり,意識障害は"外部からの刺激に対する反応が低下ないし失われた状態"である.意識障害は救急疾患であることを認識し,最初に意識状態を確認すべきである.

- 意識の評価はJCS(Japan Coma Scale),GCS(Glasgow Coma Scale)を用いて行い(付録参照➡ 336, 337頁),両者での評価をしておくが,意識障害の程度や種類の判定は観察者の主観によっても左右されるので,用語のみで表現するよりも具体的に状況(開眼するか,呼名に反応するか,簡単な口頭指示に応じるか,質問に答えるか,痛み刺激に反応するかなど)も記載するほうがわかりやすい.SAHと診断されたらHunt and Kosnik分類,WFNS分類でも評価しておく(付録参照➡ 337, 338頁).

- JCS/GCSは本来急性期の意識障害を評価する目的で作られており,慢性期の使用は想定されていないが,慢性期の意識障害評価尺度で一般には普及しているものはない.JCSは医療関係多職種に広く知られていることと,意識障害の変化を追いやすいことから,慢性期の意識障害の評価にもしばしば代用される.

- 認知症患者にみられる見当識障害は,本来意識障害とは区別されるものであるが,症状悪化時には家族には意識状態が悪いと判断されるときもある.認知機能障害の評価には改訂長谷川式簡易知

能評価スケール(HDS-R)と Mini-Mental State Examination (MMSE)が広く用いられている．世界的には MMSE が普及しているが，わが国においては JCS と同様に医療関係多職種に HDS-R が普及しており評価を共有しやすい．それぞれ 30 点満点でカットオフ値は 21/20 と 24/23 である．

■言語機能の評価
- 患者の喋りにくいという訴えには失語症と構音障害が混在している．
- 失語症の場合は運動性失語か感覚性失語か評価し，復唱が可能な場合は超皮質性失語を疑う．
- 利き手の確認は必須である．

■脳神経の評価
1) **第Ⅰ脳神経(嗅神経)**
- 一側の鼻孔を押さえ，コーヒーなどの刺激臭のないものを近づけて嗅覚をみる．頭部外傷で最も損傷を受けやすい脳神経であるが，患者は症状を自覚していないことも多い．

2) **第Ⅱ脳神経(視神経)**
- 対座法での視野・視力のチェックを行い，眼底鏡で視神経乳頭・周囲の血管をみる．うっ血乳頭の出現は頭蓋内圧の持続的上昇に引き続き 24〜48 時間を要する．明らかな異常を認める場合は眼科に検査を依頼する．

3) **第Ⅲ・Ⅳ・Ⅵ脳神経(動眼神経・滑車神経・外転神経)**
- 眼瞼下垂の有無をみる．瞳孔の形，大きさ，対光反射で内眼筋を評価する．眼位，眼球運動で外眼筋を評価する．対座法で眼球運動障害がはっきりしないときには眼科にて Hess スクリーンテストを行う．
- 外傷時には外転神経麻痺が最も起きやすい．

4) **第Ⅴ脳神経(三叉神経)**
- 三叉神経の 3 枝領域の触覚について左右差の有無を含め確認する．咬筋，側頭筋などの咀嚼筋は中枢性には両側支配であり，麻痺がある場合には通常核性または末梢性の障害である．

5) **第Ⅶ脳神経(顔面神経)**
- 表情筋の筋力を調べる．前額部の筋が障害されている場合は末梢性障害である．顔面神経麻痺の程度は House-Brackmann 法(**表 1-2**)や柳原 40 点法で評価する．アブミ骨筋，涙腺，唾液腺なども

表1-2 House-Brackmann法

Grade	安静時	額の皺寄せ	閉眼	口角の運動	共同運動	拘縮	痙攣	全体的印象
I　Normal 正常	正常	正常	正常	正常	−	−	−	正常
II　Mild dysfunction 軽度麻痺	対称性 緊張 正常	軽度〜正常	軽く閉眼可能,軽度非対称	力を入れれば動くが,軽度非対称	±	±	±	注意してみないとわからない程度
III　Moderate dysfunction 中程度麻痺	対称性 緊張 ほぼ正常	軽度〜高度	力を入れれば閉眼可能,非対称明瞭	力を入れば動くが,非対称性明瞭	＋ 中程度	＋ 中程度	＋ 中程度	明らかな麻痺だが,左右差は著明ではない
IV　Moderately severe dysfunction やや高度麻痺	対称性 緊張 ほぼ正常	不能	力を入れても閉眼不可	力を入れても非対称性明瞭	＋＋ 高度	＋＋ 高度	＋＋ 高度	明らかな麻痺,左右差も著明
V　Severe dysfunction 高度麻痺	非対称性 口角下垂鼻唇溝消失	不能	閉眼不可	力を入れてもほとんど動かず	−	−	−	わずかな動きを認める程度
VI　Total paralysis 完全麻痺	非対称性 緊張なし	動かず	動かず	動かず	−	−	−	緊張の完全消失

顔面神経支配であり,顔面神経麻痺後の神経再生が誤って行われると,"ワニの涙症候群"や"アブミ骨筋性耳鳴"を生じる.

6)第Ⅷ脳神経(聴神経)

- 音叉で聴覚を調べる.Weber試験,Rinne試験で伝音性か感音性かを鑑別する.
- 錐体骨骨折に伴い顔面神経と合併損傷が起こる.即発性や完全麻痺症例は予後不良である.遅発性も多く,錐体骨骨折例や耳出血例は注意を要する.

7)第Ⅸ・Ⅹ・Ⅺ脳神経(舌咽神経・迷走神経・副神経)

- 脳神経のうちで顔面神経の中間神経,舌咽神経,迷走神経,副神経の延髄根(cranial root)は互いに機能面で関連が深く,一括してvagal systemとも呼ばれる.単独の障害は稀で,vagal systemの障害として評価する.嚥下障害,構音障害,嗄声の評価をし,咽

頭反射と軟口蓋反射をみる．嗄声がみられるときは耳鼻科に反回神経麻痺の評価を依頼する．
- 舌咽神経障害には三叉神経痛と同様の血管圧迫による舌咽神経痛（舌根部辺りから始まり耳のほうへ放散する痛み）が知られている．
- 副神経脊髄根（spinal root）の障害がある患者は，胸鎖乳突筋の萎縮がみられ肩が下がっている．

8）第XII脳神経（舌下神経）
- 挺舌時の舌の偏位をみる．舌は麻痺側へと偏る．舌の萎縮と強い線維束性収縮（fasciculation）を認めるときは進行性球麻痺，筋萎縮性側索硬化症などを疑う．

■ 運動機能評価

1）歩行状態の確認
- 歩行障害には痙性歩行，失調性歩行，疼痛性跛行，間欠性跛行，Parkinson歩行など様々な状態・病態が混じっている．歩行可能な場合は患者を歩行させて，姿勢・両足の開脚・歩幅・手の振り・歩行可能距離などの観察を行う．

2）筋力の見方
- 上肢・下肢のBarré徴候の確認，握力の測定を行う．
- 徒手筋力検査（MMT）を行う（**表 1-3**）．肩の挙上（三角筋：C5, 6），肘の屈曲・伸展（上腕二頭筋：C5, 6・三頭筋C6〜8），大腿の屈曲（腸腰筋：L1〜3），膝の伸展（大腿四頭筋：L2〜4）などがよく筋力テストを行う筋群である．

3）小脳症状の見方
- 鼻指鼻試験：患者に第2指で検者の指尖と患者の鼻の頭とを往復させ，測定障害，企図振戦の有無を診察する．手回内・回外試験

表 1-3 徒手筋力検査6段階評価の基準

5	:	強い抵抗に抗して全関節可動域の運動が可能
4	:	弱い抵抗に抗して全関節可動域の運動が可能
3	:	重力に抗して全関節可動域の運動が可能
2	:	重力を取り除けば全関節可動域の運動が可能
1	:	筋の収縮は起こるが関節の運動はみられない
0	:	筋の収縮が全くみられない

を行い，稚拙な場合は反復拮抗運動不能と判定する．
- 立位，継ぎ足歩行の観察により，体幹失調を評価する．閉眼によって立位が大きく乱れるようであれば Romberg 徴候陽性であり，深部感覚の障害を考え，脊髄の後根・後索疾患を考える．

応用事項

■ 共同偏視（conjugate deviation）

- 被殻出血などのテント上の脳血管障害時には患側への共同偏視がみられる．随意的な眼球運動は主に Brodmann の第 8 野にある前頭眼野により支配されており，ここから PPRF（傍正中橋網様体）への皮質橋路は交叉する．よって右の大脳病変の場合は左の PPRF が機能しなくなり右への共同偏視が起きる．テント下の右病変では右側の PPRF が機能しないために左への共同偏視となる．てんかん発作は破壊性病変とは異なり，前頭眼野への刺激性病変となり，健側への共同偏視をきたす．
- 視床出血時には両眼が下内方偏視がみられる（視床の眼）．

■ 瞳孔不同

- 患側の散大だけではなく，患側の縮瞳によっても起こる．視床出血時には視床下部にも障害が及び，同側の Horner 症候群（瞳孔散大筋への交感神経刺激の消失）をきたす．特に夜間では健側の瞳孔が大きくなるために，不同が顕著になる．

（服部健一，稲尾意秀）

3 意識障害の鑑別

ポイント

1. 原因は頭蓋内疾患とは限らない.頭蓋内疾患だけでは通常ショックにはならない.
2. 全身状態の把握を怠らないこと.低血糖などを見逃さない.
3. 問診,所見をとったうえで,必要な検査を行う.

基本事項

- まずバイタルサイン(呼吸,脈拍,血圧)を確認.
- 発熱しているかどうか.発熱があれば感染症を疑うが,高齢者や免疫不全では感染でも発熱を必ずしも伴わない.低体温では敗血症を考える.
- 瞳孔異常,対光反射をみる.瞳孔不同や対光反射消失は頭蓋内病変の可能性が高い.
- 肢位,麻痺の有無,偏視の有無をみる.
- 項部硬直をみる.髄膜刺激症状として最も重要.

■分類

- Japan Coma Scale(JCS,3-3-9度方式)(付録参照➡336頁).
- Glasgow Coma Scale(GCS)(付録参照➡337頁).

■原因の鑑別

- 発症形式,突発性かどうか:脳血管障害では突発.
- 薬物歴(糖尿病薬,抗精神病薬,睡眠薬),飲酒歴.
- 頭部外傷の有無.
- 中毒の可能性.
- 発熱の有無.
- 痙攣発作の有無:てんかんの可能性.
- 頭痛や神経症状.
- 基礎疾患:糖尿病,悪性疾患,心疾患,肝疾患,精神疾患,高血圧など.

3. 意識障害の鑑別

1) 一般状態(表6-1 ⇒ 225頁も参照のこと)

①呼吸
- 失調性呼吸:延髄が障害されると呼吸はまったく不規則になる.
- Cheyne-Stokes呼吸:両側大脳皮質下ないし間脳障害.
- 群発呼吸:橋下部ないし延髄上部の障害でみられ,呼吸が数回群がって起こると,不規則な休止期が続き,このような無秩序な呼吸が連続する.

②脈拍と血圧
- 徐脈:脳圧の急激な亢進,Adams-Stokes症候群などを考える.
- 血圧低下:ショックによる脳循環不全.

③体温
- 中枢神経感染症では,異常発熱が先行.
- 脳幹出血や脳出血の脳室内穿破では発熱することが多い.
- 熱射病:倒れたときの環境に注意.
- 敗血症による低体温も考慮する.
- 薬物中毒による低体温:アルコール中毒(アルコール臭に注意),バルビツール中毒.

④皮膚,粘膜
- 外傷性の変化:結膜出血,鼻出血など.
- 髄液鼻漏,髄液耳漏.
- CO中毒で桃赤色の皮膚.

2) 神経学的検査
- 項部硬直をみる.

3) 姿勢
- 除皮質硬直:広範な大脳半球(皮質・皮質下)の障害.
- 除脳硬直:中脳下部あるいは橋の両側性障害.

4) 片麻痺のみかた
- 眼裂の一側開大/左右差.
- 顔面の左右差.
- 上肢,下肢の落下試験.
- 自発運動,痛覚刺激に対する逃避反応.
- 腱反射の左右差,病的反射.

5) 眼症状
- 瞳孔左右同大で対光反射正常,眼球運動正常であれば頭蓋内の器質的障害は否定的と考える.

- 著明な縮瞳では薬物中毒を疑う.
- ピンポイント瞳孔は橋出血に特徴的.
- 眼球運動障害(外直筋麻痺), 運動失調 ➡ Wernicke 脳症を疑う.
- 共同偏視は, 前頭葉病変では障害側に向く. 橋病変では障害側を向く.
- 下方への垂直性共同偏視:視床病変, 中脳病変.

典型的疾患(表6-2, 226頁も参照のこと)

- **脳卒中**:突発発症. 脳の局所徴候が短時間に完成し持続している場合は脳塞栓のことが多く, 進行中の場合は脳血栓, 脳出血のことが多い.
- **頭部外傷**:急性硬膜外血腫などでの lucid interval(意識清明期)に注意すること.
- **髄膜脳炎**:発熱で始まる. 頭痛, 嘔気・嘔吐, 項部硬直.
- **糖尿病性昏睡**.
- **尿毒症性昏睡**.
- **CO_2 ナルコーシス**:O_2 吸入のために呼吸が抑制され, CO_2 が蓄積して脳症を起こす.
- **非痙攣性のてんかん重積**(nonconvulsive status epilepticus;NCSE):わずかな運動症状(顔や四肢遠位部のふるえなど), 間欠的な眼振, 他の検査で説明困難な意識障害 ➡ 昏睡状態, 変動する認知機能・高次機能障害などを示す症例では NCSE の可能性を考慮し脳波検査を行う.
- **転換性障害(ヒステリー発作)**:hand drop test を行ってみる.
- **一過性全健忘**:突然に, 何らの前兆なく起こる, 最近の記憶が消失する逆行健忘の形をとり, 多くは数日ないし数週間にわたってその間の記憶をすべて失う. 発作は数時間で回復し, この間に健忘も次第に短縮し消失する. 発作中は意識清明で, 感覚も自我認識も保たれており, 日常の動作は変わりなく行うことができる. しかし, 健忘があるため, 周囲のことを理解できず, 不安に陥りしつこく家人に問いただす. 神経学的に他に異常はない. 発作期間中の記憶は喪失し, 永続する.

(臼井直敬)

4 頭痛の鑑別

ポイント

1. まず危険な頭痛か否かを見極める．
2. 起こり方（突然発症か否か），経過，部位，性質，増悪および寛解因子，随伴症状，家族歴および既往歴を聞く．
3. 発熱，項部硬直を伴う場合，麻痺などの神経症状を伴う場合，全身性疾患の既往，40歳以降に初発の頭痛は，二次性頭痛の可能性が高い．
4. 片頭痛と緊張型の鑑別は治療上重要である．

基本事項

- 診療頻度の多い頭痛の大半は一次性頭痛であり，その多くは片頭痛である．片頭痛に肩こりや，両側性，非拍動性，ストレスなどの特徴が混じっていると緊張型頭痛と誤診されやすい．
- 反復性である，日常生活に支障をきたす，光過敏，少なくとも4時間持続するなどが，片頭痛を診断するうえでのカギである（表1-4）．

■ 問診事項

- 慢性再発性か急性か．程度が軽くても，突発型の頭痛ではくも膜下出血を疑う．もともと頭痛持ちの人は多いが，普段の頭痛と同じか異なるかをよく聞く．
- 高齢者では慢性硬膜下血腫の可能性を考慮．
- 目覚め型の頭痛では脳腫瘍の可能性を考慮．
- 若年成人，突発性の後頭部・頸部の激痛，脳幹症状，小脳症状がみられたら，解離性椎骨動脈瘤を疑う．
- 拍動性頭痛では，頭痛が強くて嘔吐があってもおそらく片頭痛である．

■ 随伴症状

- 神経症状を伴っていれば，頭蓋内病変を疑う．
- 発熱 ➡ 髄膜脳炎．
- 高齢者で側頭部の自発痛，圧痛があり，側頭動脈に有痛性の腫脹

表 1-4 「前兆のない片頭痛」の診断基準

A. B〜Dを満たす頭痛発作が5回以上ある
B. 頭痛の持続時間は4〜72時間(未治療もしくは治療が無効の場合)
C. 頭痛は以下の特徴の少なくとも2項目を満たす 　1. 片側性 　2. 拍動性 　3. 中等度〜重度の頭痛 　4. 日常的な動作(歩行や階段昇降などの)により頭痛が増悪する,あるいは頭痛のために日常的な動作を避ける
D. 頭痛発作中に少なくとも以下の1項目を満たす 　1. 悪心または嘔吐(あるいはその両方) 　2. 光過敏および音過敏
E. ほかに最適な国際頭痛分類第3版の訴断がない

〔日本頭痛学会・国際頭痛分類委員会(訳):国際頭痛分類,第3版beta版.p3,医学書院,2014より引用〕

➡ 側頭動脈炎.
- 皮疹を伴う ➡ 帯状疱疹.

■ 増悪因子
- 前かがみで悪化 ➡ 副鼻腔炎を疑う.
- アルコールで誘発 ➡ 群発頭痛を疑う.
- 月経に伴う ➡ 片頭痛を疑う.
- 頭痛薬の処方を受けている ➡ 薬物誘発性頭痛の可能性も考慮する.
- 起立時に悪化 ➡ 開頭術後や腰椎穿刺後の頭痛,低髄液圧症候群.

典型的疾患
■ 緊張型頭痛
- 圧迫感または絞めつけ感.両側性が多い.強さは軽度〜中等度.
- 日常的な動作により増悪しない.
- 嘔気や嘔吐はない.
- 男女同様にみられる.肩こりや首の後ろの張った感じを伴うことも多い.

■ 片頭痛
- 前兆のない片頭痛と,前兆のある片頭痛に大別される.
- 前兆のある片頭痛は古典的.視覚性前兆が最も一般的.閃輝暗点.
- 前兆のない片頭痛の診断基準(表1-4)を頭に入れておき,鑑別し

ていくことが重要.
- 10〜20歳代の発症が多い. 神経血管機序に基づく.
- 頭の片側がズキズキ, ガンガンと脈打つように痛む(拍動性頭痛). 激しい痛みが数時間から2〜3日間続く. 高度の痛みで, 生活面での支障が大きい.
- 嘔気や嘔吐を伴うことが多い.
- 光や音, 匂いに敏感で, 痛みが悪化する.
- 最も有力な誘因は月経である.

■群発頭痛
- 発症年齢は20〜40歳. 男性は女性の3〜4倍.
- 片方の目の奥や周囲に始まる痛み, 上顎から頭半分全体に広がる. 激しい痛みにもかかわらず不穏と興奮を呈する. 痛みと同側の流涙または結膜充血, 鼻閉あるいは鼻漏, 眼瞼浮腫, 発汗, 縮瞳あるいは眼瞼下垂などがみられることがある.
- 群発期は数週〜数ヵ月間. 寛解期は数ヵ月〜数年間.
- 群発期にはアルコールで痛みが誘発される.

■くも膜下出血
- 突発ピーク型の頭痛.
- 必ずしも項部硬直をすぐに伴うわけではない.
- CTで軽微な出血を見逃さないこと.

■脳腫瘍
- 目覚め型の頭痛.
- 徐々に増悪する.
- 神経症状を伴うことがある.

■慢性硬膜下血腫
- 中高年に多い. 外傷歴の明らかでないことも多い. 認知症疑いで受診するケースも多い. CTで両側性のものを見逃さないこと.

応用事項
- 頭痛の大半は問診で診断可能である. それぞれの頭痛の特徴をよく頭に入れておく.
- 頭痛の機序を考慮する. 橋静脈が牽引されると痛みを感じる. 脳腫瘍や, 慢性硬膜下血腫ではこの機序で痛みを感じることがある.

(臼井直敬)

5 めまいの鑑別

ポイント

❶ 立ちくらみ,ふらつきなのか,回転性のめまい(vertigo)なのかをよく聞く.
❷ めまいの随伴症状に注意する.
❸ 持続期間,誘発因子にも注意する.

基本事項

■ 問診事項

- 内容:立ちくらみ,ふらつきなのか,回転性のめまい(vertigo)なのか.
- 頭痛,聴覚症状を伴うか.
- 持続期間:良性発作性頭位変換性めまい症では秒単位,Ménière病では時間単位,前庭神経炎では日単位.
- 誘発因子:
  - ➤ 頭位変換によるもの➡良性,あるいは悪性の発作性頭位変換めまい症.
  - ➤ 首を曲げると起こる➡頸椎症によるものを疑う.
  - ➤ 左上肢の運動により起こる➡鎖骨下動脈盗血症候群を疑う.
  - ➤ 感冒様症状の先行➡前庭神経炎を疑う.
- 末梢前庭性と確診できない場合は頭部 MRI を行う.

■ 回転性のめまい(vertigo)

- 表 1-5 に臨床症状による分類を示す.
- **良性発作性頭位変換めまい症**:頭を動かしたときしか起こらない.長くても 1 分以内に止まる(順応).繰り返す誘発で減衰していく(慣れ).
- **悪性発作性頭位変換めまい症**:頭の位置をあるポジションにするとめまいと眼振が起こる.そのポジションをとる限り続く.その位置をはずせばすぐおさまる.小脳,脳幹の病変が示唆される.
- 誘発されない特発性のめまいとしては,前庭神経炎や,椎骨脳底動脈不全が挙げられる.椎骨脳底動脈不全では,脳幹症状として

表 1-5　臨床症状による vertigo の分類

A：頭痛があるタイプ
- 小脳出血：頭痛（突発ピーク型），嘔吐，vertigo
- 良性再発性めまい症

B：聴覚症状があるタイプ
- 突発性難聴：多くではウイルス感染が先行．vertigo と難聴は同時にくる．vertigo はだんだん回復する．聴力回復はあまり期待できないことが多い．
- Ménière 病：vertigo と耳鳴が同時にきて，一緒に止まる．発作の持続時間はせいぜい 1～2 時間．最低 1 時間．
- 神経血管圧迫症候群

C：他の症状を伴わない単発性のタイプ：これは以下の 2 つに分ける
a：誘発されるもの
- 頭位変換：良性発作性頭位変換めまい症，悪性発作性頭位変換めまい症
- 首を動かしたとき：頸椎症に伴うもの
- 左上肢を動かしたとき：鎖骨下動脈盗血現象

b：自発性（特発性）のもの
- 遷延性非定型的：前庭神経炎，脳幹梗塞
- 一過性再発性非定型的：てんかん，TIA，神経血管圧迫症候群

(植村研一：頭痛・めまい・しびれの臨床―病態生理学的アプローチ．p65, 医学書院，1987 より改変して引用)

の顔面（口の周囲）のしびれに注意する．

■立ちくらみ（脳幹網様体の虚血）あるいはふらつき（中枢性平衡障害）

- 動脈硬化が考えられる場合は椎骨脳底動脈不全，若年者では起立性調節障害を疑う．

典型的疾患

- **小脳出血**：頭痛，めまい（vertigo），嘔吐．
- **良性発作性頭位変換めまい症**：頭を急に動かすとめまいが起こるが，1 分以内にはおさまる．頭を動かさなければ起こらない．外来患者の多くはこれのことが多い．難聴は伴わない．繰り返す誘発で減衰していく．
- **片頭痛性のめまい**：片頭痛発作とともにめまいがくる．
- **突発性難聴**：急に聞こえなくなって，めまいを伴う．めまいはだんだん回復するが，聴力回復はあまり期待できない．めまいは代償機構が働くのでおさまる．ウイルス感染が先行していることが多いが，先行感染が確認できない場合は，内耳梗塞の可能性も考

えること.
- **Ménière 病**：耳鳴とめまいが同時にきて，また同じようにおさまる．発作の持続は最低でも1時間，しかし1〜2時間でおさまる．発作が反復するのが特徴.
- **前庭神経炎**：回転性めまいのみで，難聴や耳鳴はない．感冒症状が先行していることがある．カロリックテストで眼振もめまいも誘発されない.
- **鎖骨下盗血症候群**：運動に伴い，鎖骨下動脈閉塞側の上肢の脱力やしびれ，拍動低下，血圧低下.
- **椎骨脳底動脈不全**：高齢者での立ちくらみ．非回転性のめまい．あるいは自発性の vertigo で顔面のしびれや複視などを伴う.
- **てんかん**：てんかんの部分発作でめまい感を訴えることがある.
- **起立性調節障害**：若年者．自律神経失調による．血圧が低く，起立時にさらに血圧が下がってしまう.

応用事項
- 病歴，症状をよく聞く.
- 鑑別に自信がなければ，躊躇なくMRIを行う．拡散強調画像を含むシークエンスを行う．小脳，脳幹，小脳橋角部などを注意してみる.

(臼井直敬)

6 痙攣の鑑別

ポイント
❶原因は頭蓋内疾患とは限らない.
❷症状の観察が重要である.

基本事項
■概説
- 痙攣とは,筋肉の急激な収縮によって体の一部や全身が勝手に機械的に動く状態を指すものであるが,医学専門用語というより俗称に近い.
- てんかんが痙攣の原因に占める割合は0.6%程度ともいわれている.痙攣の原因は多様で,脳出血・くも膜下出血・脳腫瘍・一過性脳虚血発作などの脳血管疾患,甲状腺機能亢進症・低血糖・低Na血症・尿毒症などの代謝性疾患,様々な原因での脳低酸素状態,睡眠障害,転換性障害や詐病も原因として考慮する.
- 脳外科臨床で多くみられるのは二次性全般化強直間代発作であるが,その他の非てんかん性の痙攣との鑑別は重要である.失神(特に心原性),および心因性の非てんかん性発作との鑑別が重要である.
- 失神でも痙攣を伴うことはある.心原性失神がてんかんと誤診されている場合もあり,突然死にもつながりかねない.心電図での評価は必須である.
- 心因性の非てんかん発作がてんかん重積と誤診され,気管内挿管,あるいは気管切開などを受けている例がある.医原性の合併症をきたしうるので鑑別が重要である.

■検査
- まず,血糖異常や低酸素症を除外する.
- 頭部CT:頭蓋内病変が疑われる場合に行う.
- 脳波検査:てんかんの診断に有用であるが,発作時が記録されることは通常稀である.過呼吸や光刺激,睡眠賦活を行うことでてんかん性放電の検出率が高まる.正常脳波自体はてんかんの診断

- 心電図：痙攣あるいは意識消失を主訴とする場合，必ず行う．

典型的疾患
- **てんかん**：
  - 強直，間代，ミオクローヌスなどが，てんかんの部分発作の主たる運動徴候，あるいは全般発作の主たる運動徴候としてみられることは多い．
  - ミオクローヌス：短時間（通常 200 ミリ秒未満）の筋収縮．
  - 間代：規則的間隔（通常 1〜2 秒以下）でみられるミオクローヌス．
  - 強直：通常 5〜10 秒以上続く筋の持続性の収縮．
- **失神**：
  - 脳全体の一過性低灌流によって引き起こされる一過性の意識消失および姿勢保持不能．70〜90％で痙攣がみられる．尿失禁や外傷を伴うこともある．意識消失後に数回のぴくつきや眼球上転がみられることもあり，てんかんと誤診される場合がある．
  - 神経原性失神：迷走神経反射，breath holding spell，起立性失神，排尿失神が挙げられる．
  - 心原性失神：不整脈の可能性を念頭に置く．重篤な不整脈でも短時間の痙攣をきたすことがある．特に QT 延長症候群が重要であり，若年者での突然死の原因となりうる．フェニトインやカルバマゼピンなどの心伝導系の副作用をもつ抗てんかん薬が症状を悪化させる懸念もある．
- **心因性，痙攣性の非てんかん性の発作**：てんかん性の痙攣は長くても 2〜3 分が通常であるが，偽発作では長い．症状がステレオタイプでない．四肢の痙攣が同期していない．痙攣が非同期性であったり，強くなったり弱くなったりする．<u>目を閉じていることが多い</u>（てんかんの大発作では必ず開眼している）．
- **髄膜脳炎**：発熱，頭痛を伴う場合に疑って，髄液検査を行う．
- **頭部外傷**：外傷直後に出現する早期発作と，潜伏期間を置いて出現する晩期発作がある．晩期発作を起こすものが外傷性てんかんである．
- **脳血管障害**：4〜9％で痙攣を起こす．
- **低血糖，高血糖**．
- **低酸素血症**．

- **低 Na 血症**:精神科患者の多飲による水中毒など.
- **高 Na 血症**:高度の脱水などにより生じる.
- **薬物中毒**:覚醒剤,カフェイン,コカイン,抗うつ薬,抗精神病薬,有機リンなどの農薬,アスピリン,抗ヒスタミン薬,β遮断薬,抗菌薬などが原因となりうる.
- **アルコール離脱症候群**:興奮,頻脈,高血圧,発熱,発汗などの交感神経刺激症状を呈する.
- **睡眠中のミオクローヌス**:睡眠のどの段階でも起こりうる.主に覚醒から睡眠への移行段階でのミオクローヌスはてんかん性ではない可能性が高い.一方,主に起床後に起こるミオクローヌスはてんかん性である可能性が高い.

応用事項

- 症状の観察,病歴が最も重要である.
- 鑑別に自信がなければ,循環器専門医やてんかん専門医へのコンサルトをためらわないこと.

(臼井直敬)

7 運動障害の鑑別

ポイント
1. 病歴，発症様式で疾患はかなり絞り込まれる．
2. 運動障害のパターンで脳から筋に至るどこの障害なのか局在診断．
3. 筋萎縮，運動失調，錐体外路徴候，振戦を見逃さない．
4. +αの知識で遭遇しうる他科疾患を鑑別して適切な科に紹介．

基本事項

■運動障害を鑑別するときの必須知識
- 発症様式は突発性，急性，亜急性，慢性，再発性に大別される．
- 障害部位，原因によりある程度麻痺の範囲にパターンがある（表1-6）．
- 上位運動ニューロンから筋に至る経路において，障害される部位により特徴的な所見があり，鑑別点となる（表1-6）．
- 一般に筋原性（血清CK上昇）疾患は近位筋優位，神経原性疾患は遠位筋優位の筋力低下を示す（逆パターンを示す例外はあり）．

表1-6 障害部位による所見の特徴，鑑別点

診察項目	上位運動ニューロン，中枢性障害	下位運動ニューロン，末梢神経障害	神経筋接合部障害	筋障害
深部腱反射	亢進	低下〜消失	正常〜低下，亢進	正常〜低下
異常反射	陽性	陰性	陰性	陰性
筋トーヌス	亢進（痙縮）	低下（弛緩）	正常〜低下，亢進	正常〜低下
筋萎縮	なし（廃用性筋萎縮はあり）	著明	稀	あり
線維束攣縮	なし	あり	通常なし	なし
感覚障害	障害部位，範囲によりあり	通常あり	なし	なし

- 近位筋優位の麻痺があると Gowers 徴候を示すことが特徴的.
- 小脳失調では構音障害, 注視方向性眼振を伴い, 片側半球の障害では同側上下肢の測定障害, 虫部の障害では体幹失調を呈する.
- 小脳失調では開閉眼にかかわらず症状出現し, 後索障害による失調は閉眼で強調される(Romberg 徴候陽性, 拇指探し試験陽性).
- 動作緩慢を伴う筋強剛, 筋固縮は錐体外路徴候.

典型的疾患

■ 発症様式と代表的疾患

- **突発性**：脳・脊髄血管障害(出血性, 梗塞性).
- **急性(1週間以内)**：炎症, 代謝障害, 中毒, 慢性硬膜下血腫, 静脈梗塞, 脊椎変性疾患(OPLL, 椎間板ヘルニア, 頸椎症), 髄膜炎.
- **亜急性(数週～数か月)**：脊椎変性疾患, 腫瘍, 髄膜炎(結核, 真菌性), 免疫性〔Guillain-Barré 症候群(GBS), Fisher 症候群〕.
- **慢性(数か月以上)**：神経原性疾患, 筋原性疾患, 遺伝性疾患.
- **再発性(急性)**：多発性硬化症(MS), 視神経脊髄炎(NMO).
- **再発性(突発性)**：片麻痺性片頭痛, Todd 麻痺, 顔面痙攣.

■ 麻痺の範囲による病変の局在および代表的疾患

- **単麻痺**：中心前回の限局した脳梗塞. 筋萎縮を伴えば末梢神経障害.
- **片麻痺**：脳卒中, 脳腫瘍, 慢性硬膜下血腫, 頸髄症(頸椎変性疾患, 血管障害, 腫瘍など).
- **交代性麻痺(障害側脳神経, 対側上下肢麻痺)**：中脳, 橋の脳卒中.
- **交叉性麻痺(障害側上肢, 対側下肢麻痺)**：延髄錐体交叉部の脳卒中.
- **対麻痺**：大脳鎌髄膜腫, 胸髄以下の脊髄症(炎症, 感染, 腫瘍, 脊椎変性疾患, 脱髄, 血管障害など). 四肢麻痺に至る初期症状で対麻痺となる疾患もある(原因がかなりオーバーラップする).
- **四肢麻痺**：脳症, 脳幹部脳卒中・腫瘍, 大孔病変(Chiari 奇形, 腫瘍), 頸髄症, 頸髄損傷(中心性の場合は上肢優位で両上肢に電撃痛を伴う), 筋原性疾患〔筋ジストロフィー, 皮膚筋炎, 多発性筋炎, ミトコンドリア病(MELAS)など〕, 神経原性疾患〔筋萎縮性側索硬化症(ALS), 慢性炎症性脱髄性多発根ニューロパチー(CIDP)など〕, 周期性四肢麻痺, GBS, 重症筋無力症(MG).

■ 振戦の鑑別
- **安静時振戦**：Parkinson 病，一側性で発症，動作時に消失．
- **動作時振戦**：本態性振戦．
- **姿勢時振戦**：代謝性脳症（腎不全，肝性脳症の羽ばたき振戦）．

応用事項
■ 運動障害を呈する他科疾患と鑑別ポイント
- **ALS**：上位運動ニューロン障害と，下位運動ニューロン障害の両者の特徴を併せもつ．下顎反射陽性，舌筋線維束攣縮，split hand 徴候．
  - ➤ split hand 徴候：第一背側骨間筋，短拇指内転筋などの拇指球筋側の筋萎縮に比べて小指球側の萎縮が相対的に回避される徴候．C8 神経根症との重要な鑑別ポイント．
- **GBS**：先行感染，深部腱反射の低下・消失，髄液蛋白細胞解離．
  - ➤ 脱髄型と軸索型のうち，軸索型は *Campylobacter jejuni* の先行感染が多く，重症化するので要注意！
  - ➤ Fisher 症候群は GBS の亜型．典型例は先行感染，深部腱反射消失＋急性の外眼筋麻痺＋失調性構音障害を伴わない四肢・体幹の運動失調．
- **MELAS**：若年者の痙攣，筋力低下，難聴，糖尿病，低身長，血中・髄液中の乳酸/ピルビン酸比上昇．
- **周期性四肢麻痺**：呼吸筋麻痺なし，深部腱反射消失．
  - ➤ 低 K 性（大多数）➡続発性，甲状腺機能亢進症，東洋男性．
  - ➤ 高 K 性（稀）➡原発性，小児期発症．
- **MS, NMO**：若年者，時間的空間的な再燃と寛解，初発時診断は困難．
- **MG**：5 歳未満の小児，30〜50 歳代女性，50〜60 歳代男性にピーク，外眼筋麻痺が多い．易疲労，筋力低下の日内変動（午後に悪化，休息で回復），抗 Ach 受容体抗体陽性．
  - ➤ 胸腺腫，甲状腺疾患，関節リウマチ，全身性エリテマトーデス，赤芽球癆，多発筋炎，MS などの合併報告あり．
- **皮膚筋炎**：筋自発痛，筋把握痛，ヘリオトロープ疹，Gottron 徴候．
  - ➤ 悪性腫瘍，間質性肺炎が生命予後に影響．

(吉田光宏，市原　薫)

8 感覚障害の鑑別

ポイント
1. 表在感覚障害なのか深部感覚障害なのかを念頭に診察する.
2. 頸部以下に左右で感覚解離のあるときは脊髄障害.
3. 感覚障害高位と脊髄障害高位には相関がある.
4. 末梢神経障害では, 下肢優位な手袋靴下型感覚障害を呈する.

基本事項

■ 解離性感覚障害
- 触覚, 痛覚, 温度覚など皮膚, 粘膜の感覚が表在感覚であり, その感覚情報は脊髄後根から対側の脊髄視床路を上行する.
- 深部感覚には位置覚, 振動覚が含まれ, その感覚情報は脊髄後根から同側の後索-内側毛帯系を上行する.
- この経路の違いにより障害部位によって片方の系統の感覚障害が強く表れることがあり, 解離性感覚障害といわれる.

■ 固有領域
- 末梢神経間の重複支配領域とならない末梢神経固有の皮膚感覚領域.
- 橈骨神経➡拇指〜示指背側の水かき領域, 正中神経➡示指掌側, 尺骨神経➡小指を中心とする領域.

■ 皮膚の神経分布デルマトーム
- 代表的なデルマトームの脊髄レベルの知識は必須である.
- 頭頂〜耳介➡C2, 中指➡C7, 乳頭➡T4, 剣状突起➡T7, 臍➡T10, 腸骨〜鼠径部➡L1, 下腿外側➡L5〜S1, 肛門周囲➡S3.

■ 末梢神経障害
- 手袋靴下型の感覚障害を呈し, 上肢よりも下肢が先に障害され程度も下肢に強い. その原因は多岐にわたる.

典型的疾患

■ 感覚障害のパターンと代表的疾患 (図1-1)
- **表在感覚優位障害**: アミロイドニューロパチー, 前脊髄動脈症候群, 脊髄空洞症, 延髄外側症候群 (Wallenberg症候群).

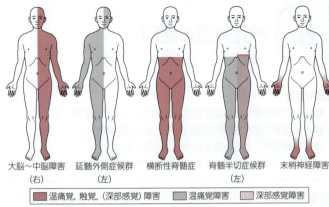

図 1-1　原因別感覚障害パターン

- **深部感覚優位障害**：脊髄癆(梅毒)，延髄内側症候群(Dejerine 症候群)，大脳皮質障害，後脊髄動脈症候群，ビタミン B_{12} 欠乏症(亜急性連合性脊髄変性症).
- **左右で解離**：脊髄半切症候群(Brown-Séquard 症候群).
- **手-口症候群，口-手-足症候群**：視床梗塞など.

■ 下肢に痛み，しびれを生じる疾患

- **多発神経炎(末梢神経障害)**：代謝障害(糖尿病，ビタミン B_1 欠乏症，ビタミン B_6 異常症，慢性腎不全，アミロイド，粘液水腫，悪液質)，膠原病，中毒(ヒ素，鉛，アルコール，イソニアジド，エタンブトール，ビンクリスチンなど)，慢性炎症性脱髄性多発根ニューロパチー(CIDP).
- **脊髄〜神経根由来**：脊椎・脊髄腫瘍，脊椎変性疾患(椎間板ヘルニア，脊椎すべり症，脊柱管狭窄症など)，胸腰椎外傷・感染症，脊髄炎.
  ➤膀胱直腸障害，感覚障害のレベルが確認されれば脊髄由来.
- **脈管疾患**：解離性大動脈瘤，閉塞性動脈硬化症，静脈血栓塞栓症，コンパートメント症候群.

■ 上肢に痛み，しびれを生じる疾患

- **頸髄〜神経根由来**：脊椎変性疾患(頸椎症，椎間板ヘルニア，OPLL など)，頸椎・頸髄腫瘍，頸椎外傷・感染症，脊髄炎，脊髄空洞症.

> デルマトームに一致した感覚障害，神経根痛，咳嗽，くしゃみ，頭位変換動作での症状の増強，膀胱直腸障害などが確認されれば確定的．
- 多発神経炎も手のしびれの原因となるが，症状は下肢に強く，下肢症状がなければ多発神経炎の可能性は極めて低い．

■ 痛み，しびれをきたす絞扼性末梢神経障害（⇐ Tinel 徴候陽性）
- **正中神経**：手根管症候群（女性＞男性）．
- **尺骨神経**：肘部管症候群（肘の使い過ぎ），Guyon 管症候群．
- **坐骨神経**：梨状筋症候群（梨状筋筋膜の痛みの可能性あり）．
- **腓骨神経**：腓骨神経障害（占拠性病変，外傷後の癒着）．
- **後脛骨神経**：足根管症候群（足底部のしびれ．踵部は症状回避）．
- **腕神経叢**：胸郭出口症候群（若い女性，なで肩，頸肋，異常筋膜帯）．
> 鎖骨下動脈の物理的圧迫による胸郭出口症候群もある．

応用事項

■ cervical line
- 発生学的理由で脊髄髄節からの感覚神経支配に重複支配がなく，デルマトーム上，不連続になっている線のうち，特に頸胸部のC4〜T2 間の感覚不連続線を cervical line という．
- **C4 と T2 髄節の間に病変**：下方から安全ピンで皮膚を上方に向かって擦っていくと，cervical line を越えた瞬間から本来の強い痛みを感じることがあり，cervical line あり，または陽性という．

■ red flag sign となりうる痛み，しびれ
- **Pancoast 症候群**：肺尖部腫瘍の胸壁浸潤で Horner 徴候を呈するものが有名．浸潤の方向によっては交感神経幹への浸潤を伴わずに，下方から腕神経叢へ浸潤し，C8〜T1 領域の痛み，しびれで発症する．
- **オトガイしびれ症候群（numb chin syndrome）を呈するがんの転移**：稀ではあるが原発巣症状に先立って症状を呈することがある．乳癌が最多．悪性リンパ腫，白血病，肺癌などでも報告がある．下顎（下歯槽神経）への浸潤，下顎神経周囲の髄膜浸潤が原因とされる．

(吉田光宏，市原　薫)

9 言語障害の鑑別

ポイント
❶構音障害の原因は脳とは限らない.
❷構音障害と失語症の最も重要な鑑別点は書字障害の有無.

基本事項

■ 構音障害の必須知識
- 構音障害は口唇, 頬, 下顎, 舌, 軟口蓋, 喉頭などの構音器官の筋, およびこれを支配する神経の異常で生じる.
- 構音障害は麻痺性と協調運動障害性に分けられる.
- 構音の上位ニューロンは中心前回の下方に局在し, 対側の三叉神経, 顔面神経, 舌咽神経, 迷走神経, 舌下神経の神経核に達し, そこから下位ニューロンの線維が各構音器官に分布する.
- 下位ニューロンの障害が球麻痺(弛緩性), 上位ニューロンの両側性障害が仮性球麻痺(痙性).
- 麻痺性には他に, 神経・筋接合部障害, 構音器官の筋自体の障害による構音障害もある.
- 協調運動障害性には小脳失調性と, 錐体外路性がある.

■ 失語症の必須知識
- 失語症は左(優位半球)側頭葉〜頭頂葉障害で言語理解困難になる感覚性失語(Wernicke 失語など), 左前頭葉障害で言語表出困難となる運動性失語(Broca 失語など)に大別される.
- 全失語は, 左 Sylvius 裂周囲の広範な言語領域の障害で言語の理解・表出すべてにわたり重度に障害されたもの.
- 伝導失語は, 言語の理解も表出もスムーズであるが Wernicke 中枢と Broca 中枢を連絡する縁上回, 弓状束の障害で復唱が著しく障害されたもの.
- 健忘失語は, 語健忘により回りくどい話し方になったもの.

■ 失語症検査法
- 標準失語症検査(SLTA): 聴覚的理解, 自発話, 読む, 書く, 計算の5つの大項目, 26 の下位検査によって構成. 単語, 短文, 文

章レベルの問題がそろっており，下位検査の多くは6段階で評価される．同一患者の改善度の様子を追跡しやすい．日本国内で最も多く使用されている検査法．
- ウェスタン失語症検査(WAB)：自発語，話し言葉の理解，復唱，呼称，読み，書字，行為，構成の8つの大項目，38の下位検査によって構成．失語の分類ができ，失語指数(AQ)を算出できることが特徴．異なった患者間の重症度の比較，同一患者の重症度変化の比較が容易．国際的に使用されている．

典型的疾患

■ 麻痺性構音障害
- **構音筋障害性**：多発性筋炎，筋ジストロフィーなど．
- **神経・筋接合部障害性**：重症筋無力症，ボツリヌス中毒，フグ毒，有機リン，サリン，筋弛緩薬など．
- **痙性構音障害**：両側性脳卒中，重症くも膜下出血，脳炎，多発性硬化症(MS)，CO中毒，進行性核上性麻痺(PSP)など．
- **弛緩性構音障害**：脳幹部脳卒中，延髄〜大孔部腫瘍，筋萎縮性側索硬化症(ALS)，Guillain-Barré症候群(GBS)など．

■ 協調運動障害性構音障害
- **小脳失調性(断綴言語)**：小脳出血，小脳腫瘍，小脳変性症，MS，Wallenberg症候群など．
- **錐体外路性**：Parkinson病，Parkinson症候群，舞踏病，Wilson病，アテトーゼなど．

■ 失語症
- 大多数が脳血管障害．脳外傷，脳腫瘍がこれに続く．

応用事項

■ 構音障害について
- 球麻痺に完全四肢麻痺が加わり，意識は保たれた状態は閉じ込め症候群と呼ばれ(瞬目，垂直眼球運動でのみ意思疎通可能)，脳底動脈閉塞などにより橋腹側障害で生じることがある．ほかにALS，GBSで麻痺が進行し，呼吸，言語機能を喪失したのち人工呼吸器管理を行っている場合も同様の状態となる．
- 特殊な言語障害に小児小脳虫部術後の一過性の小脳性無言症(原因不明)がある．

■ 失語症について
- 失語症の場合，健忘失語以外では書字障害(理解不能な文章にな

- 復唱障害のない失語に超皮質性運動性失語および超皮質性感覚性失語があり，後者の場合，復唱は言語了解を伴わない自動的なオウム返し(反響言語 echolalia)となる．
- 失語症の予後予測因子で明らかなのは発症時の重症度(軽いほど良好)のみで，年齢，性，利き手，教育歴などは controversial である．
- 失語症のタイプでは全失語に比べて Broca 失語が最も改善度が高い．
- 右利きの人が右大脳半球の障害で左片麻痺と失語を呈した場合の失語を交叉性失語といい，約1％にみられる(家族に左利きの人のいないこと，もともと左半球に臨床的および画像上病変のないことが前提)．

■ 発語失行について

- 左中心前回下部の障害により，発声発語器官に麻痺，失調，筋緊張の異常などないにもかかわらず，構音とプロソディ(韻律)が障害されている状態．
- 挨拶など自動(無意識)的な発話は可能であることが多いが，話を随意的にしようとすると，目的の発音ができない．
- 多くは Broca 失語に合併し，口腔顔面失行(意識すると思いどおりに動かせない)を伴う．

(吉田光宏，市原 薫)

10 小児症例の診察

ポイント

1. 意識障害は乳幼児用のスケールを用いること(最高点が年齢によって変わる).
2. 患児を緊張させずに観察すること.
3. 体格(身長や体重, 頭囲や胸囲)の計測と評価をすること.
4. 月齢・年齢に見合った発達を確認すること.
5. 問診と診察所見の整合性を評価すること.

基本事項

- 乳幼児用 GCS を用いる(付録参照 ⇒ 347 頁).

■ 新生児期

- 呼吸状態や大泉門の緊張, 皮膚の状態などに注意して全身状態の把握に努める. 刺激しないようゆっくりと衣服を脱がす.
- 在胎週数, 出生時体重, Apgar スコア, 周産期の異常(胎児/母体), 分娩時の状況など母子手帳で確認する.
- 体重や頭囲を計測し, 栄養状態(母乳/ミルク/混合)と哺乳量, 哺乳間隔を聞き取る.
- 外表奇形を確認する.

■ 乳児期(および 2 歳までの幼児期も含む)

- 新生児期の項目に加え, 月齢相当の発達が得られているかを確認する(表 1-7).
- 保護者に抱かれているほうが診察しやすいときはそのままで観察, 診察を行う. 脳神経系の評価は最後にするとよい.

■ 幼児期(2〜6 歳)

- すぐに飽きてしまうので短時間で所見をとる.
- 保護者が気づいている異常を確認する. 特に基礎疾患がある場合, いつもと同じ症状と異なる症状を確認する.

■ 学童期(6 歳以降)

- 保護者と患児, 両方から問診を行う.

表 1-7 月(年)齢と発達

月(年)齢	運動機能	精神的発達	言語発達
1~2か月	腹臥位でわずかに頭部挙上	追視	
3~4か月	定頸,玩具を持っていられる	あやし笑い	
5~6か月	玩具をつかんだり持ち変える,寝返り		親の声につられて音が出る
7~8か月	座位,ずり這いや四つ這い	いないいないばぁを喜ぶ	ママやダダダなどの音を出す
9~10か月	つかまり立ち,四つ這い,座位の安定	人見知り	
11か月	つかまり立ち,一瞬の立位		ちょうだいに応じる
1歳頃	立位保持,2~3歩の歩行	褒められた動作を繰り返す	有意語を1つ「ママ」など
1歳6か月頃	歩行獲得,走る	簡単なお手伝いをする	呼名に「はい」という
2歳頃			二語文が話せる
3歳頃	三輪車を漕ぐ	簡単なごっこ遊び	簡単な色がわかる

■虐待を疑う場合

- まず疑うことが大切である."見ていないときに急に泣き出した""兄弟が押し倒した""兄弟がおもちゃをぶつけた""様子がおかしいのでゆり起こした"など,問診であいまいな点がある場合は疑ってみる必要がある.
- 医師は加害者を探す必要はなく,"この子がこのまま自宅に帰って安全に暮らしていけるか"ということを基本に診察にあたる.したがって繰り返す転落や誤飲も不適切な育児環境や未熟な育児の可能性があり,地域の保健所による育児指導や児童相談所に連絡を行う必要がある.

典型的疾患

- **症例**:生後1.5か月で眼位の異常と頭囲拡大に母が気づき2か月時に小児科を受診した.視力障害を疑われ経過観察となった.3か月時に頭囲拡大が進行し,常時眼球が下方を向くため他院小児

科を受診した．頭囲拡大，落葉現象を指摘され頭部 CT で水頭症と診断された．生後 2 か月の視力は 0.02 程度で，視力障害を疑う月齢にない．月齢相当の発達を考慮せず典型的な症状をとらえられなかった症例である．

応用事項

- 発達は具体的な表現で確認する．例えば"おすわりできます"というが，"床に寝かしておいたら，自分で寝返りして，猫のようにお尻を上げてよいしょっとおすわりしますか？"と訊いてみると，"いいえ，大人が座らせてあげれば数秒キープできます"というレベルの"おすわり"であるとわかる．

(加藤美穂子)

11 高齢者症例の診察

ポイント
1. 高齢を考慮したコミュニケーションを行う.
2. 持病, 内服薬に注意する.
3. 手術適応は慎重に判断する.
4. 認知症を鑑別する.

- 高齢者の診察方法に明確なガイドラインがあるわけではない. しかし, 超高齢社会の現状を考慮すると, 病院に来られる方の多くが高齢者であることを理解してほしい. 脳神経外科医としては高齢者の身体的な特徴を考慮して, 手術適応を慎重に判断することが必要であり, また術前後管理にも一層の注意を払う必要がある. 認知症も多くの高齢者が抱える問題であり, ある程度の知識をもって接する必要がある.

基本事項

■ 高齢者社会の基本事項

- 現代は超高齢社会である. 人口の21%以上が65歳以上の社会と定義されるが, わが国では2013年の時点で25%である. 2035年には3人に1人が65歳以上と推測される.
- 医療費自己負担について: 65歳以上70歳未満では原則3割, 70歳以上75歳未満は原則2割負担. 75歳以上は後期高齢者医療制度の適応となり原則1割負担となる.
- 独居老人, 高齢者世帯(65歳以上の高齢者+18歳以下の若年者で構成される世帯)は年々増加しており, 全世帯の18%以上とされる.

■ 高齢者診察の基本事項

- 診察の際は「人生の先輩」としての敬意を払い, "耳が遠い", "目が見にくい", "動作が鈍い"などコミュニケーションが難しくても, 辛抱強く対応し, 家人などの協力も得ながら診察する.
- 高血圧, 糖尿病, 心肺疾患など持病に注意. 特に脳梗塞や心疾患の既往で, 抗血小板薬, 抗線溶薬を内服している可能性あり, 緊

急手術時など注意.
- 手術適応は術後の生活レベル,推測される余命,家族のサポートの有無など考慮して慎重に決める.
- 身体の諸機能が低下しており予備能が低い.このため合併症を起こしやすい.

認知症を呈する代表的疾患

- 高齢者の重大な訴えとして,物忘れなど記憶障害がある.これらを訴える場合,認知症の鑑別が必要となる.
- **診察のポイント**:十分な病歴聴取(特に家族からの聴取),身体診察,血液検査が基本.加えて MMSE,改訂長谷川式簡易知能評価スケールを行い近時記憶や見当識を評価する.
- 脳外科的疾患も考慮して,頭部 CT/MRI を施行する.
- 代表的疾患と簡単な診断ポイントを表 1-8 に示す.

応用事項

■ MCI(mild cognitive impairment)について
- 健常者と認知症との中間の段階(グレーゾーン)であり,放置すると約半数が認知症に移行するといわれる.

表 1-8 認知症を呈する代表的疾患と診断のポイント

認知症を呈する代表的疾患	診断のポイント
せん妄	術後・入院後,数日〜数週間で軽快
うつ病	自分で物忘れを強調し,質問に対してわからないと答えることが多い
薬剤性	向精神薬,降圧薬,抗コリン薬など
慢性硬膜下血腫	CT で三日月形した血腫
正常圧水頭症	MRI で DESH,Evans index>0.3 など
血管性認知症	脳血管障害の部位に一致した神経症状・段階的進行
Alzheimer 型認知症	エピソード記憶障害,近時記憶障害,見当識障害,視空間認知障害
Lewy 小体型認知症	意識清明度の変動,鮮明な幻視,パーキンソニズム,レム睡眠行動異常
前頭側頭型認知症	関心の低下,自発性の低下,抑制の低下,人格の変化

- 次の5つに定義される；①記憶障害の訴えが本人および家族から聴取される，②日常生活は正常，③全般的認知機能は正常，④年齢や教育レベルでは説明できない記憶障害，⑤認知症ではない．
- 疑いがあれば，次のような生活習慣の改善を勧める；①食習慣を見直す，②定期的な運動習慣，③いろいろな人とコミュニケーション，④日頃より頭を使って行動する．

(前澤　聡)

第 2 章

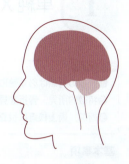

画像診断の手順

1 単純X線

ポイント
1. 妊娠の有無は必ず聴取する.
2. 特徴的所見, 骨折を見逃さない.
3. 術前, 術後検査に役立てる.

基本事項
- 一般に前後, 左右, Towne撮影(OM線から25〜30°傾斜)を行う.
- 特殊な撮影法としてWaters法(眼窩), Stenvers法(内耳道), Rhese-Goalwin法(視神経管)がある.
- 放射線被曝を考慮し, 女性であれば妊娠の有無は必ず聴取する.

典型的疾患
- 特徴的所見を有する疾患を表2-1に示す.

応用事項
- 開頭術前評価では前頭洞の大きさに注意. 再手術の際は, 前回開頭の範囲と骨弁固定材の種別に注意. 術後評価では頭蓋形成の確認, 気脳症の状態を把握. コイル塞栓後の状態.

1. 単純X線

表2-1 特徴的X線所見を有する疾患

X線所見	疾患
骨折線 (a, d)	線状骨折 (a)→中硬膜動脈溝 (b) や縫合線 (c) と区別する，陥没骨折 (d)
指圧痕 (e)，縫合線の離開 (f)	頭蓋内圧亢進
骨限局性肥厚 (g)	線維性骨形成異常 (g)，髄膜腫，骨腫，類上皮腫など
石灰化 (h)	乏突起神経膠腫 (h)，慢性硬膜下血腫，Sturge-Weber 症候群，頭蓋咽頭腫など→生理的石灰化 (松果体，脈絡叢) と区別する
punched out (i)	好酸球性肉芽腫 (i)，多発性骨髄腫など
トルコ鞍部変化 (j〜l)	正常 (j)，下垂体腺腫 (風船状変化，k)，頭蓋咽頭腫 (平皿変形および石灰化，l)

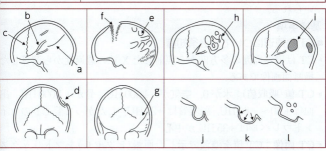

(前澤 聡)

2 CT

ポイント
1. 患者の安全性を考慮して実施する．
2. 微量な出血を見逃さない．
3. early CT sign を見逃さない．
4. 石灰化を鑑別に役立てる．
5. 三次元画像を手術計画に応用する．

- CT は利便性がよく，救急や術前術後評価など，多くの場面で用いられる．

基本事項

■ CT の原理についての必須知識
- CT は臓器周囲の多方向から照射した X 線の透過度から演算した横断面画像である．
- **CT 値（吸収値）**：水が 0，空気が −1,000 HU，骨が +1,000 HU，出血は +50～+80 HU．脳実質は +35 HU．したがって脳 CT のウィンドウレベルは +35 HU が中心．
- **CT 画像**：CT 値を濃淡で示した画素（ピクセル）をマトリックス状（256×256，512×512）に配列して構成する．
- **ヘリカル CT と多列検出型 CT**：三次元画像獲得に有用．ヘリカル CT では X 線管球が高速連続回転し，ガントリ内をテーブルが移動することでらせん状にデータを収集する．検出器を体軸方向に複数として撮像時間を短縮したものが多列検出型 CT であり，16～64 列と多くのタイプが臨床稼働している．
- **MPR（任意多断面再構成）**：三次元画像を使って，冠状断像，矢状断像など自由に断面を再構成して観察する方法．脊髄手術や頭蓋底手術の計画立案に有効．

■ 安全についての必須知識
- **CT 被曝**：医療被曝の 1/3 が CT による．発がんリスクも軽視できない．特に 1 歳以下の小児では注意．妊娠中の CT 検査は禁忌ではないが適応は慎重に．検査の必要性がリスクを上回るときの

- **心臓ペースメーカの誤作動**：過大電流が原因．直接照射を避ける．直接照射する際は，脈拍のモニター，リセットの解除のための専門医立ち合いが必要となる．
- **造影剤について**：水溶性非イオン性ヨード造影剤．喘息では原則禁忌．
  - ➤ **副作用①**：アナフィラキシーショック．一般的には30分以内に発症．皮膚や粘膜の発赤，蕁麻疹，浮腫は重要初期所見．嘔気，嘔吐，血圧低下，頻脈，徐脈(循環器症状)，呼吸困難(呼吸器症状)，痙攣，意識障害など中枢神経症状を示す．使用量に依存しない．
  - ➤ **副作用②**：造影剤腎症．検査後24時間から数日後に起きる腎機能低下．造影剤使用後48〜72時間後での血清Cr値の0.5 mg/dL以上の上昇．もしくは25%以上の上昇．高齢者や腎機能低下症例では注意．水分摂取を促す．

典型的疾患

- 吸収域と代表的疾患の関係を**表2-2**に示す．
- 特に微量な出血への配慮が必要である．微量なくも膜下出血は，ペンタゴンと呼ばれる代表的な所見を示さず，Sylvius裂，前大脳縦裂，迂回槽などに少し高吸収域を認めるだけの場合もある(**図2-1**)．外傷性くも膜下出血では，表面の脳溝に不鮮明な高吸

表2-2 CT吸収域と組織，代表的疾患

吸収域	組織	疾患
高吸収域	骨(+600〜+1,000) カルシウム(+100〜+300) 血腫/血栓(+40〜+95)	急性期出血，石灰化を示す疾患，細胞密度の高い腫瘍(リンパ腫，胚芽腫など)
等吸収域	灰白質(+30〜+40) 白質(+20〜+35)	脳腫瘍(髄膜腫，下垂体腺腫，神経鞘腫など)，数日経過した脳出血やくも膜下出血，慢性硬膜下血腫，発症2〜4週間後の脳梗塞(fogging effect)
低吸収域	髄液(+5) 水(0) 脂肪(−35〜−40) 空気(−1,000)	脳梗塞(急性期，慢性期)，脳腫瘍(神経膠腫など)，脳浮腫

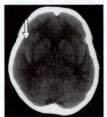

図 2-1 右 Sylvius 裂の微量くも膜下出血

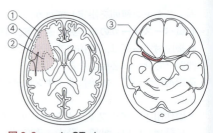

図 2-2 early CT sign
①皮髄境界の不鮮明化, ②レンズ核輪郭の不鮮明化, ③ hyperdense MCA sign, ④脳溝の狭小化, 脳実質の体信号化.

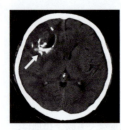

図 2-3 右前頭葉乏突起神経膠腫
石灰化が著明.

収域として存在することもある. 脳裂, 脳溝の不鮮明さ, 左右差に注目する.

- 脳梗塞の急性期にみられる early CT sign(**図 2-2**)は発症後 1~3 時間くらいで出現する所見であり, 読影は容易ではないが, 必ず留意したい.
- 石灰化の観察は, MRI と比較した場合, CT の大きな長所である. 乏突起膠腫など特徴的な疾患の鑑別に役立つ(**図 2-3**). 重要なのは生理的石灰化の部位を把握しておくことと, 石灰化を生じる疾患の知識である. 代表的なものを**表 2-3** に示す.

応用事項

■ 造影 CT

- **造影を受けるもの**:動静脈, 脈絡叢, 静脈洞, 血液脳関門(BBB)の破綻した腫瘍, 炎症, 肉芽腫, 急性期を超えた脳梗塞など.
- **リング状造影効果**:転移性脳腫瘍, 膠芽腫, 脳膿瘍, 脳内血腫吸収期.
- **空洞デルタ徴候**:静脈洞血栓症にて上矢状静脈洞に増強効果の欠

表 2-3 生理的石灰化の部位,および石灰化を示す代表的疾患

生理的石灰化 (部位)		松果体,脈絡叢,基底核,小脳歯状核,硬膜(大脳鎌,小脳テント)手綱交連
石灰化を示す疾患	腫瘍	乏突起膠腫,頭蓋咽頭腫,松果体腫瘍,上衣腫,星細胞腫
	血管病変	脳動静脈奇形,海綿状血管腫,動脈瘤
	炎症	肉芽腫,トキソプラズマ症,クリプトコッカス症,膿瘍
	その他	Sturge-Weber 症候群,結節性硬化症,副甲状腺機能低下症,Fahr 病

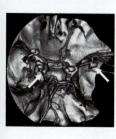

図 2-4 脳 CT angiography
右中大脳動脈瘤と左内頸動脈後交通動脈瘤.

損を認める.

■ 脳 CT angiography(CTA)(図 2-4)
- 造影剤投与後の画像を再構成して三次元脳血管画像を得るもの.脳動脈瘤の診断と手術計画に有用である.MRA に比較して①空間分解能が高い,②乱流による信号低下がない,③骨との関係がわかりやすい,という利点がある.

(前澤 聡)

3 MRI

ポイント
① MRI の基本原理を知る．CT との使い分けができるようになる．
② MRI 撮影の禁忌を知る．
③ MRI で典型的疾患の鑑別ができるようになる．

基本事項

■MRI についての必須知識
- 磁石を備えた装置の中を患者が通ると，体内の水素原子核が共鳴し，電波を発信する．MRI はこれを受診して画像化する診断装置である．
- 放射線を使用しないため，放射線被曝はない．
- 画像のコントラストが CT よりも明瞭であるため，診断能に優れるとされる．一方で，検査に長時間を要する点や，施設によっては，24 時間緊急で撮影できないことが欠点である．
- 施設によって，0.5T から高解像度の 3T まで臨床で使用されている．

■特徴
- 骨の影響を受けにくいため，脳幹，小脳，側頭葉の内側など骨に囲まれた病変が描出しやすい．
- 造影剤を用いず血流状態の把握ができる(MRA)．
- 拡散強調画像(DWI)は脳梗塞急性期診断のキー画像となる．

■禁忌
- 体内異物〔ペースメーカなどの体内埋め込み型電子機器，入れ墨，クリップ(後述)，ステント，など〕があると，撮影困難である．
- 閉所恐怖症の場合も撮影困難であるが，最近ではオープン MRI が開発されている．
- 妊婦の場合には意見が分かれる．
- 脳動脈瘤クリップは，1.5T であればチタン製は問題ないとされる．3T での安全性は不明(杉田チタンクリップ II は対応)．手術を行った施設に確認が必要である．

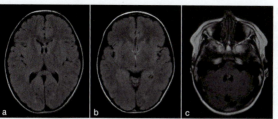

図 2-5　脳脊髄液の流れによるモーション・アーチファクト

■造影剤
- Gd 造影剤を用いる．
  - **➤副作用①**：アナフィラキシー．CT の項参照（➡ 43 頁）．喘息の既往は造影剤の副作用が生じる可能性は 10 倍とされ原則禁忌．
  - **➤副作用②**：腎原性全身性線維症．長期透析が行われている終末期腎障害，eGFR（推算糸球体濾過値）が 30 mL/分/1.73 m² 未満の慢性腎障害，急性腎不全の患者では，Gd 造影剤による腎性全身性線維症の発現のリスクが上昇するため，投与を避ける．

■アーチファクト
- MRI 撮影において，以下のような様々なアーチファクトにより，読影に影響を及ぼすことがあり，注意が必要である．
  - **➤モーションアーチファクト**（体動，眼球運動，呼吸，脳脊髄液の流れ）（図 2-5），磁化率アーチファクト（副鼻腔の空気，入れ歯，クリップなど），化学シフトアーチファクト，折り返しによるアーチファクトなど．

各撮像法の特徴
- 各撮像法の特徴を以下に述べる．T1WI，T2WI，FLAIR，MRA をルーチンで撮影することが多い．その他は，状況に応じて行う（脳梗塞を疑えば DWI，椎骨動脈解離を疑えば BPAS を追加するなど）．

■T1 強調画像（T1WI）
- 水が黒く低信号で描出される（表 2-4a）．大脳皮質・白質などの解剖学的な構造がとらえやすい．

■T2 強調画像（T2WI）
- 水が白く高信号で描出される（表 2-4b）．病変は高信号で描出されることが多く，病変の検出に有用．

表 2-4　T1 強調画像(a)と T2 強調画像(b)の組織による信号変化

a：T1 強調画像(T1WI)

信号強度	画像	組織
高い ⇅ 低い	白 ⇅ 黒	脂肪(皮下脂肪, 骨髄)
		筋肉
		脳白質
		脳灰白質, 変性・浮腫
		水(脳脊髄液・尿)

b：T2 強調画像(T2WI)

信号強度	画像	組織
高い ⇅ 低い	白 ⇅ 黒	水(脳脊髄液・尿)
		脂肪(皮下脂肪, 骨髄)
		脳灰白質, 変性・浮腫
		脳白質
		筋肉

■ FLAIR (fluid attenuation inversion recovery)
- 髄液信号が抑制されるため，脳室の周囲病変や脳溝内のわずかな出血などの検出に有用．くも膜下出血の診断に優位．急性脳動脈閉塞時には intraarterial signal を生じる．

■ 拡散強調画像(DWI)
- 水の拡散のしやすさをみる．脳梗塞急性期には細胞の自己融解が起き，浮腫を生じるため水の拡散が低下する．この現象を利用して急性期脳梗塞を鋭敏に検出することができる．

■ MR angiography (MRA)
- 造影剤を使わない MR による血管造影法で，非侵襲的．主に time of flight (TOF) 法と phase contrast 法という 2 つの方法が用いられる．

■ T2*強調画像(T2*)
- 還元型ヘモグロビンとヘモジデリン沈着に反応し，微小出血の検出力が極めて高い．

■ 磁化率強調画像(SWI)
- T2*と比べ，さらに微細な出血や静脈の描出が可能．

BPAS (basi-parallel anatomical scanning)
- 斜台に平行に撮影．椎骨脳底動脈の血管外径が描出できる．椎骨動脈解離の診断に有用．

MR cisternography (FIESTA, CISS)
- 微細な構造の描出に有用．臨床では特に，血管・神経などの重要構造物が密集した脳周囲の観察に有用．顔面痙攣や三叉神経痛の MVD 手術前の原因血管検索に有用．

典型的疾患

脳梗塞
- DWI で鋭敏に検出される．梗塞部は高信号となる．脳幹部の脳梗塞は，軸位断では見逃すことがあり，疑った場合には冠状断や矢状断も撮影する．一部の脳腫瘍や炎症性疾患などでも高信号となることがあり注意が必要．
- T2WI にて高信号部位は DWI でも高信号となる (T2 shine through)．このため ADC (apparent diffusion coefficient) と比較することも大切である．ADC で同部位が低信号であれば急性期脳梗塞と診断可能．
- FLAIR にて中大脳動脈灌流域の脳表の動脈が高信号で描出される場合，心臓側の内頸動脈もしくは中大脳動脈の閉塞が診断できる (intraarterial signal)．

脳出血
- 急性期には CT のほうが診断は容易．発症後からの日数で，信号が大きく変化する (日数のだいたいの目安がわかる) (表 2-5)．

くも膜下出血 (図 2-6)
- ほとんどの症例は CT で診断がつく．CT でわからない微小なくも膜下出血が，FLAIR で明瞭に描出される．
- 亜急性期のくも膜下出血において CT で診断困難なとき，FLAIR 画像で頭頂部のくも膜下腔の高信号に注意する．
- また MRA で動脈瘤を探すことも大切である．

脳腫瘍
- 特に造影 MRI が診断に有用．各疾患ごとの特徴を押さえておくことが大事．造影されることが多いが，疾患によっては，造影されないものもある．詳細は各項を参照のこと．
- 有名な所見として，転移性脳腫瘍，膠芽腫の ring enhancement がある (リングはいびつな形が多い．一方，均一なリングは脳膿

表 2-5 脳出血の経時的な信号変化

病期	ヘム鉄の変化	局在	MRI 所見 T1強調画像	MRI 所見 T2強調画像	CT 所見
超急性期 (1日以内)	オキシヘモグロビン	赤血球内	軽度低信号	軽度高信号	高吸収域
急性期	デオキシヘモグロビン		軽度低信号	低信号	高吸収域
亜急性期	メトヘモグロビン		高信号	低信号	高吸収域
	フリーメトヘモグロビン	赤血球外	高信号	高信号	周辺部より低下
慢性期 (1か月以上)	ヘモジデリン		低信号	低信号	低吸収域

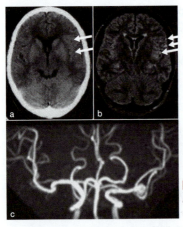

図 2-6 急性期くも膜下出血の症例
a：頭部 CT，b：MRI FLAIR，c：左中大脳動脈瘤(MRA)．

瘍で観察される)(図 2-7)．

■ 頭部外傷

- 急性硬膜外血腫・急性硬膜下血腫や脳挫傷は CT で診断が容易．
- 剪断力で生じるびまん性軸索損傷は CT では診断が困難で，MRI が有用．

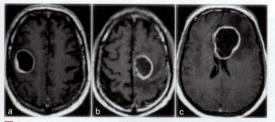

図 2-7 ring enhancement(造影 MRI)
a：転移性脳腫瘍，b：脳膿瘍，c：膠芽腫.

応用事項

■ MR spectroscopy (MRS)

- 細胞の代謝活動を調べることが可能(図 2-8)．N-アセチルアスパラギン酸塩(NAA)，クレアチン，コリン，乳酸をマーカーとして用いる．関心領域のパターン解析で質的診断を行う．脳腫瘍，脳梗塞，脱髄性疾患，脳膿瘍などの鑑別に有用(NAA：神経細胞，グリア細胞の機能，viability，クレアチン：超急性期脳虚血で上昇，コリン：細胞膜生合成，乳酸：酸素供給低下の最終産物).

■ トラクトグラフィ

- DWI を利用した拡散テンソル画像(diffusion tensor imaging；DTI)により，錐体路などが描出できる．主に腫瘍摘出手術に応用されている．

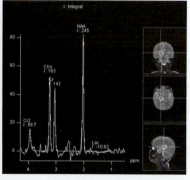

図 2-8 正常小児例での MRS

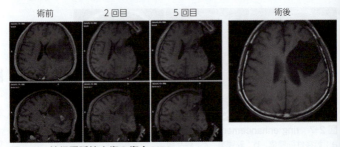

図 2-9 神経膠腫摘出術の術中 MRI
左から術前→2回目→5回目→術後の MRI. 良好に摘出されていることがわかる.

■ functional MRI
- 課題を与えることで脳の賦活による変化をとらえる. 手運動野や顔面運動野のマッピング, 言語優位半球の同定を行うことが可能.

■ 術中 MRI
- 一部の施設では, 手術室に MRI を装備し, 手術中に MRI を撮影することが可能である. 手術中に腫瘍摘出の程度を把握することができる(図 2-9).

(太田慎次, 岡本 奨)

脳血管撮影（DSA）

ポイント

1. 侵襲を伴う検査であるが，より微細な血管解剖と血行動態を把握できる点が長所である．
2. 穿刺は右橈骨動脈・右上腕動脈・総大腿動脈のいずれかが用いられ，選択撮影の必要性や検査後の安静度を考慮して穿刺位置を決定する．
3. 得られる画像情報の質は撮影の範囲・拡大倍率・撮影角度・撮影速度・造影剤の注入速度および量により左右されるので，適切な設定を常に心がけなければならない．
4. 主な合併症は穿刺部血腫，造影剤アレルギー，血栓塞栓症による脳梗塞である．
5. 腎機能低下患者に対しては腎機能悪化の予防を目的として検査前に生食の点滴を行っておく．

基本事項

- 脳血管撮影（DSA）は侵襲を伴う検査であるが，解像度が高く，撮影範囲を絞ることでさらに微細な血管の描出が可能となる．さらに造影剤の動態も見えるので血行動態を把握できる点も長所である．
- 代替検査としては3D-CTAやMRAがあるが血管撮影と比べると形態の描出が不正確であり，動脈瘤の場合にはネックが広く表現されることが多い．
- 側副血行路の描出の点でも優れており，閉塞性疾患においてはWillis輪だけでなく軟髄膜吻合や外頸動脈内頸動脈間の側副血行路についても評価が可能である．
- 動脈穿刺は4 vessels study（両総頸動脈と両椎骨動脈の撮影）の場合には右肘（右上腕動脈）や右手首（右橈骨動脈）が一般的であるが，内頸動脈と外頸動脈を選択的に撮影する場合（6 vessels study）には鼠径部（総大腿動脈）を選択する．
- 右上肢からのアクセスでは左椎骨動脈の選択が困難な場合がある

ので，左椎骨動脈からのしっかりとした造影が必須の場合には鼠径穿刺を選択する．逆に大腿動脈からのアクセスでは血管蛇行が強いと右椎骨動脈の選択が困難になるので，右上肢からのアクセスが有利な場合もある．
- 右上腕動脈穿刺と異なり，大腿動脈穿刺の場合には検査後翌日までベッド上安静が必要である．
- カテーテルを血管に選択留置しても適切な撮影条件を設定しなければよい画像は得られない．閉塞性疾患では想定される側副血行路を含めた撮影範囲を設定する．
- 3D-DSA 画像は回転 DSA によって得られたボリュームデータを work station で処理して描出しているが，CT like image として描出することも可能である．
- 動脈瘤の術前検査においては，検査中に得られた 3D-DSA 画像（もしくは 3D-CTA 画像）を参考に作成した角度で拡大撮影を行うことで，前脈絡叢動脈などの細い分岐血管と動脈瘤との位置関係を正確に把握できる．
- 3D-DSA 画像は撮影の後からでも任意の角度から血管を観察できる利点があるが，window level の設定次第で細い血管が描出されなくなるので読影には注意を要する．
- シャント性疾患では血流量が上昇しているので造影剤の<u>注入速度と量を多め</u>に設定する必要があり，シャント前後の血管構築をより把握しやすくするために，<u>撮影速度も高速</u>に設定する．
- 小児患者においては全身麻酔で行うか否か，全身麻酔を選択しない場合でも覚醒良好な症例では強力な静脈麻酔（ドルミカム®やイソゾール®）が必要となることが多く，主治医に確認が必要である．
- 小児患者での造影剤の使用量は 6～8 mL/kg を目安とする．
- ヨード造影剤を用いるのでヨード造影剤アレルギーの有無と腎機能のチェックを行う．
- 造影剤アレルギーは添付文書上の禁忌事項にあたるが，アレルギー症状が軽症である場合には患者に十分な説明を行ったうえで同意を取得して検査を行うことがある．有効性は不明ながら，実施する場合には検査の 12 時間前と 2 時間前にそれぞれプレドニン®30 mg の内服を行っておく．
- 検査後は神経症状に変化がないかチェックし，出現時は血栓塞栓

症のチェックとして頭部 MRI を実施する.
- 穿刺部に血腫が形成された場合にはサインペンなどで血腫の範囲をマーキングしておきサイズの変化を確認する. 血腫が増大している場合には再度用手圧迫を追加する.
- 腎機能低下（eGFR = 30〜60 mL/分/1.73 m²）がある場合には，腎機能悪化に対する予防処置として検査前から生食の点滴を行う. 高度腎機能低下患者についてはやむを得ない場合に限って検査を行う. 透析患者については造影剤使用量が 100 mL 以内であれば透析日との調整は不要である.

典型的処方例

1) 検査時の前投薬

- アタラックス®P 注（50 mg）　50 mg 静注　ゆっくりと

2) 小児に対して鎮静必要時

- イソゾール®注（0.5 g）　50〜100 mg 静注　反応を見て徐々に追加，重症喘息患者には禁忌

3) アレルギー症状出現時

- ソル・コーテフ®注（100 mg）　100 mg 静注

典型的疾患（図 2-10, 11）

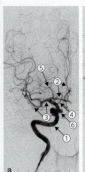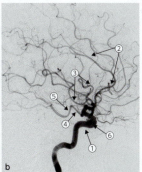

図 2-10　右内頸動脈撮影の正面像（a）と側面像（b）
①内頸動脈，②前大脳動脈，③中大脳動脈，④後交通動脈，⑤後大脳動脈，⑥内頸動脈瘤.

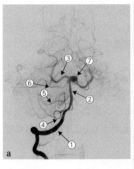
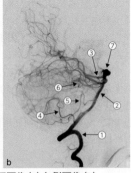

図 2-11 右椎骨動脈撮影の正面像（a）と側面像（b）
①椎骨動脈，②脳底動脈，③後大脳動脈，④後下小脳動脈，⑤前下小脳動脈，⑥上小脳動脈，⑦脳底動脈先端部瘤.

要注意事項

- 血管の蛇行が強い場合には手元のカテーテルを回転させてもカテーテルの先端部が回転しないことがあるが，回転させすぎるとカテーテルが捻じれて破損してしまうトラブル（kink）に発展することがある．右上肢からアクセスした場合に鎖骨下動脈と腕頭動脈の蛇行が強い症例で生じやすい．カテーテル操作が終わるまではガイドワイヤーを腕頭動脈まで進めた状態でカテーテル操作を行うことで予防できる．
- 検査中にかゆみ・咳などが出現した場合には造影剤アレルギーを疑い，皮疹のチェックを行う．酸素化能や血圧が低下している場合には検査手技を止めてアレルギー治療を優先させなければならない．ステロイド（ソル・コーテフ®100 mg）の静注を行いショックとなっている場合にはアドレナリン 0.3 mg の筋注を行う．

（泉　孝嗣）

5　PET

ポイント

❶脳神経外科領域では，ブドウ糖代謝を測定する ^{18}F-fluorodeoxy-glucose(FDG)-PET とアミノ酸代謝を測定する ^{11}C-methionine(MET)-PET が主に用いられる．

❷FDG-PET は脳腫瘍の質的診断やてんかんの機能診断に用いられ，MET-PET は脳腫瘍の質的診断に用いられる．

基本事項

■FDG-PET

- FDG はブドウ糖の類似化合物であり，静注後脳組織内に取り込まれ蓄積する．FDG 静注後より 45～60 分経過後の局所脳放射能分布は，局所脳ブドウ糖消費量をよく反映していると考えられている．

1）脳腫瘍

- 脳腫瘍では悪性度が高いものほど，グルコース代謝が亢進し，FDG の集積が亢進している．しかし，正常脳組織はブドウ糖代謝が盛んであり，FDG の高集積を示すため，低悪性度神経膠腫などの病変は抽出が困難である．

- また，FDG の取り込みは腫瘍細胞に特異的ではなく，壊死巣周囲のマクロファージや治療後に変性した腫瘍細胞にも多く取り込まれる．多くの良性腫瘍や脳膿瘍でも高集積を示すことから，小さな腫瘍の局在診断能や，質的な診断能はやや弱いと考えられている．

- 原発不明の転移性脳腫瘍に対して，原発巣の検索として全身のFDG-PET 検査は有用であるが，胃癌などのように FDG-PET による描出能が高くない癌腫もあるので注意を要する．

2）てんかん

- てんかん焦点は発作間欠期に糖代謝が低下することから，焦点の診断に有用である．

- 代謝低下は焦点を含む，やや広い領域で認められ，特に側頭葉て

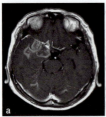
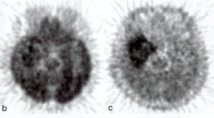

図 2-12　膠芽腫症例(a：造影 MRI，b：FDG-PET，c：MET-PET)
MET-PET では FDG-PET に比較して，周囲の正常脳組織と腫瘍のシグナル値の差が大きく，腫瘍の描出能が良好である．また MRI で造影されない，腫瘍の浸潤範囲の検出が可能である．

んかんにおいて外科的治療の際に，硬膜下電極を置く場所を決めるのに有用である．

3) 撮影時の注意点

- 飲水制限はないが，検査前 4 時間以上は絶食とする．
- 血糖値は 150 mg/dL 以下を原則とする．200 mg/dL 以上の場合では画質の劣化により診断能が著しく低下するので，場合によっては検査中止の判断も必要である．
- 検査直前のインスリン投与は筋肉への集積を高める可能性があり，避けるべきである．

■MET-PET

- メチオニンは必須アミノ酸の 1 つであり，比較的容易に血管から組織に移行する．MET-PET は FDG-PET と比較して，頭蓋内の正常組織に対する分布が低いため，脳腫瘍の検出(図 2-12)や，再発と放射線壊死の鑑別などに用いられる．
- 再発は放射線壊死よりも集積が高いことが多く，鑑別正診率は 80％程度と報告されている．
- また，MRI では造影されない腫瘍の浸潤範囲の検出が可能であると考えられている．
- 低悪性度神経膠腫でも高い集積を示すことから，低悪性度神経膠腫の診断にも有用性が高い．
- FDG-PET と異なり，検査前に絶飲食などの制限は不可欠ではない．

(大岡史治，本村和也)

6 SPECT

ポイント

① アセタゾラミド負荷は患者のリスクと必要性を考慮したうえで実施する.
② 安静時 CBF と CVR から脳血行動態の評価を行う(黒田の 4 型分類).
③ EC-IC バイパス術の適応を判断する.
④ 梗塞後の患者の安静時 CBF 低下は diaschisis に留意する.

基本事項

- 脳血行動態の評価法としては PET の精度が最も高いが,検査可能な施設が限られる.このため一般的には SPECT による評価が行われている.
- トレーサーは,かつては ^{123}Xe の吸入,近年では ^{123}I-IMP,^{99m}Tc-HMPAO,^{99m}Tc-ECD の静脈投与が用いられる.
- 左右比較などによる定性的判断は不正確であり,また両側病変では意味をなさないため定量を行うことが望ましい.
- SPECT で得られる情報は脳血流量(CBF)のみであるが,アセタゾラミド(ダイアモックス®)負荷前後の CBF から脳循環予備能(CVR)が算出できる.この 2 つのパラメータによって脳血行動態の評価を行う(黒田の 4 型分類).
- CVR の計算式を下に示す.^{123}I-IMP での正常値は 40〜50%.

$$\%CVR = \frac{負荷後 CBF - 安静時 CBF}{安静時 CBF} \times 100$$

■ アセタゾラミド負荷による合併症

- アセタゾラミド負荷は近年重篤な副作用(心不全,肺水腫,アナフィラキシー)による死亡例が報告され,SPECT における投与は CVR の測定が不可欠な症例に限定するとの指針が学会より示された(『アセタゾラミド適正使用指針』2015 年 4 月).
- 上記以外にも重度の血流低下をきたしている症例では,負荷に

よって虚血発作を生じる場合があるため，必ず安静時の検査を先行させ，安静時すでに CBF が低下している場合は負荷を行わない．

■黒田の 4 型分類
- **Type 1**：CBF 正常・CVR 正常．健常者．CBF も CVR も正常範囲である．
- **Type 2**：CBF 正常・CVR 低下．動脈の閉塞・狭窄などにより脳灌流圧(CPP)が低下すると，細動脈の拡張により CBF の維持が図られる．血管拡張の伸びしろは少なくなり，CVR が低下する．
- **Type 3**：CBF 低下・CVR 低下．さらに CPP が低下し，CVR も限界に達すると CBF が低下する．いわゆる貧困灌流．
- **Type 4**：CBF 低下・CVR 正常．虚血慢性期．神経細胞の脱落による酸素需要の低下から CBF は低下しているが，CVR は保たれている．

■EC-IC バイパス術の適応
- 内頸動脈系の閉塞による TIA/minor stroke を 3 か月以内に生じた 73 歳以下の mRS が 1 または 2 の症例．
- CT あるいは MRI で広範な脳梗塞を認めず，脳血管撮影にて ICA あるいは MCA 本幹の閉塞または高度狭窄を認める．
- 最終発作から 3 週間以上経過後の SPECT(^{123}Xe または ^{123}I-IMP) で MCA 領域の安静時 CBF が正常の 80％未満かつ CVR が 10％未満．
- 周術期合併症のない熟達した術者による施行が必要．

典型的疾患

■SPECT の撮影が有用な疾患
- **脳主幹動脈の狭窄病変**：動脈硬化・もやもや病患者で，CBF と CVR の測定による EC-IC バイパス術の手術適応の判断，術後評価を行う（図 2-13）．
- **内頸動脈瘤**：内頸動脈のトラッピングが必要な例では balloon occlusion 下に撮影を行い，症状だけでなく SPECT での血流低下の有無からバイパス術の必要性を判断する．
- **過灌流症候群**：EC-IC バイパス術，頸動脈内膜剥離術，頸動脈ステント留置術の術直後〜7 日に撮影を行い，過灌流の有無の確認を行う．
- **悪性リンパ腫**：^{123}I-IMP SPECT では後期相にて高集積をきたす

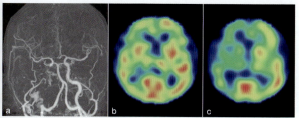

図 2-13 脳梗塞にて発症した右内頸動脈閉塞(a：頭部 CTA, b：安静時, c：負荷時)
123I-IMP SPECT では安静時に右 MCA 領域に軽度の CBF 低下を認めるが, アセタゾラミド負荷後は脳内盗血現象により, 右半球の血流は安静時よりも著明な低下がみられる (Type 3). この症例は EC-IC バイパス術を行った.

ことが多く, 他の腫瘍との鑑別に用いられる.

応用事項

■ diaschisis
- 病変部と神経線維で連絡した, 機能的に関連する遠隔部の正常域に, CBF 低下をきたすことがある. 前頭葉・頭頂葉の広範梗塞, 内包後脚のラクナ梗塞では梗塞周囲の大脳皮質や対側大脳皮質, 対側小脳半球の CBF 低下がみられる. CVR は低下しない.

■ CBF の正常値
- 定量値の正常値は施設ごとに設定されるが, 簡易には小脳半球の CBF を用いることもある (椎骨脳底動脈系に病変がないことが前提). diaschisis の影響を排除するため, 同側小脳半球の値をみる.

(横山欣也, 荒木芳生)

第 **3** 章

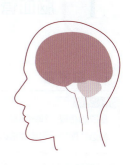

日常よく遭遇する脳神経外科疾患

1 脳血管障害

1 脳梗塞

ポイント
❶問診聴取，神経所見，画像所見などにより迅速に病型診断を行う．
❷急性期血行再建療法の適応の有無を見極める．

基本事項

■ 問診・診察
- 頭痛・胸背部痛の有無(SAH・大動脈解離の鑑別)，手術歴，既往歴(脳出血，外傷，消化管・尿路出血，肝障害，膵炎)，内服状況(抗凝固薬の有無)．
- 血圧，神経所見(NIHSS)，心電図(心房細動など)．

■ 採血
- rt-PA(遺伝子組み換え組織型プラスミノゲン・アクチベータ)投与禁忌項目を中心に評価．
- 血糖異常(<50 mg/dL，<400 mg/dL)，血小板10万/μL以下，PT-INR>1.7，重篤な肝障害はrt-PA投与禁忌．

■ 画像検査
- 頭部CT：出血性脳卒中の除外目的に必須．
- MRI/A：rt-PA投与において必須ではないが，病型診断には有用．
- 胸部X線・造影CT：大動脈解離の有無を確認する．

■ 病型診断と治療の概要
- 図3-1に示す．

1. 脳血管障害

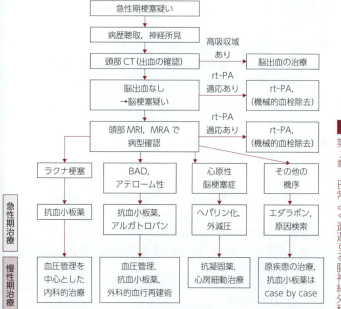

図 3-1 超急性期から慢性期までの脳梗塞診断・治療

典型的所見

- 図 3-2 に主な病型の典型的画像所見を示す.

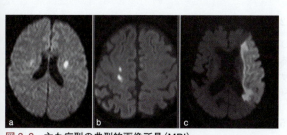

図 3-2 主な病型の典型的画像所見（MRI）
a：ラクナ梗塞，b：アテローム性（血栓塞栓症），c：心原性塞栓症.

治療対策

■ rt-PA 投与

- グルトパ®注　0.6 mg/kg（最大 60 mg）
  添付の溶解液や生食で希釈．総量の10%は1〜2分でボーラス投与．残りを1時間かけてシリンジポンプで投与

- rt-PA 無効例・非適応例は，発症8時間以内ならカテーテル血栓除去を考慮．

■ 急性期治療

1) ラクナ梗塞

①抗血小板療法

- バイアスピリン®錠（100 mg）　100 mg　分1　朝食後
- プラビックス®錠（75 mg）　75 mg　分1　朝食後

注意：2剤併用は亜急性期まで．

- オザグレル Na 注　80 mg＋生食100 mL　朝夕1日2回　1回2時間以上かけて
- エダラボン点滴静注液 30 mg バッグ　朝夕1日2回　1回30分かけて点滴静注

2) アテローム性梗塞・BAD（branch atheromatous disease）

①抗血小板療法

- バイアスピリン®錠（100 mg）　100 mg　分1　朝食後
- プラビックス®錠（75 mg）　75 mg　分1　朝食後

注意：2剤併用は亜急性期まで．

- **発症後2日間**：

  - スロンノン®HI 注（10 mg）　60 mg＋生食200 mL　24時間で持続投与
  - エダラボン点滴静注液 30 mg バッグ　朝夕1日2回　1回30分かけて点滴静注

- **その後5日間**：

  - スロンノン®HI 注（10 mg）　10 mg＋生食100 mL　朝夕1日2回　1回3時間かけて点滴静注

3）心原性脳塞栓

- エダラボン®点滴静注液 30 mg バッグ　朝夕1日2回　1回30分かけて点滴静注

注意：発症48時間以内はヘパリン化を考慮してもよいが，出血性梗塞に注意する．

- 以下を満たす場合，外減圧術を考慮：発症48時間以内，18〜60歳，NIHSS＞15，NIHSS 1a≧1，145 cm³ 以上かつ，MCA領域が50％以上を占める梗塞．

■ 慢性期梗塞の再発予防

1）非心原性梗塞（ラクナ梗塞，アテローム性脳梗塞）

①抗血小板療法

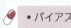
- バイアスピリン®錠（100 mg）　100 mg　分1　朝食後，または
- プラビックス®錠（75 mg）　75 mg　分1　朝食後，または
- プレタール®OD錠（100 mg）　200 mg　分2　朝夕食後

注意：1年以上の抗血小板薬2剤併用は抗血小板薬単剤と比較して，有意な脳梗塞再発予防効果は実証されておらず，出血合併症を増加させるため避けるべきである．

②降圧療法

- オルメテック®錠（20 mg）　20 mg　分1　朝食後，または
- レザルタス®配合錠HD　1錠　分1　朝食後，など

注意：ラクナ梗塞では140/90 mmHg未満とするよう勧められる．両側内頸動脈狭窄，主幹動脈閉塞症例では過度の降圧に注意する．

2）心原性脳塞栓

- プラザキサ®錠（150 mg）　300 mg　分2　朝夕食後，または
- イグザレルト®錠（15 mg）　15 mg　分1　朝食後，または
- エリキュース®錠（5 mg）　10 mg　分2　朝夕食後，または
- リクシアナ®錠（60 mg）　60 mg　分1　朝食後

> 注意：投与量は腎機能，年齢，体重などによる調節が必要（添付文書参照）．
> - ワーファリン錠：PT-INR 値に基づいて決定
> 注意：70 歳以上は PT-INR=1.6〜2.6，70 歳未満は 2.0〜3.0 を目標とする．

(坂本悠介，荒木芳生)

2 脳出血

ポイント

1. 診断がついたら血圧を収縮期圧 140 mmHg 未満に下げる．
2. 出血の原因疾患を見逃さない．
3. 手術例は術前に 3D-CTA などで血管を評価．
4. 機能的予後不良例の手術適応は慎重に判断．

基本事項

- 多くは高血圧性であるが，他の原因疾患がある場合は治療法が異なるため検索が必要．
- 既往歴の聴取と抗血小板薬・抗凝固薬をはじめとする内服薬の確認は重要．
- 脳出血の原因となる代表的疾患：脳動静脈奇形，破裂脳動脈瘤，もやもや病，海綿状血管腫，硬膜動静脈瘻，脳腫瘍，静脈性血管腫など．
- 画像診断：頭部 CT が第 1 選択．若年者の脳出血や非典型的な出血部位，手術を行う場合には緊急で 3D-CTA を行う．必要に応じ脳血管撮影を行う．頭部 CT は血腫の増大のリスクを有する場合には 3 時間後に再検するが，それ以外は翌日に再検．
- 出血量の概算法：頭部 CT で血腫の長さを測定して計算．

$$血腫量(cm^3) = 長径(cm) \times 横径(cm) \times 厚さ(スライス数 \times スライス厚)(cm) \div 2$$

典型的所見

- 神経症候から脳血管障害を疑い，頭部 CT で出血の存在および部位を同定することで診断．

- 一般に CT では血腫は超急性期から亜急性期にかけて高吸収域で，亜急性期に辺縁から低吸収域が出現しはじめ慢性期には低吸収域となる．血腫が小さい場合はより短期間で血腫全体が低吸収域となる．
- 虚血性疾患を疑い頭部 MRI を行った場合も脳出血は脳梗塞とは基本的に鑑別可能だが，CT を追加するのが確実．DWI は一般に不均一な信号を示し，超急性期は中心部が高信号，血腫周囲は低信号．T2* は急性期において血腫周囲は低信号，内部は等信号．CT で急性期の微小出血を疑うが石灰化と判別がつかない場合は MRI が鑑別に有用．

治療対策

1）血圧管理

- 脳出血急性期の血圧は直ちに収縮期血圧 140 mmHg 未満に降下させ 7 日間維持．ニカルジピン（ペルジピン®）が第 1 選択：

- ペルジピン®注（2 mL：1 mg/mL）　1〜2 mL ずつボーラスで静注
- ペルジピン®注（10 mL：1 mg/mL）　5A（50 mL）　0.5〜10 μg/kg/分で持続静注

- 体重 50 kg では 1 μg/kg/分は 3 mL/時に相当．1.5〜30 mL/時で使用．通常 2 mL/時で開始し，目標血圧で維持されるまで適宜 2 mL/時ずつ増減．
- ペルジピン® は高用量での使用時には頻回の交換を要する．その場合はジルチアゼム（ヘルベッサー®）へ変更：

- ヘルベッサー®注（50 mg/V）　3V（150 mg）＋生食 50 mL　5〜15 μg/kg/分で持続静注

- 体重 50 kg では 1 μg/kg/分は 1 mL/時に相当．5〜15 mL/時で使用．

2）脳圧管理

- 重症脳出血で脳浮腫が強い場合に浸透圧利尿薬を使用：

- グリセオール®注（200 mL）　200 mL　1 日 2 回　点滴静注

- 効果が不十分であれば 1 回投与量を増やす（〜500 mL まで）．

- マンニトール注（300 mL） 300 mL 全開で点滴静注

- 脳ヘルニアが生じてきている場合の手術を行うまでのつなぎに使用．
- 両側瞳孔散大時に手術適応の判断目的にも使用．
3）Cushing 潰瘍予防のため PPI を投与する：

- ネキシウム®カプセル 20 mg 経口または脱カプセル後経鼻胃管投与 1日1回

4）止血薬を使用してもよい：

- アドナ®注（100 mg）1A＋トランサミン®注（1,000 mg）1A＋ラクテック®注 500 mL 点滴静注

■抗血栓療法に伴う脳出血
- 抗血栓薬は中止．
- 抗凝固療法中に脳出血を合併した場合の急性期致命率は約 50% と高く，即座に拮抗する．
- ワルファリン内服例は血液製剤で速やかに PT-INR を 1.35 以下にする．
- 新鮮凍結血漿は保険適用で 15 mL/kg の投与が推奨．
- プロトロンビン複合体（第Ⅸ因子複合体）は即効性があるが保険適用外．投与量は PT-INR 5.0 未満では 500 単位，5.0 を超える場合は 1,000 単位．
- いずれもビタミン K 10 mg の静注を併用し，投与終了 10 分後に PT-INR を再検して必要があれば追加投与．

■手術適応
- 出血部位によらず血腫量 10 mL 未満の小出血または神経所見が軽度な例は手術を行わないことを推奨．
- JCS 300（深昏睡）の症例での血腫除去は科学的根拠なし．
- 被殻出血では神経学的所見が中等症で血腫量が 31 mL 以上は血腫除去．
- 視床出血では血腫除去は推奨されないが，血腫の脳室穿破を伴い水頭症を生じているものは脳室ドレナージ術を考慮．
- 皮質下出血は脳表からの深さが 1 cm 以下のものでは特に手術を考慮．

- 小脳出血は最大径3cm以上で神経症候が増悪または血腫が脳幹を圧迫し水頭症をきたしている場合に血腫除去.
- 脳幹出血では血腫除去は推奨されないが,脳室内穿破が主で水頭症を伴う例は脳室ドレナージ術を考慮.

■その他
- 栄養は早期より開始.適応があれば経管栄養.
- リハビリテーションは通常入院の翌日から開始.
- 慢性期は高血圧と他の生活習慣病を治療.

(清水賢三,荒木芳生)

3 くも膜下出血(SAH)

ポイント
1. 破裂動脈瘤の診断を迅速に行い,急性期治療を行う.
2. 再出血の予防と遅発性脳血管攣縮が予後を規定する.

基本事項

■SAHの疫学と原因疾患
- 頭部外傷に伴うものが最も多く,自然発症では破裂脳動脈瘤が75～80%を占め,破裂AVMが4～5%と続く.解離性動脈瘤,頭蓋内頸椎移行部のdAVFやperimesencephalic SAHやもやもや病,可逆性脳血管攣縮症候群(RCVS),血管炎,凝固異常,静脈洞血栓症,外傷性脳動脈瘤,感染性脳動脈瘤など多岐にわたる.

■CTでの診断に苦慮するSAH
- MRI FLAIR画像や腰椎穿刺で診断する.
- 多発動脈瘤で出血源の同定が難しい場合は,動脈瘤の形状やブレブの有無,血腫の局在などで判断しなければならない.

典型的所見(図3-3)
- 破裂脳動脈瘤の好発部位(頻度が高いものを列挙する):
  - 前方循環:前交通動脈,中大脳動脈,内頸動脈(後交通動脈,前脈絡叢動脈).
  - 後方循環:椎骨動脈,脳底動脈,後大脳動脈.
  - 動眼神経麻痺(眼瞼下垂・瞳孔散大)は内頸動脈-後交通動脈分岐部動脈瘤や脳底動脈-上小脳動脈分岐部動脈瘤の急速増大や切迫破裂の可能性があり,注意が必要.

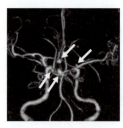

図 3-3　多発動脈瘤
ACOM, A1, IC-PC, basilar top の 4 か所に動脈瘤を認める.

- Fisher grade, Hunt and Kosnik grade, Hunt and Hess grade, WFNS grade による SAH 重症度分類を行う（付録参照 ➡ 338 頁）.

治療対策

- 破裂脳動脈瘤に保存的治療を行うと発症 1 か月以内に 20〜30% が再出血する. そのため重症度を評価したのちに外科的治療を積極的に行う（表 3-1）.
- 再出血予防処置には開頭クリッピング術とコイル塞栓術があり, 動脈瘤の部位, 形状, 大きさや年齢, 全身状態などを考慮してどちらかの方法を選択する.
- 痙攣発作があれば抗痙攣薬投与：

- イーケプラ®錠（500 mg）　1,000 mg　分 2　朝夕食後

■ 周術期管理

1）再出血予防処置後の脳血管攣縮管理

- 術後 CT で新規出血がないことを確認したのちに抗脳血管攣縮薬の投与を開始する：

- エリル®注 30 mg/A＋生食 100 mL　1 日 3 回　点滴静注
- 注射用カタクロット®40 mg/A×2＋生食 100 mL　1 日 2 回　点滴静注
- プレタール®OD 錠（100 mg）　200 mg　分 2　朝夕食後
- リバロ®錠（2 mg）　2 mg　分 1　朝食後

- normotension/normovolemia を保つ.
- インアウトバランスがマイナスにならないように注意する.
- 脳血管攣縮期では血圧管理が重要であり, 収縮期血圧が 120 mmHg 未満になるようならば昇圧薬の投与を行う：

表 3-1　破裂脳動脈瘤による SAH の治療

急性期治療

初期治療
- 鎮静，鎮痛，血圧コントロール（収縮期血圧 140 mmHg 未満）

発症 72 時間以内

A）Hunt and Kosnik grade* Ⅰ～Ⅲ
- 可能な限り早期再出血予防処置（開頭術，血管内治療）

B）Hunt and Kosnik gradeⅣ
- 年齢・動脈瘤の部位で再出血予防処置考慮
- 水頭症，脳内血腫による意識障害では緊急手術の適応
- 頭蓋内圧管理により意識レベルに改善があれば再出血予防治療の適応

C）Hunt and Kosnik gradeⅤ
- 原則再出血予防の適応なし
- 水頭症，脳内血腫による意識障害では緊急手術の適応
- 頭蓋内圧管理により意識レベルに改善があれば再出血予防治療の適応

発症 72 時間以後
- 開頭術による再出血予防治療は発症 14 日目以降に行う
- 血管内治療は診断時点で治療可能

脳血管攣縮期の治療
- normotension/normovolemia 療法
- 抗脳血管攣縮薬投与
- 頭蓋内圧コントロール
- 脳血管攣縮が高度であれば，抗脳血管攣縮薬の局所投与（動注）やバルーン拡張術

急性期以後の治療

①画像所見にて脳室拡大と水頭症症状（歩行障害，尿失禁，認知症状）を認める場合，V-P シャント術または L-P シャント術
②てんかん：抗痙攣薬投与
③神経脱落症状が後遺：回復期リハビリテーション

＊：Hunt and Kosnik grade は付録参照 ➡ 337 頁．

- イノバン®注 0.3％シリンジ　150 mg/50 mL　1～5μg/kg/分持続静注

2）外科的治療後のドレーン管理

- ドレーン挿入の目的は SAH を早期に排出することと急性期脳圧管理である．術後は圧可変式のドレーンを脳槽や脳室，腰椎くも膜下腔に挿入し，基準点は外耳孔に設定する．

- ドレーンは原則として2週間以内で抜去し，必要であれば入れ替えを行う．

(和田健太郎，荒木芳生)

4　脳動静脈奇形(AVM)

ポイント

① 頭蓋内出血の原因となる．
② 出血の危険因子の評価を行う．
③ Spetzler-Martin 分類で重症度の評価を行う．
④ 診断の gold standard は脳血管撮影．
⑤ 重症度と破裂の有無で治療方針を決定する．

基本事項

- AVM は毛細血管を介さずナイダス(nidus)という異常血管塊を介して栄養動脈(feeder)と導出静脈(drainer)に短絡路を生じている先天性疾患．
- 頭蓋内出血(脳内出血，くも膜下出血，脳室内出血)，てんかん，頭痛の原因となる．
- 年間の出血率は3%程度だが，未破裂例よりも破裂例のほうが出血率は高い．
- 破裂例は最初の1年の再出血率が高い(6〜32.9%)ため，原則的に治療の適応となる．
- 出血既往，深部局在，深部静脈のみへの流出，動脈瘤合併のAVMは出血のハイリスク．
- Spetzler-Martin 分類(付録参照➡ 340 頁)における点数の合計が重症度(grade)となる．

典型的所見

■診断・検査についての必須知識

- AVM は脳表や脳室近傍に存在することが多く，破裂例では脳内血腫やくも膜下出血，脳室内出血をきたす．非典型的，あるいは若年者の頭蓋内出血ではAVMの存在を疑い早期に脳血管撮影や造影CT，MRIにて検索を行うことが重要．
- 診断の gold standard は脳血管撮影．どの動脈が feeder となっているのか，drainer は浅在性か深在性か，血流量はどれくらいなの

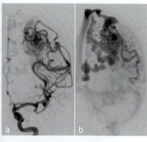

図 3-4 左頭頂葉 AVM 患者の脳血管撮影(正面像)
動脈相(a)では中大脳動脈と前大脳動脈が feeder となっている.静脈相(b)では drainer は脳表に 2 本,深部に 1 本認められる.

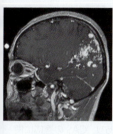

図 3-5 造影 MRI 矢状断
ナイダス下限は頭頂後頭溝を越え後頭葉の視覚野近傍に達している.

か,feeder やナイダス内に動脈瘤はないか,4 vessel study に加えて 3D 撮影,選択的動脈撮影などを駆使し詳細に検討する(図 3-4).
- 造影 CT,MRI では異常血管と周囲脳組織との位置関係についての情報が得られる(図 3-5).

治療対策

■ 治療についての必須知識
- 治療法としては外科的摘出術,血管内塞栓術,定位的放射線照射がある.
- 最も確実な方法は外科的摘出術であるが,Spetzler-Martin grade が上がるにつれ,術後神経脱落症状をきたす危険が増加する.

■ 破裂 AVM の治療方針
- grade 1,2 では外科的切除.
- grade 3 では外科的切除,血管内塞栓術後の外科的切除.
- grade 4,5 では出血のハイリスク,症状が進行するもの以外は保存療法を考慮してもよい.
- 外科手術のハイリスクでナイダスが小さい(体積 10 mL 以下または最大径 3 cm 以下).AVM では定位的放射線照射も適応となる.

■未破裂AVMの治療方針
- 個々の症例について出血リスクと治療リスクを考慮したうえで判断する.

応用事項
- 大きなAVMの症例では，機能局在が移動している場合がある. functional MRIの撮影を行うことにより，言語中枢や運動中枢の局在を術前に把握することが可能である.

(横山欣也，荒木芳生)

5 頸部内頸動脈狭窄症

ポイント
❶頸動脈内膜剝離術(CEA)は狭窄部末梢の灌流圧を正常化して血行力学的脳虚血を改善し，さらにartery-to-artery embolismの塞栓源を除去することもできる理にかなった治療法である.

❷わが国では現在頸動脈ステント留置術(CAS)がCEAの約2倍の数で施行されているが，標準治療はCEAであり，CASの適応に関しては慎重になるべきである.

❸CEA・CASともに，周術期合併症として術中脳梗塞と術後過灌流があり，留意すべきである.

基本事項
- 頸動脈分岐部に動脈硬化性粥状変化による血管狭窄をきたした結果，脳血流量低下や頭蓋内塞栓の原因となり，その結果脳梗塞を生じることがある.
- 狭窄率の評価に最も用いられているのがNASCET法であり，30〜49%を軽度狭窄，50〜69%を中等度狭窄，70%以上を高度狭窄とする(図3-6).
- 超音波検査では面積狭窄率(図3-7)も頻用されるが，NASCET法よりも狭窄率が高くなることに注意が必要である.
- CEA後過灌流症候群は通常数日後(ピークは第6病日)に発症するのに対し，CAS後過灌流症候群は術後12時間以内に発症する.
- CEA後過灌流症候群による頭蓋内出血発生にかかわる因子は術直後からの厳密な血圧コントロールの有無であるが，CAS後過灌流症候群による頭蓋内出血発生にかかわる因子は同定されていない.

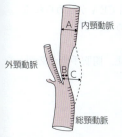

$$NASCET(\%) = (1-B/A) \times 100$$
$$ECST(\%) = (1-B/C) \times 100$$

狭窄	NASCET(%)	ECST(%)
軽度	30	65
	40	70
中等度	50	75
	60	80
高度	70	85
	80	91
	90	97

図 3-6 NASCET 法，ECST 法

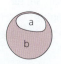

$$面積狭窄率(\%) = \frac{(b-a)}{b} \times 100$$

図 3-7 面積狭窄率

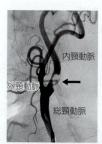

図 3-8 左頸部内頸動脈狭窄

- 1年以上の抗血小板薬2剤併用は，抗血小板薬単剤と比較して有意な脳梗塞再発予防効果は実証されておらず，出血合併症を増加させるため避けるべきである．

典型的所見

- 図 3-8 に示す．

治療対策

- **症候性**：
  - ➢ 高度狭窄例：抗血小板療法など内科的治療＋CEA．
  - ➢ 中等度狭窄例：抗血小板療法など内科的治療＋CEA．
  - ➢ 軽度狭窄例：不安定プラークや潰瘍形成を伴う場合，CEA．
- **無症候性**：
  - ➢ 高度狭窄例：抗血小板療法・降圧療法・脂質低下療法など内科的治療＋CEA．
  - ➢ 中等度狭窄例：不安定プラークや潰瘍形成を伴う場合，CEA．
  - ➢ 軽度狭窄例：不安定プラークや潰瘍形成を伴う場合，CEA．
- 高齢者，特に著しい屈曲や石灰化を伴うなど，動脈の状態が血管

内治療の好ましくない場合は CAS よりも CEA が勧められる．
- CEA 危険因子を有する場合，CAS が勧められる．
- **CEA 危険因子**(少なくとも1つが該当)：
  - 心臓疾患(うっ血性心不全，冠動脈疾患，開胸手術が必要，など)．
  - 重篤な呼吸器疾患．
  - 対側頸動脈閉塞．
  - 対側喉頭神経麻痺．
  - 頸部直達手術または頸部放射線治療の既往．
  - CEA 再狭窄例．

1）抗血小板療法

- バイアスピリン®錠(100 mg)　100 mg　分1　朝食後，または
  プラビックス®錠(75 mg)　75 mg　分1　朝食後，または
  プレタール®OD錠(100 mg)　200 mg　分2　朝夕食後

2）降圧療法

- オルメテック®錠(20 mg)　20 mg　分1　朝食後，または
  レザルタス®配合錠HD　1錠　分1　朝食後，など

3）脂質低下療法

- メバロチン®錠(10 mg)　10 mg　分1　朝食後，または
  リバロ®錠(2 mg)　2 mg　分1　朝食後，など

(村岡真輔，荒木芳生)

6　もやもや病

ポイント

1. もやもや病は小児期と成人期に二峰性の発症ピークを有する両側内頸動脈終末部の閉塞性変化と異常な側副血管(もやもや血管)の発達をきたす原因不明の脳血管障害であり，厚生労働省の指定難病となっている．
2. 脳虚血症状を有する場合や，出血発症の成人例に対する再出血予防としての脳血行再建術が有効である．

基本事項

- 小児，若年成人における TIA・脳梗塞（虚血型），脳出血・くも膜下出血（出血型）などの原因疾患として重要である．
- 診断は脳血管造影または MRI/A にて行うが，片側性病変や動脈硬化を合併する病変の場合には，脳血管造影を行うことが必須とされている．
- 脳血管造影では，①頭蓋内内頸動脈終末部を中心とした領域に狭窄または閉塞，②もやもや血管（異常血管網）が動脈相においてみられることにより診断される．
- MRI TOF 法（1.5T 以上）により，① MRA で頭蓋内内頸動脈終末部に狭窄または閉塞が認められ，② MRA で大脳基底核部に異常血管網（MRI にて少なくとも一側で 2 つ以上の flow void）があり，①と②が両側性に認められれば診断できる．
- 病期分類は脳血管撮影所見に基づき，第 1～6 期に分類される（表3-2）．
- SPECT や PET を用いた脳循環動態の評価は，虚血発症もやもや病における脳虚血病態の診断，重症度の評価に有用である．

表 3-2　もやもや病の病期分類

第 1 期	carotid 狭小期
第 2 期	moyamoya 初発期（脳内主幹動脈が拡張し，もやもや血管がわずかに認められる）
第 3 期	moyamoya 増勢期（中および前大脳動脈が脱落し，もやもや血管が太くなる）
第 4 期	moyamoya 細微期（後大脳動脈が脱落しもやもや血管の 1 本 1 本が細くなる）
第 5 期	moyamoya 縮小期（内頸動脈系の全脳主幹動脈が消失し，もやもや血管も縮小し，内頸動脈系の側副路が増加してくる）
第 6 期	moyamoya 消失期（もやもや血管が消失し，外頸動脈および椎骨脳底動脈系より脳血流が保全される）

（Suzuki J, Takasu A : Cerebrovascular "moyamoya" disease. Disease showing abnormal net-like vessels in base of brain. Arch Neurol 20 : 288-299, 1969 をもとに作成）

典型的所見

- 図 3-9 に示す.

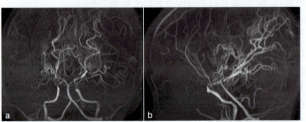

図 3-9 もやもや病の典型的画像（MRA）
a：正面像, b：側面像. 両側内頸動脈終末部の閉塞ともやもや血管の発達を認める.

治療対策

■内科治療

- 虚血型もやもや病に対しては抗血小板薬が処方されることが多いが, 明確なエビデンスがあるわけではない. 脳梗塞や脳出血発症例における血圧管理は一般症例の管理に準じるが, 出血型発症例における過度な降圧は脳虚血を招くおそれがあるため慎重に行う.

■外科治療

1) 虚血型もやもや病に対する外科治療

- STA-MCA 吻合術を代表とする直接血行再建術と encephalo-myo-synangiosis（EMS）, encephalo-arterio-synangiosis（EAS）, encephalo-duro-synangiosis（EDS）などの間接血行再建術を単独もしくは組み合わせて施行することで, 虚血発作の改善, 脳梗塞リスクの軽減などの効果があることが多数報告されている.

2) 出血型もやもや病に対する外科治療

- Japanese Adult Moyamoya（JAM）Trial により, 直接バイパス術による再出血予防の有効性が示された.

3) 無症候例に対する外科治療

- 無症候例における大規模な観察研究や脳血行再建術の有効性を検討した研究はないため, 外科治療介入のエビデンスはない.

（荒木芳生）

Side Memo
もやもや病の外科治療における合併症の回避

もやもや病の外科治療における合併症回避には周術期管理が極めて重要である．

特に非手術側を含めた虚血合併症に注意を要する．術前日から補液を行い，術後も十分な水分補給を行う．術中は normocapnia とし血圧を下げすぎないよう麻酔科に維持を依頼する．一方，成人例の直接バイパス術後に一過性神経脱落症状を呈する場合があるため SPECT などによる脳循環動態を評価したうえで，適切な血圧管理を行う必要がある．

(荒木芳生)

2 脳腫瘍

1 神経膠腫（グリオーマ）

ポイント

① わが国における脳腫瘍発生頻度は，神経膠腫 28％，髄膜腫 26％，下垂体腺腫 17％，神経鞘腫 11％，胚細胞腫瘍 2.1％，リンパ腫造血器腫瘍（頻度不明）である．

② 神経膠腫には星細胞腫，乏突起神経膠腫，上衣腫などの種類がある．神経膠腫の中で最も頻度が高いのが星細胞腫であり，神経膠腫の約 80％を占める．乏突起神経膠腫，上衣腫はそれぞれ 5％以下である．

③ 膠芽腫はヒトの悪性腫瘍の中で最も予後不良な腫瘍の1つである．悪性度は WHO の grade Ⅳ である．膠芽腫の生存期間は 12〜14 か月程度であり，難治性の脳腫瘍である．

- 本項では，頻度の高い星細胞腫を中心に述べる．

基本事項

■ 星細胞腫

1) 星細胞腫 grade Ⅰ
- 小児に発生する毛様細胞性星細胞腫は限局性に発育するため，手術で全摘すれば治癒することが期待できる．しかしながら，視神経・視床下部・脳幹などに発生した場合は摘出が困難であるため放射線治療が行われることがあり，また乳幼児では放射線治療を行うことにより遅発性脳障害の危険性が大きいため白金製剤による治療が行われることが多い．

2) 星細胞腫 grade Ⅱ
- びまん性星細胞腫と呼ばれ，脳内に浸潤性に発育するため全摘は容易でないが，手術のみにより長期生存が得られることが知られている．90％以上の腫瘍切除がされれば 5 年生存率は 97％，8 年生存率が 91％と予後良好．術後の残存腫瘍に対する放射線治療の意義についてはまだはっきりとした結論が出ていない．星細胞腫

gradeⅠ・Ⅱを合わせた5年生存率は70%程度である．

3) 星細胞腫 grade Ⅲ

- 退形成性星細胞腫に相当し，神経膠腫の18%を占め，5年生存率は約23%である．

4) 星細胞腫 grade Ⅳ

- 膠芽腫は，神経膠腫の32%を占め，5年生存率は6%である．神経膠腫は脳実質内に発生し浸潤性に発育するが，その中でも星細胞腫 grade Ⅲ，grade Ⅳは特にその傾向が強く，境界が不鮮明で増殖速度も速く，各種治療を行っても大半が再発する．そのため，星細胞腫 grade Ⅲ・Ⅳはともに，現在なお治療が困難な疾患である．

典型的所見

■ びまん性星細胞腫

- MRIにて，T1WIで低信号域，T2WI（図3-10）で周囲との境界が不明瞭な高信号域を示し，造影MRIによる造影効果は認めない．図3-11は，開頭腫瘍摘出術により上前頭回腫瘍の摘出後の写真である．

■ 膠芽腫

- MRIでは，T1WIで低信号域，T2WIでは高信号域を示し，造影MRIによる造影効果は強く認めることが多い．腫瘍全体の形は不整形で多方向浸潤傾向が示唆される．特に周辺部がリング状に増強され，リングの厚さは不規則である（図3-12）．

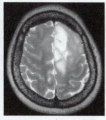

図3-10 びまん性星細胞腫（T2強調 MRI）

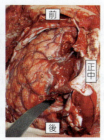

図3-11 術中写真（上前頭回腫瘍摘出後）

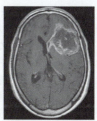

図3-12 膠芽腫（造影 MRI）

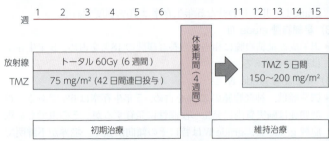

図 3-13　膠芽腫に対する放射線化学療法のプロトコール

治療対策

- びまん性星細胞腫, 退形成性星細胞腫に対する標準治療は, 世界的にも十分なコンセンサスが得られていないため, 膠芽腫に対する治療を中心に述べる.

■膠芽腫に対する治療

- 手術により可及的最大限に腫瘍を切除し, 術後に化学放射線療法を行うことが標準治療として確立している.

1) 外科的切除術

- 腫瘍摘出術を行う際には, 膠芽腫は浸潤性に増大するため正常脳との境界は不鮮明であり, 組織学的レベルでの全摘は困難であるために, MRI 上で Gd で増強される範囲を摘出する画像的な全摘術が行われる.

2) 放射線化学療法

- 放射線治療は拡大局所照射 60 Gy とテモゾロミド(TMZ)併用療法が標準治療となっている(図 3-13). TMZ は, 初期治療として放射線照射開始日から最終照射日まで 75 mg/体表面積(m^2)を連日投与し, 放射線治療終了後は 4 週間の休薬期間ののち, 維持治療として 5 日間連続投与, 23 日間休薬の 1 コース 28 日サイクルを 6 コース繰り返す. 維持治療中の TMZ の投与量は, 初回 1 コースは 150 mg/m^2 とし, 1 コース中に血液毒性を認めなかった場合, 2 コース以降は 200 mg/m^2 に増量を行う.

2 髄膜腫

ポイント

❶ WHOの組織分類ではgradeⅠ〜Ⅲに分かれ，ほとんどはgradeⅠの髄膜腫であり，5年生存率は93.7%である．
❷ 原発性脳腫瘍の約26%を占め，40〜70歳代に多く，女性に多い（2.7倍）．
❸ 髄膜腫の好発部位は，円蓋部25.7%，大脳鎌11.6%，傍矢状静脈洞11.5%，蝶形骨縁10.3%，テント部7.5%，傍鞍結節部7.3%，小脳橋角部6.3%，嗅窩部3.6%，中頭蓋窩2.5%，小脳円蓋部2.3%，脳室内1.6%，大孔1.1%である．

基本事項

- WHO分類では，15の亜型，3つのgradeに分類されている．大部分の髄膜腫は良性であり，異型性髄膜腫は2.1〜9.3%，退形成性髄膜腫は11.0〜16.3%の頻度である．

1）gradeⅠ 髄膜腫

①髄膜皮性髄膜腫（meningothelial meningioma）
②線維性髄膜腫（fibrous meningioma）
③移行性髄膜腫（transitional meningioma）
④砂粒腫性髄膜腫（psammomatous meningioma）
⑤血管腫性髄膜腫（angiomatous meningioma）
⑥微小囊胞型髄膜腫（microcystic meningioma）
⑦分泌性髄膜腫（secretory meningioma）
⑧リンパ球，形質細胞に富む髄膜腫
　（lymphoplasmacyte-rich meningioma）
⑨化生型髄膜腫（metaplastic meningioma）

2）gradeⅡ 髄膜腫

⑩脊索腫様髄膜腫（chordoid meningioma）
⑪明細胞髄膜腫（clear cell meningioma）
⑫異型性髄膜腫（atypical meningioma）

3）gradeⅢ 髄膜腫

⑬乳頭状髄膜腫（papillary meningioma）
⑭ラブドイド髄膜腫（rhabdoid meningioma）
⑮退形成性髄膜腫（anaplastic meningioma）

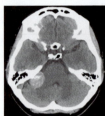
図 3-14 石灰化

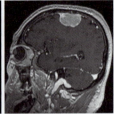
図 3-15 dural tail sign

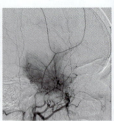
図 3-16 sun-burst appearance

典型的所見

■ 画像診断

1) CT
- MRI にて評価しにくい石灰化について評価を行う.囊胞形成や石灰化は 20％に認められる(図 3-14).腫瘍による骨破壊や骨浸潤が認められることがある.

2) MRI
- 髄膜腫は,T1WI では等〜軽度低信号であり,T2WI では等〜高信号を示す.Gd にて強く均一に造影され,腫瘍に接した硬膜の線状の造影効果である dural tail sign は特徴的である(図 3-15).

3) 脳血管撮影(DSA),3D-CT angiography
- 栄養血管の評価,静脈との関係を把握するために血管の評価を行う.髄膜腫の 75％は主として外頸動脈から栄養され,腫瘍内では放散状に造影される sun-burst appearance が認められることが多い(図 3-16).

治療対策

1) 手術
- 治療の原則は,高い腫瘍制御率が得られるため,手術による全摘出である.全摘出が困難である場合には,放射線治療を考慮する.
- 特に,血管や脳神経を巻き込む腫瘍や,静脈洞に進展する場合には,全摘出すると危険であるため,安全な範囲での摘出を行うほうが望ましい.その場合には,定位的放射線照射を含めた放射線治療の併用を考慮する.
- 摘出度に関して,Simpson grade が使用される(表 3-3).Simpson grade I の再発率は 9％,grade II では 19％といわれている.

表 3-3 Simpson grade

grade	
I	肉眼的全摘出,硬膜付着部および異常骨の除去
II	肉眼的全摘出,硬膜付着部の電気凝固
III	肉眼的全摘出,硬膜付着部の除去や電気凝固は行わない.硬膜外進展は未処置
IV	部分切除
V	生検の有無にかかわらず,減圧術を行ったもの

2) 放射線治療

- 髄膜腫に対して,定位的放射線照射も良好な腫瘍制御を示し,手術のリスクのある小さな腫瘍や,残存腫瘍もしくは再発腫瘍に対して勧められる.
- しかしながら,10 cm³ を超える腫瘍に対しては,定位的放射線照射の制御率は低下し,有害事象が増加するといわれる.
- 放射線関連有害事象は,傍矢状静脈洞髄膜腫で35%と高く,また10 cm³ 以上の腫瘍では,テント上腫瘍で44%,頭蓋底腫瘍で13%である.

(本村和也)

3 下垂体腫瘍

ポイント

❶視力視野障害の有無を確認する.
❷画像的診断,内分泌機能検査を並行して行う.
❸CT,MRIの冠状断,矢状断が診断,治療方針決定に重要である.
❹頭蓋咽頭腫,Rathke 嚢胞などの他の傍鞍部腫瘍との鑑別が必要である.
❺下垂体は内分泌器官であり,下垂体腫瘍の治療にあたっては神経所見のみならず内分泌学的検討を行う必要がある.

基本事項

■画像検査

- 頭部単純撮影でトルコ鞍の拡大や副鼻腔の拡大などの所見が得ら

- CT画像で石灰化病変の有無を確認することは頭蓋咽頭腫(図3-17)などの他の傍鞍部腫瘍との鑑別に重要である.
- MRI画像(図3-18)では特に矢状断,冠状断が視神経との位置関係,下垂体茎を把握するのに有用である.
- 造影MRIでは正常下垂体は腺腫に比べ造影効果が強いため,その位置の把握に有用である.正常下垂体は通常上方か左右に偏在していることが多い.

■内分泌検査

- 下垂体は内分泌器官であるため,内分泌学的検査が必要不可欠である.
- 基礎値の測定では下垂体からのホルモンならびに標的器官から分泌されるホルモンを合わせて測定する.
  - ▶例:成長ホルモン-ソマトメジンC,ACTH-コルチゾール.
- 必要に応じて負荷試験を行うが,下垂体卒中のリスクの高い症例ではTRH負荷試験は控えるべきである.

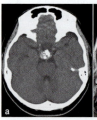
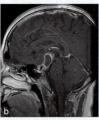

図3-17 **頭蓋咽頭腫**
CT画像(a)で石灰化病変が認められる.造影MRI(b)では不均一に造影される囊胞性病変が描出されており,視神経は上前方に圧排されていることがわかる.

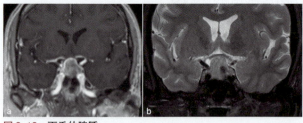

図3-18 **下垂体腺腫**
造影MRI(a)では正常下垂体が右上方に圧排されていることがわかる.T2WI(b)では構造物の把握がしやすいため視神経の圧排程度の確認が可能である.

典型的所見

- 非機能性下垂体腺腫では特に視力視野障害の有無が重要となる.視野障害は典型的には両耳側半盲を呈することが多い.
- 機能性下垂体腺腫ではそれぞれ分泌されるホルモンによる症状を呈する.
  - ➤ 例:成長ホルモン産生腫瘍(顔貌の変化,巨大舌など),ACTH産生腫瘍(中心性肥満,満月様顔貌,糖尿病など).

治療対策

- プロラクチン産生腫瘍を除き,手術治療が第1選択とされる.
- プロラクチン産生腫瘍ではドーパミンアゴニスト,特にカベルゴリン(カバサール®)の内服が選択される.少量の内服(0.25 mg/週もしくは0.5 mg/週)より開始し,プロラクチン値,腫瘍縮小の程度を確認しつつ内服薬を調整する.
- 非機能性下垂体腺腫では視力視野障害の存在の有無が治療時期の決め手となりうる.
- 手術治療は経蝶形骨洞手術が主に選択される.経蝶形骨洞手術にて摘出困難な巨大腺腫などには拡大経蝶形骨洞法,開頭術,多段階手術や経鼻開頭同時手術が選択される.
- 成長ホルモン産生腫瘍,Cushing病などの機能性腺腫では被膜外摘出が望ましい.
- 機能性腺腫において術後寛解が得られない場合には薬物療法が選択される.成長ホルモン産生腫瘍に対してはサンドスタチン®LAR®(4週ごと)が投与される.
- 放射線治療は手術摘出の難しい残存腫瘍に対して選択される.周囲の組織への影響を抑えるためガンマナイフなどの定位的放射線照射が選択される.

(竹内和人)

4　聴神経腫瘍

ポイント

① 聴神経に発生する腫瘍はほとんど神経鞘腫(schwannoma)であり，ほとんどが孤発例である．両側聴神経腫瘍は神経線維腫症2型(NF2)に合併する．
② わが国における神経鞘腫の発生頻度は11%であり，女性に多く，40〜70歳の間に多い．
③ 神経鞘腫の中では，小脳橋角部に90%が発生する．
④ WHOの組織分類はgradeⅠであり，わが国における5年生存率は96.9%である．
⑤ 症状は，聴力障害，耳鳴，めまい，ふらつきが多い．
⑥ 小さな腫瘍では，経過観察も選択肢の1つである．経過観察を行う場合，長期的に画像でフォローする必要がある．
⑦ 全摘出による治癒を目指した手術は第一として推奨される．
⑧ 腫瘍径が25〜30 mm以下の小さな腫瘍に対しては，定位的放射線照射(ガンマナイフ治療)が手術と同等の腫瘍制御と良好な聴力温存，顔面神経機能温存が得られるため推奨される．

基本事項

- 聴神経は，蝸牛神経，上前庭神経，下前庭神経からなる．
- 下前庭神経より発生するものが91%と多く，上前庭神経由来が6%，蝸牛神経由来が1%である．
- 内耳道から小脳橋角部にかけて発生・発育するので，小脳橋角部腫瘍と呼ばれる．
- 臨床症状は，蝸牛神経障害95%，前庭神経障害61%，三叉神経障害9%，顔面神経麻痺5%である．
- 聴力に関しては，純音聴力よりも語音識別能の低下が先行して起きることが多く，高音での聴力低下が特に起きることが多い．
- 腫瘍が大きくなり，三叉神経を圧迫すると，顔面のしびれ，三叉神経痛様の痛み，顔面の感覚異常を訴える．三叉神経運動枝は障害されないことが多い．
- さらに腫瘍が増大すると，第Ⅴ・Ⅶ脳神経障害のみならず，小脳症状および中脳水道圧迫による水頭症をきたすこともある．稀ではあるが，第Ⅸ・Ⅹ・Ⅺ脳神経障害をきたしてくることもある．

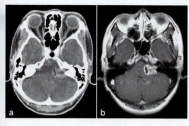

図 3-19 神経鞘腫
a：造影 MRI，b：CT．

- 鑑別診断としては，髄膜腫，上衣腫，脳幹部腫瘍，三叉神経鞘腫，脈絡叢乳頭腫，転移性脳腫瘍が挙げられる．

典型的所見

- MRI にて，T1WI で低信号域，T2WI で高信号域を示し，造影 MRI による造影効果を認める．脳幹部を圧迫しており，内耳道への腫瘍の浸潤が確認できる（図 3-19a）．
- CT にて内耳道の拡大を認める（図 3-19b）．

治療対策

- 神経鞘腫は良性腫瘍であるため，治療の原則は外科的摘出であり，全摘出により根治が期待される．ただし，1 cm 前後の小さな腫瘍で発見されることが多くなったため，治療方針としては，①経過観察，②ガンマナイフを代表とする定位的放射線照射，そして③外科的摘出の 3 つの選択肢が挙げられる．
- 治療方針を決定する際には，年齢，腫瘍の大きさや性状，聴力の状態，腫瘍の増大速度，患者の希望などを考慮していく．
- 腫瘍が小さい場合は，経過観察することが多い．腫瘍の大きさの変化は症例によって異なる．ただし，症状の 1 つである聴力障害は，腫瘍の増大に関係なく時間の経過により進行する．経過観察を通じて腫瘍の増大が明らかな場合は，早い時期の治療の介入が必要となる．
- 腫瘍が 25〜30 mm を超える場合は，ガンマナイフによる治療は不可能であり，脳幹の圧迫もすでに強いので経過観察を行う意味は乏しく，外科的摘出を早期に行うことが勧められる．水頭症を伴っている場合など，できるだけ早く治療を開始しなければならない．
- 小さな腫瘍（腫瘍径が 25〜30 mm 以下）に対してガンマナイフ治療が行われる．5 年以内の短期成績では，腫瘍制御率は 90〜100％と良好な成績である．顔面神経麻痺や聴力喪失などの合併症はほ

とんど起こらなくなってきている.

5 転移性脳腫瘍

ポイント

❶ 転移性脳腫瘍は，予想される生存期間が 3 か月以内である場合には，ステロイド，浸透圧利尿薬などの保存的加療を行う.
❷ 予想される生存期間が 6 か月以内であれば，たとえ単発脳転移であっても手術を行うエビデンスはない. ただし ADL の改善, 救命目的では手術を考慮してもよい. ただしこの場合，全脳照射でも，全脳照射＋定位的放射線照射でも生存期間に差はない.
❸ 予想される生存期間が 6 か月以上である場合, 単発転移であれば手術＋全脳照射を考慮する. また, 4 個までの多発脳転移であれば定位的放射線照射＋全脳照射が推奨される.
❹ 髄膜癌腫症に対する治療は，放射線治療と抗がん剤の髄腔内投与が推奨される.

基本事項

- すべての脳腫瘍の中で転移性脳腫瘍の占める割合は 18％である. また, がんで死亡する患者の約 10～30％に脳転移が生じると考えられている.
- 転移性脳腫瘍の原発巣となる癌腫の頻度は, 肺癌(51.9％), 乳癌(9.3％), 直腸癌(5.4％), 腎癌(5.3％), 胃癌(54.8％)である.
- 転移の発生部位は, ほぼ脳の体積と一致しており, 大脳半球が約 80％で, 小脳が約 15％, 脳幹が 5％程度である.
- 脳転移率の高い癌腫は, 悪性黒色腫, 絨毛癌, 肺癌, 乳癌, 腎癌である. 特に, 悪性黒色腫は転移率が 65％と原発巣の中では最も高く, 多発性で出血しやすい.
- 転移性脳腫瘍のうち放射線抵抗性を示す癌腫は, 腎癌, 悪性黒色腫, 骨軟部腫瘍, 肺大細胞癌が知られている.
- 髄膜癌腫症(癌性髄膜炎)をきたす代表的な疾患は, 白血病, 悪性リンパ腫, 乳癌, 肺癌である. 治療の主体は放射線照射である.
- 頭蓋内の転移病変による合併症は, 大きく頭蓋内圧亢進によるものと局所症状(巣症状)に分けられる. 頭蓋内圧亢進による症状は, 頭痛, 嘔気・嘔吐, 意識障害などがあり, 頭蓋内圧亢進が高

度もしくは急激に起こった場合には脳ヘルニアを起こし死亡の原因となる．局所症状（巣症状）は，腫瘍による圧迫や浸潤によって脳の機能が障害されることによって生じる神経症状である．
- 転移性脳腫瘍の予後因子としては，転移巣の数（単発 or 多発），大きさ（3 cm 以下 or 3 cm を超える），転移部位（テント下 or テント上），原発巣のコントロール状態，原発巣の組織型などがある．

典型的所見
- MRI にて，T1WI で等〜低信号，T2WI では高信号域を示し，造影 MRI にてリング状に強く造影される（図 3-20）．
- 悪性黒色腫の脳転移では，T1WI で高信号，T2WI では低信号域に描出される．

治療対策
- 全脳照射 vs 腫瘍摘出術＋全脳照射の 3 つの比較試験：RCT があり，その結果，脳以外の癌病巣がコントロールされているならば，単発脳転移に対しては，手術＋全脳照射を考慮すべきである．
- 多発性の転移性脳腫瘍では全脳照射が選択される場合が多い．しかし，多発性であってもその中の 1 つ以上の腫瘍の径が大きい場合（3 cm を超える）や，放置すると致死的と考えられる場合，症状がある場合などでは大きな病変に対して手術が適応となることがある．また，転移巣の最大の腫瘍径が 3 cm 以下の場合には，数個程度であれば単発の場合と同様に定位的放射線照射が選択されることもある．
- 最大径が 3 cm 以下の病変に対しては，ガンマナイフをはじめとする定位的放射線照射が急速に普及しつつある．しかし，前向きの比較試験は行われておらず，定位的放射線照射＋全脳照射を標準治療とするエビデンスは存在しない．

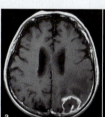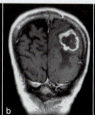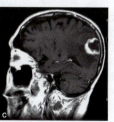

図 3-20 　転移性脳腫瘍（造影 MRI）

(本村和也)

Side Memo

ガンマナイフ

 ガンマナイフは1968年にLars Leksellが開発した定位的放射線治療である．頭部を固定しMRIを撮影して病変の三次元的座標を求め，201個のコバルト線源から集中して放射線を照射する．得られる機械的精度はミリメートル以下であり，急峻な線量分布を実現できるため，高線量を病変に与える一方で，周辺実質の被曝影響は最小限となる．最もよい適応疾患は転移性脳腫瘍であり，縮小/消失率は90％以上である．多発性の病変でも一度の治療で対応でき，転移性脳腫瘍の治療戦略において中心的役割を担う．良性腫瘍では聴神経腫瘍や髄膜腫が適応疾患となるが，これらは照射にて消失することはない．しかし腫瘍制御率（腫瘍が増大しない割合）は80～90％であり，手術適応とならないものや再発病変の治療に貢献している．脳動静脈奇形の治療効果は大きさに依存するが，体積が10 mL以下であれば80％程度の閉塞率がある．日本全国に50台以上設置されており，一般に2泊3日の短期間入院で治療可能である．

(前澤　聡)

Side Memo

ノバリス

 ノバリスとは定位的放射線治療装置の1つである．1997年にUCLAで第1号機が誕生して以来，わが国でも多くの施設に導入されている．個人の頭に合わせて作製したシェルで頭部を固定し，MRIやPETなど術前画像より病変の三次元的座標を計算して，コンピュータで制御しながら集中的に照射を行う．ガンマナイフと異なり分割照射が可能であり，直径3 cmを超える大きな病変でも治療可能である．頭蓋内疾患では転移性脳腫瘍，聴神経腫瘍，髄膜腫，脳動静脈奇形などが適応となり，その効果はガンマナイフに匹敵するといわれるが，比較検討はまだ十分されていない．頭頸部や体幹部の照射も可能であり，咽頭癌，肺癌，肝癌，脊髄腫瘍，前立腺癌などが適応となる．1つの照射野の中で線量に強弱をつける強度変調治療（IMRT）も大きな特徴であり，重要構造近傍では線量を低くし，悪性度の高い部分には高い線量を与えることが可能である．用語として，ガンマナイフのように頭部固定を強固にして高い位置精度で1回の照射で治療する方法をSRS (stereotactic radiosurgery；定位手術的照射) と呼び，ノバリスのように低い線量で複数回に分割照射する方法をSRT (stereotactic radiation therapy；定位放射線治療) と呼んで区別している．

(前澤　聡)

3 脊髄脊椎疾患

1 椎間板ヘルニア

❶頸椎椎間板ヘルニア

ポイント

① 椎間板は中央の髄核と線維輪，上下の軟骨終板からなり，年齢とともに変性が進む．
② 髄核が線維輪を破って突出して神経を圧迫した状態が椎間板ヘルニアである．
③ 可動域制限を伴う頸部痛，上肢への放散痛があり，頸部伸展で増悪する．
④ 多くの症例で自然寛解するが，6週間以上続く難治例には手術治療を勧める．

基本事項

- 比較的若年者(30〜40歳代)に多い．
- ヘルニアが中央に突出し脊髄を圧迫すれば脊髄症，片側に寄って椎間孔狭窄を生じれば神経根症をきたす．
- 高齢者では，頸椎症の一部として発症し，この場合には椎体骨棘形成，椎間関節肥厚，後縦靱帯や黄色靱帯肥厚などの加齢性の変性もみられる．
- 頸椎は7つ，神経根は8本あり，障害される神経根は下位の椎体レベルである(C5/6ヘルニアではC6神経根症)．

典型的所見

■ 神経学的所見

1) 神経根症

- 可動域制限を伴う頸部痛．
- 頸部から片側の上肢に放散する激しい痛み，しびれ．
  ➡ 上記症状は頸部伸展・回旋で増悪する(Jackson test, Spurling test)．
- 上肢の筋力低下，筋萎縮，深部腱反射低下．

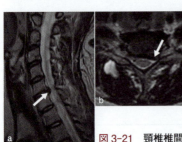

図 3-21 頸椎椎間板ヘルニア(T2 強調 MRI)

2) 脊髄症
- 四肢・体幹のしびれ，痛み．
- 下肢・体幹の筋力低下(痙性麻痺)，手指の巧緻運動障害，歩行障害(痙性歩行)．
- 膀胱直腸障害．

■画像診断

1) 単純 X 線
- 頸椎全体のアライメントの評価，不安定性の評価(前後屈動態写真)，椎間板の狭小化．

2) MRI(図 3-21)
- 椎間板突出，神経根・脊髄圧迫が詳細に描出可能．前後屈の動態 MRI も有用．

3) CT
- 骨棘による椎間孔の狭小化などの骨病変が描出可能．

治療対策
- 神経根症の多くは頸部の安静(頸椎カラー装着など)で自然寛解．

■鎮痛対策

- ロキソニン®錠(ロキソプロフェン) (60 mg)　1 錠
- ミオナール®錠(エペリゾン塩酸塩) (50 mg)　1 錠
- デパス®錠(エチゾラム) (0.5 mg)　1 錠　頓用
- メチコバール®錠(ビタミン B_{12} 製剤) (500 μg)　3 錠　分 3
- リリカ®カプセル(プレガバリン) (25 mg)　2 カプセル　分 2 で開始

■手術適応
- 6 週間程度の保存治療に抵抗する神経根症例，進行する脊髄症を

有する例，保存治療が奏効後再発した例．

■ **手術治療**
- 頸椎前方固定術．
- 頸椎前方椎間板切除（経椎体法）．
- 頸椎後方椎間孔拡大術．

❷ 腰椎椎間板ヘルニア

ポイント

❶ 頸椎同様，髄核が線維輪を破り，片側外側であれば馬尾の外側と神経根（神経根症），正中であれば馬尾神経全体を圧迫（馬尾症状）する．

❷ 通常腰痛から発症し，数日以後から下肢痛がメインとなる．

❸ 多くは安静などの保存的治療で改善し，ヘルニアは自然縮小するが，4週間以上続く難治例には手術治療を勧める．

❹ 巨大なヘルニアでは馬尾症候群（膀胱直腸障害，陰部や肛門周囲の感覚障害，進行性の運動麻痺，両下肢の強い痛みとしびれ）をきたし，48時間以内の緊急手術が必要．

基本事項

- L4/5 が最多，次いで L5/S1（両者で 95％ を占める）．
- 障害される神経根は下位椎体レベル（L4/5 では L5 神経根，L5/S1 では S1 神経根）．
- 運動，立位や坐位の長時間の保持により痛みが増悪．
- 若年者に生じるものと，高齢者に腰部脊柱管狭窄症の一症状として出現するものがある．

典型的所見

■ **神経学的所見**

1) **神経根症**
- 坐骨神経痛（腰部，臀部から大腿・下腿に放散する痛み，しびれ）．
- 下肢の麻痺（下垂足），下肢の深部腱反射低下．
- Lasègue 徴候陽性．

2) **馬尾症状**
- 両下肢麻痺，腰部・臀部から両下肢の痛み・しびれ．
- 陰部肛門部の感覚障害．
- 膀胱直腸障害．

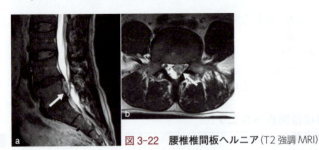

図 3-22　**腰椎椎間板ヘルニア**(T2 強調 MRI)

■ 画像所見

1) 単純 X 線
- 腰椎のアライメント,不安定性の有無が診断可能.

2) MRI(図 3-22)
- 椎間板ヘルニア描出に最も優れ,神経根や馬尾神経の圧迫が評価できる.

3) CT
- ヘルニアの石灰化,終板骨折の診断が可能となる.

治療対策

■ 保存的治療

1) 内服治療
- 頸椎椎間板ヘルニアと同様.

2) ブロック療法
- 神経根ブロック・硬膜外ブロックによる疼痛対策.

3) 局所安静
- コルセット装着.

■ 手術適応
- 4 週間の保存治療が奏効せず,痛みが強い例.
- 日常生活に大きな支障を及ぼすほどの痛みを訴える例.
- 馬尾症候群(馬尾神経の強い圧迫による神経症状の急速な悪化,膀胱直腸障害出現)は,48 時間以内の手術が必要.

■ 手術治療
- 腰椎片側開窓による椎間板ヘルニア摘出術.
- 大きな正中のヘルニアでは棘突起縦割後方除圧術.

2 脊柱管狭窄症

❶頸部脊柱管狭窄症

ポイント

❶頸椎の脊柱管面積が加齢性変化により狭窄する．
❷脊髄症（脊髄圧迫），神経根症（椎間孔狭窄）を生じる．
❸ヘルニアと同様，神経根症は自然寛解することが多い．
❹脊髄症は増悪するものが多く，適切な外科療法が必要．

基本事項

- 加齢・外傷に伴う椎間板・椎間関節の退行変性（椎間板突出，骨棘形成，椎間関節肥厚，黄色靭帯肥厚や椎体亜脱臼）による．

典型的所見

■ **神経学的所見**

1) **神経根症**（➡頸椎椎間板ヘルニアの項，95頁参照）
2) **脊髄症**（➡頸椎椎間板ヘルニアの項，95頁参照）

■ **画像診断**（➡単純X線，CTは頸椎椎間板ヘルニアの項，95頁参照）

1) **MRI**（図3-23）

- 椎間板突出，椎間関節肥厚，黄色靭帯・後縦靭帯肥厚による神経根・脊髄圧迫が詳細に描出可能．

治療対策

■ **保存的治療**（➡頸椎椎間板ヘルニアの項，95頁参照）

■ **手術適応**（➡頸椎椎間板ヘルニアの項，95頁参照）

- 本疾患は加齢性変化を背景としており，脊髄症は進行することが多く早めの手術治療を考慮する．

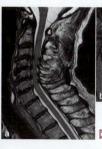
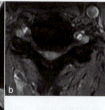

図3-23　頸部脊柱管狭窄症（T2強調MRI）

■手術法
- 脊髄圧迫が2椎間までであれば，頸椎前方手術（前方固定術）．
- 脊髄圧迫が3椎間以上，もしくは後方からの圧迫が主であれば頸椎後方手術（頸椎椎弓形成術）．

❷腰部脊柱管狭窄症

ポイント
1. 多くは50歳以上の中高齢者にみられ，神経根症，馬尾神経症状をきたす．
2. 腰椎の脊柱管面積が加齢性変化により狭窄した状態．
3. 主症状は間欠性跛行（立位や歩行で腰痛や下肢症状が悪化し，坐位や臥位による安静で改善）．
4. 腰椎伸展位で症状が悪化し，腰椎屈曲（前傾姿勢）で症状改善．
5. 手術治療で良好に改善する．

基本事項
- 加齢による椎間関節や黄色靭帯の肥厚，椎間板の突出，脊椎不安定性が脊柱管狭窄の原因．
- 前屈位，臥位，坐位では硬膜外圧が低下し，立位や歩行では硬膜外圧が上昇する．
- 馬尾症状を訴える馬尾型と神経根刺激症状を訴える神経根型がある．

典型的所見
■神経所見
- 間欠性跛行（歩行や立位の持続により馬尾型は両下肢・臀部・会陰部のしびれ，痛み，下肢の脱力，膀胱直腸障害を，神経根型は一側の圧迫神経根支配領域に沿った痛み，しびれをきたす）．
- Lasègue徴候は椎間板ヘルニアほど著明ではない．

■画像診断
1) 単純X線
- 腰椎のアライメント，すべりや側彎の程度，動態撮影では不安定性の有無が診断可能．

2) MRI（図3-24）
- 脊柱管狭窄（椎間板突出，椎間関節肥厚，黄色靭帯肥厚）による馬尾神経の圧迫と馬尾弛緩（redundant nerve root，図3-24矢印）．

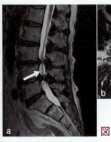
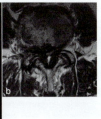

図 3-24　腰部脊柱管狭窄症 (T2 強調 MRI)

3) CT
- 椎間孔狭小化，骨棘，椎間関節変性，椎間板内のエアの存在が描出．ミエログラフィを併用すると骨性要素を含む馬尾神経の圧迫の程度が明瞭に描出．

治療対策
■ **保存的治療**（→腰椎椎間板ヘルニアの項，97頁参照）

■ **手術適応**
- 膀胱直腸障害，強い下肢痛により歩行障害をきたしているような例，下垂足のような麻痺の存在する例．

■ **手術治療**
- 腰椎後方除圧術が基本．
- 脊椎不安定性を伴うすべり症では腰椎後方除圧固定術．

3　靱帯骨化症

❶ 後縦靱帯骨化症 (OPLL)

ポイント
❶ 椎体後面の後縦靱帯 (PLL) が肥厚，骨化したものを OPLL と称する．
❷ 通常の頸椎症より罹病期間は長く，非常に高度の脊髄圧迫がみられることが多い．
❸ 画像上の圧迫の程度と比して神経症状は軽度．
❹ 脊髄症を生じたら，早期に手術治療を考慮する．

基本事項
- 日本人に多く，30歳以上の約2％に存在する．

- 連続型,分節型,混合型がある.
- 頚胸椎に生じ,黄色靭帯骨化症や強直性脊椎炎と合併する.
- 通常の頚椎症に比べ,脊髄圧迫が高度で,動的要素のみならず静的要素の関与が強い.
- 脊髄症を呈した場合,症状は高度で急速に悪化するものが多い.
- 骨傷のない外傷例に本疾患が多い.

典型的所見

■神経学的所見

- 頚部脊柱管狭窄症と同様に,圧迫部位の脊髄症,神経根症を生じうる.

■画像診断

1) 単純 X 線

- 頚椎全体のアライメントの評価,不安定性の評価(前後屈動態写真),椎間板の狭小化.

2) MRI(図 3-25a)

- 靭帯骨化は T2WI で低信号に描出され,神経根・脊髄圧迫が詳細に描出可能.高度の脊髄圧迫による脊髄浮腫(髄内の T2WI 高信号域)も明瞭に描出される.

3) CT(図 3-25b)

- 骨化巣の描出には必須で,骨化の程度や範囲を正確に描出.骨化が二重にみられるときには硬膜の骨化を疑う.特に 3D-CT は手術においても有用.

治療対策

■保存治療

- 脊髄症発症例は,静的要素が大きく,保存治療は無効なことが多く,適切な手術治療が必要.

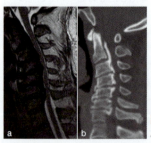

図 3-25 頚椎後縦靭帯骨化症
a:T2 強調 MRI,b:CT.

■ 手術治療

1) 前方アプローチによる骨化巣除去
- 直接病変を除去でき，治療効果に優れているが，脊髄圧迫が高度であるうえ，骨化巣が硬膜と癒着しているので脊髄損傷・髄液漏の危険性が高く，手術手技に熟練を要する．

2) 後方アプローチによる間接的除圧法
- 後方アプローチ(椎弓形成術)は手術手技が比較的容易で，安全性は高い．多椎間に及ぶ高度の圧迫では適応になる．

❷黄色靭帯骨化症

ポイント
❶黄色靭帯が異常に肥厚および骨化し，脊髄を圧迫する病態．
❷下位胸椎から胸腰椎移行部に好発．
❸黄色靭帯起始部に発生し，外側から正中へと増大する．
❹脊髄症を呈した場合には，手術による骨化靭帯切除が必要．
❺硬膜に癒着している頻度はOPLLと比べると稀であるが，硬膜損傷に注意を要する．

基本事項
- 脊髄を後方から圧迫し，頸胸椎のOPLLとの合併が多くみられる．
- 発生好発部位が脊髄円錐周囲なので，脊髄症，髄節症，神経根症など多様な神経症状を呈する．
- 多くは椎弓切除により骨化巣を摘出することで治療可能．

典型的所見

■ 神経学的所見
- 局所の腰背部痛や胸椎の神経根症としての肋間神経痛．
- 脊髄症として下肢のしびれや脱力，歩行障害，ふらつきなどのバランス障害が出現する．特に脊髄円錐部周囲は膀胱直腸障害が出現しやすい．

■ 画像所見

1) 単純X線
- 骨化巣の描出は困難．

2) MRI
- 骨化巣はT2WIで低信号に描出され，後方からの神経根・脊髄圧

迫が詳細に描出可能.
3) CT
- 骨化巣の描出には必須. 特に 3D-CT は手術においても有用.

治療対策
- 脊髄症, 神経根症による肋間神経痛が症候性となった場合には手術治療を考慮.

■ 手術治療
- 椎弓切除術により骨化巣を除去(骨化の上位椎弓の 2/3 と下位椎弓の 1/3 の切除が必要であり, 下位椎弓の上関節突起内側は十分に切除).
- 硬膜と癒着する場合があり, 硬膜損傷では可及的に縫合し, ネオベール®シートや筋膜と, フィブリン糊を用いて修復する.

4 脊髄腫瘍

❶硬膜外腫瘍

ポイント
❶脊椎を中心とした骨軟骨腫瘍と, 硬膜内発生腫瘍(神経鞘腫など)の硬膜外進展がある.
❷大半は骨軟骨腫瘍が占め, その多くは転移性脊椎腫瘍である.
❸原発性骨軟骨腫瘍は血管腫や巨細胞腫が多いが, 治療適応となるものは少ない.

基本事項, 典型的所見, 治療対策

■ 転移性脊椎腫瘍
- 担癌患者の予後の改善に伴い脊椎転移例は確実に増加し, 40%に脊椎転移がある.
- 原発巣として乳癌, 肺癌, 前立腺癌で半分以上を占める.
- 椎体への転移が多く, 後方に進展し急速に脊髄圧迫症状を呈する.
- X線, CT で椎体を中心とした骨破壊病変(特に椎弓根への進展)がみられ, MRI で T1WI は低信号, T2WI は高信号となり, 腫瘍は強く造影される.
- 脊椎不安定性や脊髄圧迫による神経症状を呈し, 全身状態が比較的良好例(半年以上の生命予後が期待できる)は積極的に腫瘍摘出, 脊椎固定術を行う.

- 全身状態から手術が困難な例,疼痛が主体の例では放射線治療は有効.

■ 血管腫
- 良性の脊椎腫瘍としては最多(人口の約10%).
- 大半は無症候性で,1%程度で症候性(局所の疼痛・神経症状・病的骨折).
- 単純X線で椎体内の縦走する骨梁,CTで骨梁の断面で粗い点状斑がみられる.
- MRIでT1WIは等〜高信号,T2WIは高信号で点状のhigh and lowの混在がみられる.
- 神経症状があれば,外科的摘出と脊柱再建,椎体形成術を考慮する.疼痛を主訴とする例では放射線治療も適応.

■ 巨細胞腫
- 脊椎の中では仙骨に好発し,若年女性に多い.
- 画像診断では転移性腫瘍との鑑別は難しく,生検術が必要.
- 良性の脊椎腫瘍であるが,再発や悪性転化もありうるため,広範な摘出・脊柱再建が必要.

❷硬膜内髄外腫瘍

> **ポイント**
> - 硬膜内で,脊髄実質外(神経根やくも膜)から発生する腫瘍である.
> - 多くは神経鞘腫・神経線維腫(神経根から発生),髄膜腫(くも膜から発生)である.
> - 日本人では圧倒的に神経鞘腫のほうが多い(髄膜腫の約4倍).
> - 悪性脳腫瘍の髄腔内播種もみられることがある.

基本事項,典型的所見,治療対策

■ 神経鞘腫(図3-26a)・神経線維腫
- 時に砂時計腫の形態をとり,硬膜外にも進展する.
- 神経鞘腫は神経後根から発生し,神経線維腫は前根発生が多い.
- 多発例があり,神経線維腫症(NF),schwannomatosisなどの遺伝疾患とかかわる.
- 発生神経根の根症状で発症し,増大すると脊髄圧迫による脊髄症を呈する.
- 髄液蛋白濃度が上昇し,交通性水頭症をきたすことがある.

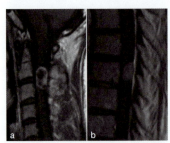

図 3-26　**硬膜内髄外腫瘍**(MRI)
a：神経鞘腫，b：髄膜腫．

- X線，CTで椎体のscallopingや椎弓根の菲薄化，MRIで囊胞形成などのためT1WI，T2WIとも不均一な信号となり，造影剤で不均一に造影される．
- 治療法は外科的摘出術のみで，発生神経根のうち，術後神経症状の悪化防止のため，可及的に単一の発生神経線維を同定し，それのみ切断する．

■ 髄膜腫(図 3-26b)
- 神経鞘腫に次いで多い硬膜内髄外腫瘍で，中年女性に多い．
- 硬膜に付着して存在する．
- CTでは石灰化を見ることが特徴(頻度は多くない)，MRIではT1WIは等信号，T2WIは低信号で均一に強く造影される．
- 腫瘍付着部近傍硬膜が造影される dural tail sign が特徴的．
- 治療法は外科的摘出のみで，腫瘍の付着する硬膜も可能な限り切除する．

❸ 髄内腫瘍

ポイント

❶脊髄実質から発生する腫瘍である．
❷上衣腫，星細胞腫，血管芽腫，海綿状血管腫が代表的で，約8割を占める．

基本事項，典型的所見，治療対策

■ 上衣腫
- 髄内腫瘍の中では最多で，脊髄中心管の上衣細胞から発生する．
- 頸髄，上位胸髄に多い．
- MRIで診断可能で，T1WIで低信号，T2WIで高信号で，均一に

強く造影される.
- 脊髄内のほぼ正中に存在し,約60%の例で腫瘍性嚢胞を有する.
- 外科的手術で多くの例が全摘出可能で,残存腫瘍には放射線治療を考慮する.

■ 星細胞腫

- 上衣腫に次いで多い髄内腫瘍.
- 小児の髄内腫瘍の多くは星細胞腫で,上衣腫よりも多い.
- 多くは左右いずれかに腫瘍は偏在する.
- MRIではT1WIで等信号,T2WIで高信号が多く,造影されないものや不均一に造影されるものがある.
- 境界不鮮明なため,外科的摘出は困難で,大半は部分摘出に終わる.術後は後療法として化学療法,放射線治療を追加する.

■ 血管芽腫

- 若年男性に多い.
- くも膜下・硬膜下血腫で発症するものがある.
- von Hippel Lindau病に伴い多発する例が20〜30%.
- MRIでは嚢胞を有し,腫瘍の流出静脈がflow voidとしてみられ,境界明瞭に強く造影される.
- 血管撮影でも強く造影される.
- 外科的手術により,栄養動脈を閉塞し,周囲を剥離して流出静脈を最後に切断して一塊として摘出.

■ 海綿状血管腫

- 血管腫の一種で,大きな栄養動脈や流出静脈はない.
- 繰り返し微小出血を起こして少しずつ増大し症候性となるが,時に急激に出血し急性発症する.
- 血管撮影では造影されない.
- MRIではヘモジデリン沈着によりT1WI,T2WIともに低信号を伴う.中等度造影される.
- 外科的手術により全摘可能で,取り残すと再出血するので確実に全摘する.

5 脊髄脊椎損傷

ポイント

❶頭部外傷例，多発外傷例，意識障害例では常に脊椎脊髄損傷の可能性を念頭に置く．

❷損傷が不明な時点では，ログロール，頸椎カラー装着で対応し，頸部や体幹を動かすことなく神経診察を行う．

❸外傷の ABC に基づき，呼吸評価(中下位頸椎では肋間筋麻痺による奇異呼吸による呼吸障害，C3〜C5 以上で横隔神経障害が加わり重篤となる)，循環評価(重症頸髄損傷・上位胸椎損傷では神経原性ショックとなり徐脈，低血圧をきたす)を行い，確実に昇圧，酸素化，保温をする．

❹脊柱・傍脊柱部の痛みや圧痛，四肢の運動障害や感覚障害があれば，可能性は高い．

❺意識が清明で，他に強い痛みを訴える部位がなく，脊柱の自発的な痛みや圧痛，神経脱落症状がなく，自動的に頸部・体幹を動かしても痛みがなければ否定的である(頸椎カラーを外すことが可能)．

❻デルマトームに基づき，知覚障害の減弱脱失のレベルを正確に判定．特に会陰部，肛門周囲(S4〜S5 髄節)の知覚検査は重要．

❼各髄節を代表する筋についての徒手筋力検査を行う．肛門括約筋の緊張も検査して不全麻痺と完全麻痺を見分ける．

❽ASIA 分類により脊髄損傷の重篤度を評価する．

❾単純 X 線に加え，3D-CT で骨折や脱臼を評価する．頸椎骨折では CTA を行い，椎骨動脈損傷の評価も必ず行う．

❿脱臼があれば，可能であれば透視下に整復し，強固な頸椎カラーもしくはハローベストを装着する．

⓫神経脱落症状があれば，状態が許すなら MRI を行う．MRI で靭帯・関節・筋肉の損傷，血腫の有無，脊髄の損傷の状態が評価できる．

基本事項

- ASIA 分類(表 3-4)に従って適切に重症度評価する．
- 不全脊髄損傷の病態別分類を理解する：
  - ▶**中心性脊髄損傷**：脊髄中心灰白質の損傷．下肢よりも上肢に強い運動障害，感覚障害をきたす．脱臼や骨折を伴わない非骨傷性頸髄損傷の多くを占める．

表3-4 ASIA分類

ASIA A(完全損傷)	知覚・運動ともに完全麻痺
AISA B(不全損傷)	S4〜S5を含む神経学的レベルより下位に知覚機能のみ残存
ASIA C(不全損傷)	神経学的レベルより下位に運動機能は残存しているが,主要筋群の半分以上が筋力3未満
ASIA D(不全損傷)	神経学的レベルより下位に運動機能は残存しており,主要筋群の少なくとも半分以上が筋力3以上
ASIA E(正常)	運動,知覚ともに正常

- **脊髄前半部症候群**:前脊髄動脈の損傷.運動機能,温痛覚,触覚の強い障害をきたす.深部感覚は保たれる.
- **Brown-Séquard症候群**:脊髄の左右一側の障害.損傷側の運動機能,振動覚や位置覚障害.反対側のしびれや痛み,温痛覚障害.
- **脊髄後半部症候群**:脊髄の背側の損傷.筋力や温痛覚は保たれるが,深部覚障害による歩行障害や巧緻運動障害をきたす.
- **脊髄円錐部症候群**:脊髄円錐部損傷.対称性の下肢遠位筋麻痺,対称性の肛門周囲のしびれ・感覚障害,膀胱直腸障害と肛門括約筋麻痺,勃起不全.
- **馬尾症候群**:馬尾レベルの脊椎高位障害.臀部会陰部のしびれ.非対称性の下肢の強い痛みやしびれ,両下肢の麻痺.

典型的所見,治療対策

■ 上位頸椎損傷

1) 後頭環椎脱臼(図3-27)

- 後頭環軸椎を連結する強力な十字靭帯,翼状靭帯の損傷.CT・MRIで骨折部位と偏位,靭帯損傷,軟部組織,血腫の有無を評価.CTAも必須.非常に不安定なことが多く,ハローベスト固定や後頭頸椎固定を行う.

2) 環椎骨折

- 破裂骨折が多く,両側の外側塊偏位が7 mm以上であれば不安定性で,靭帯損傷が疑われるのでハローベスト固定,後頭頸椎固定を行う.

3) 歯突起骨折(図3-28)

- 先端部のみのタイプ1は安定型,タイプ2は歯突起基部で不安定

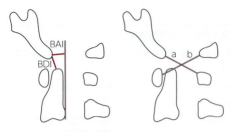

図 3-27 後頭環椎脱臼
BAI (basion-axial interval), BDI (basion-dental interval) 12 mm 以上, a/b 1 以上で診断.

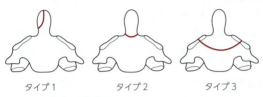

図 3-28 歯突起骨折分類

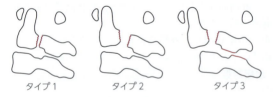

図 3-29 ハングマン骨折分類
タイプ1：骨折偏位が3mm以内のもの.
タイプ2：骨折偏位が3mm以上で，C2/3椎間板損傷があり11°以上の後彎のあるもの.
タイプ3：C2/3関節が損傷し，脱臼しているもの.

骨折，タイプ3は椎体の骨折. 靭帯の損傷がポイントで骨折の部位と偏位，靭帯損傷の程度をCT，MRIで評価. 安定しているものはフィラデルフィアカラーやハローベストで治療可能. 翼状，十字靭帯損傷を疑う例は環軸椎後方固定術.

4) ハングマン骨折（図3-29）
- 軸椎の椎弓根部の骨折で，タイプ1は軸椎の偏位が少なく，カ

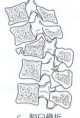

a. 破裂骨折　　b. シートベルト型損傷　　c. 脱臼骨折

図 3-30　胸腰椎骨折

ラー固定やハローベストで治療可能．タイプ2は偏位が大きく，タイプ3はC2/3の関節脱臼も伴うもので，後方からのC1〜C3固定，もしくは前方からのC2/3固定が必要．

■ 中下位頸椎損傷

1）前方脱臼
- 関節・椎間板の損傷があり，椎体が前方に偏位した状態．整復と固定が必要．非観血的に整復してハローベストで治療できることもあるが，観血的に前方固定もしくは後方固定を行うほうが確実．

2）椎体骨折
- 変形が軽度で靭帯損傷がないものは椎体楔状骨折（安定型），破壊が強いものは椎体後面も損傷し破裂骨折（不安定型）である．安定型ではハローベストやカラー固定で治療．不安定型には外科的に前方固定もしくは後方固定で治療する．

■ 胸腰椎損傷

1）椎体骨折
- 基本的には椎体後面は保たれた安定型骨折．30°以上の後彎変形をきたすものは不安定で外科的に後方固定や前方固定術を考慮．

2）破裂骨折（図 3-30a）
- 椎体後面も破壊された不安定型骨折で，外科的に前方固定，後方固定術を考慮．

3）シートベルト型損傷（図 3-30b）
- 多くは骨折に靭帯損傷も伴い，不安定なので外科的な後方固定が必要．

4）脱臼骨折（図 3-30c）
- 不安定であり，整復と外科的な後方固定が必要．

6 脊椎感染症（化膿性脊椎炎）

ポイント
1. 化膿性脊椎炎は近年増加傾向である．
2. 免疫能低下症例に発症し，発熱と強い背部痛が特徴．
3. 治療の原則は安静，起炎菌同定，抗菌薬投与である．

基本事項
- 発熱，背部痛，傍脊柱の叩打痛，体動時の強い疼痛が特徴．
- 糖尿病，抗菌薬乱用，免疫抑制剤や抗がん剤の使用，腎不全，HIVなどの免疫能低下状態，肺炎や尿路感染の存在，泌尿器系や脊椎手術の既往が危険因子．
- 起炎菌として黄色ブドウ球菌（MRSA），連鎖球菌が多いが，他に大腸菌や緑膿菌などのグラム陰性桿菌もある．
- 腰椎に多く，頸椎は稀である．
- 炎症は椎間板の終板付近に初発し，椎間板の狭小化，椎体辺縁の不明瞭化がみられる．
- 後方要素の破壊が少ない（転移性腫瘍との鑑別）．

典型的所見
■一般検査所見
- 血液検査上 ESR・CRP・好中球数の増加．治癒判定にも有用．

■神経学的所見
- 発熱，背部痛，体動時の疼痛と背部叩打痛が特徴．
- 硬膜外膿瘍を合併して脊柱管内に炎症が及ぶと脊髄症や神経根症（四肢の痛みやしびれ，麻痺など）の神経症状が急速に進行．

■画像所見
1) 単純X線，CT
- 初期変化は椎間板狭小化，脊椎軟部組織腫脹．次いで椎体終板が破壊され，骨破壊が進行し，やがて骨硬化像，約半年後には椎体が癒合する．

2) MRI
- 早期診断可能．椎体がT1WIで低信号，T2WIで高信号となる．造影MRIでは椎間板を中心として脊椎周囲に不整な造影領域（膿瘍形成）をみる．

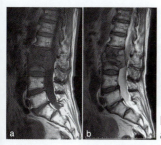

図 3-31　硬膜外膿瘍(MRI)
a：T1WI, b：T2WI.

治療対策

■ 保存的治療
- 保存治療が原則で，全身状態の改善，局所の安静，抗菌薬の適切な選択が重要．
- 経皮的ドレナージにより起炎菌同定を行うとともに強力な広域スペクトラム抗菌薬を開始．

■ 手術適応
- 神経症状を有する場合，膿瘍形成(硬膜外膿瘍，図 3-31)がみられる場合，保存的治療に抵抗性の場合，骨破壊による脊柱変形や不安定性を伴う場合．

■ 手術治療
- 前方アプローチによる感染巣掻爬と腸骨による自家骨移植を行う．
- 脊椎不安定性に対して，後方からの脊柱固定術．
- PTH 製剤(テリパラチド：フォルテオ®)併用により骨癒合促進．

7　脊椎硬膜外血腫

ポイント
1. 脊柱管内で硬膜外・硬膜下に血腫が貯留した状態．
2. 脊柱に沿った局所の痛みを伴うことが多く，四肢の麻痺や感覚障害を伴う．
3. 脳疾患(脳梗塞・脳出血)との鑑別が極めて重要．
4. 急激に神経障害が増悪するものもあり，早期の血腫除去が必要．

基本事項
- 原因として抗凝固療法，NSAIDs の使用，外傷，医原性(硬膜外

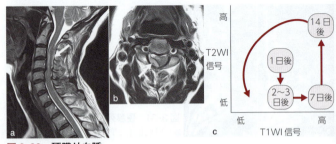

図 3-32　硬膜外血腫
a, b：T2 強調 MRI，c：MRI 血腫信号の経時的変化.

麻酔，腰椎穿刺など），腫瘍からの出血（血管腫など），血管奇形（AVM, AVF）がある.

- いきむ動作が誘因となることが多い.
- 脳卒中との鑑別は重要（片麻痺となることもある）で，局所の背部痛を伴うことが最も重要.
- 頭部 MRI も撮影するほうが確実.

典型的所見

■ 神経学的所見

- 通常激しい背部痛で発症し，脊髄症（四肢のしびれや麻痺）が進行する.

■ 画像所見

1）MRI

- 硬膜外背側（時に腹側）に血腫がみられる（図 3-32）.

治療対策

■ 手術適応

- 強い麻痺や感覚障害がみられる例，神経症状が悪化する例.

■ 手術治療

- 上記では，早期の椎弓切除と血腫除去術が必要. 広範に血腫が及ぶこともあり，術後の脊柱不安定性を防ぐため片側椎弓切除や椎弓形成術を行う.

（西村由介）

4 機能的脳神経外科疾患

1 Parkinson 病

ポイント

① Parkinson 病の症状は多彩なため,患者個々の症状,経過を把握する.
② 運動症状のみならず非運動症状,認知機能についても確認する.
③ 脳深部刺激術(deep brain stimulation;DBS)の適応について理解する.
④ 周術期の管理について理解する.

基本事項

■ Parkinson 病患者を診る際のポイント

- Parkinson 病の症状は多彩であり,無動,振戦,固縮,姿勢・歩行障害といった運動症状だけでなく,起立性低血圧や排尿障害・便秘といった自律神経症状,睡眠障害,幻覚などの精神症候,認知機能障害など患者ごとに症状も異なる.
- DBS の対象となる患者は進行期特有の運動合併症があり,それが手術の目的となることが多い.ウェアリングオフなど運動症状の日内変動,オフ時のジストニア,ジスキネジア,すくみ足などが挙げられる.

■ 術前評価

- 症状,経過と使用薬剤の把握は重要である.例えばジスキネジアや幻覚といった症状が薬剤の副作用であるならば,視床下核(subthalamic nucleus;STN)DBS によって薬剤を減量することで,症状の改善を図ることができる.逆にオフ時や少量のレボドパでもジスキネジアが出現する場合,淡蒼球内節(globus pallidus intermedius;Gpi)DBS が適応となるかもしれない.
- 症状の評価としては,Hoehn & Yahr の重症度分類(付録参照➡342 頁)や厚生労働省生活機能障害度が用いられているが,術前後の評価など定量的に評価する方法としては,UPDRS(Unified

Parkinson Disease Rating Scale)などが用いられている.
- 通常神経内科で診断が確定されていることが多いが,経過中に認知症を伴うことも多く,認知機能障害の把握が必要.具体的にはMMSEなどの心理検査,脳萎縮の有無,脳血流SPECTによるAlzheimer型認知症やLewy小体型認知症の除外などを行う.

■DBSによる標的部位

- 現在,Parkinson病に対するDBSの標的部位としてSTNとGpiが確立している.周囲の解剖を図3-33に示す.

1) STN-DBSのよい適応

- 無動・寡動が強い場合.レボドパ内服によるジスキネジアやドパミン受容体拮抗薬による幻覚など,薬剤の減量が望まれる場合.年齢が若い.

2) Gpi-DBSのよい適応

- オフ時のジスキネジアやジストニアがある場合.精神症状や認知機能障害などがあり,STN-DBSによる悪化のおそれがある場合.

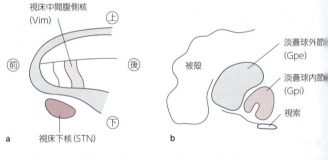

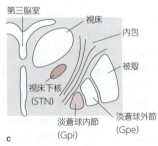

図3-33 視床,視床下核,淡蒼球の解剖
a:視床・視床下核(矢状断).
b:淡蒼球(矢状断).
c:視床・淡蒼球(冠状断).

治療対策

- ここでは STN-DBS について簡潔に記載する. Gpi-DBS については, ジストニアの項(次頁)を参照.

■ 術前の確認ポイント

- 抗血小板薬, 抗凝固薬の内服があれば, あらかじめ中止する. 穿頭術とはいえ, 深部は全く直視できないので, 必ず確認する.
- 器械を留置する手術なので, 術前の入浴(できれば当日も)で創部, 耳介後部は特に念入りに洗浄する. 血糖コントロールも重要.

■ プランニングのポイント

- 視床下核は直接法ではなかなかターゲットを定めることが困難なので, 前交連(AC), 後交連(PC)を結ぶ線を基準として, 座標を定める.
- 脳室壁を通過せず, 脳溝を横切らない(血管が通っているため)ように, 経路を決める. 脳表の血管も 3D-T2WI などで確認し, 安全な経路を計画する(図 3-34).

■ 術中管理のポイント

- Parkinson 病の患者は不安・緊張の強い場合が多い. 局所麻酔下での手術の場合, 適切な鎮静, 鎮痛を要する. 術中混乱がひどくなるようであれば, プロポフォールやミダゾラムを要することもある.

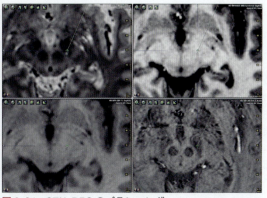

図 3-34 STN-DBS のプランニング
左上:T2WI, 右上:T1WI, 左下:T1WI, 右下:SWI.

- 最大の合併症の出血を避けるため、収縮期血圧 150 mmHg 未満を保つように、適宜降圧薬を使用する.

■術後管理のポイント
- 手術直後でも微小破壊効果により、刺激と同様の効果、副作用が出ることがある. 特に両側 STN の深部内側への影響で、精神症状やジスキネジアなどが問題となることがある. 抗 Parkinson 病薬の減量を慎重に行うことで、症状が落ち着くことが多い. Gpi-DBS では薬剤の減量を要しないことが多い.

2　ジストニア

ポイント
1. 罹患範囲による分類、病型について知る.
2. 20 歳代までに発症した場合、遺伝性ジストニアの確認.
3. Gpi-DBS（淡蒼球内節脳深部刺激術）の適応について理解する.
4. 周術期の管理について理解する.

基本事項

■概略
- ジストニアとは、中枢性の不随意な持続性収縮による異常姿勢または不随意運動をいう. 症候名でもあり、疾患名でもある.
- 原因（一次性、二次性など）、罹患範囲（局所性、分節性、全身性など）、病型による分類があるが、一次性、全身性であるほど治療成績はよい.

■手術適応
- *DYT* 遺伝子の変異を有する一次性全身性ジストニアに対し、Gpi-DBS が非常に有効とされている. 症状の改善は早い症例で数週間、半年から数年にかけて徐々に改善する例もあり、neuromodulation としての効果もいわれている.
- Meige 症候群や頸部ジストニア（痙性斜頸）といった、一次性局所性ジストニアに対しても有効性が報告されている. 二次性ジストニアの一部では、一次性ジストニアに対する改善効果と同様の報告がされている.

典型的疾患
- 病型としては、一次性全身性である DYT ジストニア、頸部の局

所性ジストニアである頸部ジストニア，一次性局所性である Meige 症候群，書痙などが手術の適応となる．

治療対策

- 主に Gpi-DBS が適応となるが，書痙では視床に対する凝固術の有効性も報告されている．ここでは，Gpi-DBS について簡潔に記載する．

■ 術前の確認ポイント

- Parkinson 病の項（⇒ 117 頁）で記載したように，抗血小板薬，抗凝固薬の確認，感染予防などに注意する．

■ プランニングのポイント

- STN-DBS と同様，脳室壁を通過せず，脳溝を横切らないように，経路を決める．脳表の血管も 3D-T2WI などで確認し，安全な経路を計画する．角度は AC-PC の平面を基準にすると，60°前後とし，正中からの角度は 0°に近づけることで，穿通枝の損傷を避ける（図 3-35, 36）．

■ 術中管理のポイント

- ジストニアの患者は，局所麻酔での手術が困難なことが多く，通常全身麻酔下で行われる．局所麻酔下での手術の場合は，適切な鎮静，鎮痛を行い，収縮期血圧 150 mmHg 未満を保つように，適宜降圧薬を使用する．

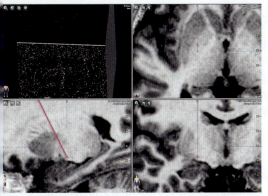

図 3-35 Gpi-DBS のプランニング（目標点と淡蒼球を通過する面）

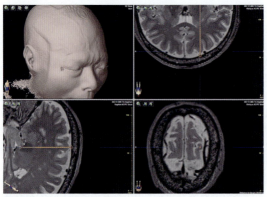

図 3-36 Gpi-DBS のプランニング(脳表の刺入点)

■術後管理のポイント
- ジストニアの場合,効果の個人差は,疾患によっても異なる.DYT ジストニアの場合,比較的早期から治療効果が得られ,内服薬の減量なども可能な症例が多い.頸部ジストニアなどは高頻度刺激,高パルス幅の刺激が必要となることが多く,効果も数か月経過を診ないとわからないことも多い.

3 振戦

ポイント
1. 振戦の診断.安静時,姿勢時,動作時を区別する.
2. 振戦の評価,鑑別について知る.
3. 視床中間腹側核(nucleus ventralis intermedius thalami;Vim)-DBS の適応について理解する.
4. 周術期の管理について理解する.

基本事項
■振戦とは
- 振戦の誘発される状態により,分けられる.静止時振戦では,坐位では膝の上,立位では下におろした状態など,筋に力を入れていない状態で誘発される.姿勢時振戦では,顔を正面に向けたま

ま，手を水平にキープするなど，一定の姿勢を保持するときに生じる．動作時振戦は，指鼻試験といった動作時に生じる振戦を指し，特に目標時に近づくと振幅が大きくなるものを企図振戦という．
- 振戦の大きさや頻度などで重症度は評価され，機能障害の程度（書字や食事動作など）と，本人の社会的必要性などを考慮し，治療の適応が決まる．

■ 検査
- 通常の診察に加え，誘発させた状態でのビデオ撮影は重要である．動作時振戦では，Archimedes の螺旋や狭い二重線の間をペンでなぞらせたり，水を入れたコップを口に近づけたりして，誘発させる．また，精神的緊張により誘発されることも多いため，計算や逆唱など，負荷をかけることも有用である．
- 特異的な画像検査はないが，Parkinson 病との鑑別において，DAT（dopamine transporter）スキャンが有用なこともある．

典型的疾患
■ 本態性振戦
- 姿勢時振戦・動作時振戦を主とし，4〜10 Hz と幅がある．若年や成人では 8〜10 Hz と早いことが多い．左右差はあるものの，両側性にみられることが多い．家族性も一部にある．

■ 小脳性振戦
- 企図振戦型であり，静止時振戦はない．発作頻度は 5 Hz 以下で，他の振戦より遅い．小脳性運動失調や筋トーヌスの低下を伴うことも多い．

■ Parkinson 病
- 静止時振戦が主体で，4〜6 Hz 程度．

■ Holmes 振戦（赤核振戦）
- 3 Hz 前後の企図時振戦や静止時振戦．小脳-視床系だけでなく，黒質-線条体ドパミン系も関与している．

治療対策
- Vim-DBS および視床凝固術が主たる治療であるが，現在 Vim-DBS のほうが多く行われているため，ここでは，Vim-DBS のポイントについてまとめる．

■ 術前の確認ポイント
- Parkinson 病の項（→ 117 頁）で記載したように，抗血小板薬，抗凝

固薬の確認，感染予防などに注意する．

■プランニングのポイント

- 他の治療部位と同様，脳室壁を通過せず，脳溝や血管を避けて，安全な trajectory を計画する．角度は AC-PC の平面を基準にすると，60～70°とやや立てるように決める．ただし premotor area より前方とする．

■術中管理のポイント

- 局所麻酔下での手術の場合，適切な鎮静，鎮痛を行い，収縮期血圧 150 mmHg 未満を保つように，適宜降圧薬を使用する．術中刺激による振戦への効果を確認するため，過度の鎮静は避けるべきである．

■術後管理のポイント

- Parkinson 病やジストニアなどと異なり，刺激条件を上げていけば，適切なところで振戦は止まることが多い．単極刺激でしびれなど Vc への刺激が及ぶ場合，双極刺激で調整する．

4 てんかん

ポイント

1. てんかんの外科治療の適応を知る．
2. てんかんの外科治療の進め方（STEP 1, STEP 2 など）を理解する．
3. 術中脳波測定など，てんかん外科特有の注意点を理解する．

基本事項

■てんかんの外科治療の適応疾患

- 難治性てんかんとは，発作型に対し推奨される薬剤を数種類試みて，2年経過をみても1年以上発作抑制できない状態．その時点で外科治療の可能性を考慮．
- てんかん発作の精査で脳腫瘍などの病変が見つかったからといって，必ずしもてんかん発作の原因となっているとは限らず，明らかな悪性腫瘍が疑われなければ，焦点と腫瘍との関係などをきちんと評価することが必要．
- 焦点切除できるか，できなければ緩和治療の適応があるか，検討を行う．

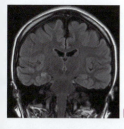

図 3-37 **右海馬硬化症の MRI**(FLAIR)

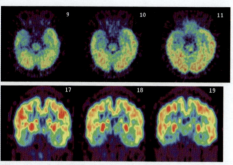

図 3-38 **右海馬硬化症の FDG-PET**(右側頭葉内側面の代謝低下)

■ 難治性てんかんの評価法

1) STEP 1：非侵襲的検査

- 発作型や発作時の焦点を診断するために，ビデオ同時記録による長時間脳波を行う．側頭葉内側に発作焦点が疑われる場合，蝶形骨電極を加えることもある．MRI は FLAIR の冠状断があると，海馬硬化などは評価しやすい(図 3-37)．さらに FDG-PET や脳血流 SPECT，発作時脳血流 SPECT，イオマゼニル SPECT，脳磁図などの画像検査が焦点診断に有用である(図 3-38)．

2) STEP 2：外科治療を前提とした侵襲的検査

- 硬膜下電極や深部電極を留置し，発作焦点の診断，機能マッピングなどを行い，切除範囲を決定する．言語優位半球の同定や海馬の機能を評価する際に，内頸動脈からプロポフォールを注入する和田テストを行うこともある．

典型的疾患

- 手術のよい適応となりうる疾患として以下のものが挙げられる：

- 海馬硬化症による内側側頭葉てんかん.
- 海綿状血管腫や脳腫瘍など器質病変に伴う局在関連てんかん.
- MRIでの異常所見を認める皮質形成異常に伴う局在関連てんかん.
- 失立発作をもつ難治性てんかん.

治療対策

- 代表的な前内側側頭葉切除術について周術期のポイントのみ記載する.

■手術準備

- 術中脳波を測定する場合,麻酔科とあらかじめ打ち合わせをしておかなければならない.セボフルラン吸入麻酔が推奨される.呼気セボフルラン濃度2.5%前後を維持することで,棘波の識別能が高くなる.プロポフォール麻酔では棘波の出にくいこともあり,注意を要する.
- 患者の発作頻度により,前日夜からの抗てんかん薬中止を検討する.

■術後管理

- 皮下出血や腫脹が強くなることが多いので,しっかりと包帯で圧迫する.
- 吸入麻酔薬の影響もあり,嘔気が出ることが多いので,制吐薬を入れる.
- ホストイン®の投与を内服再開できるまで続ける:

> 体重50kgの場合
> - 初回投与:ホストイン® 1.0V(750 mg)+生食100 mL 1時間かけて点滴
> - 維持投与:ホストイン® 0.5V(375 mg)+生食100 mL 30分かけて点滴

(中坪大輔)

5 小児脳神経外科疾患

1 頭蓋骨奇形

ポイント

❶頭蓋骨縫合早期癒合症では症状によって診断時期が異なる.
❷症候群性頭蓋骨縫合早期癒合症では顔面低形成があり呼吸障害(睡眠時無呼吸など)を生じることがある.
❸頭蓋骨膜洞(sinus pericranii)は体位によって変化する頭皮の血管性腫脹.
❹軟骨無形成症の病態は内軟骨性骨化障害で骨で囲まれた空間の容積減少を生じる(大後頭孔狭窄など).

❶頭蓋骨縫合早期癒合症(頭蓋骨癒合症)

基本事項

■ 病態・頻度

- 頭蓋縫合が早期に癒合し頭蓋の発育が障害され,頭蓋の狭小化や変形をきたす疾患である.
- 最も早く癒合するのは前頭縫合(2歳までに癒合)であり,その他の縫合線は成人まで癒合しない.
- 1,000出生あたり0.5人程度.
- 症候群性では*FGFR*,*TWIST*遺伝子などがかかわる.

■ 分類

- 単一縫合癒合か複数縫合癒合かによる分類と非症候群性か症候群性かによる分類がある.
- 単一縫合早期癒合症が75〜80%,複数縫合早期癒合症が20%程度.
- 非症候群性が約85%,症候群性が約15%.
- 早期癒合した縫合線と頭蓋変形(付録参照 ➡ 348頁).
- 矢状縫合早期癒合が最も多く,矢状縫合早期癒合は男児に多い.

■ 症状・診断
- 年齢によって主訴が異なる.
  - ➤ 乳幼児期(2歳まで)➡頭蓋変形.
  - ➤ 3歳以後➡精神運動発達遅延(言葉の遅れ/多動症/自閉傾向など).
  - ➤ さらに年長児になると眼科的異常や頭痛,学習障害などを主訴とすることもある.
- 長頭/短頭の指標:

$$\text{Cephalic Index} = \frac{頭蓋最大横径}{頭蓋最大長径} \times 100$$

  74%以下:短頭,75〜80%:正常,81%以上:長頭.
- 複数縫合早期癒合症では頭蓋内圧亢進を生じやすい.
  - ➤ 両側冠状縫合早期癒合症(短頭蓋)は2本の頭蓋縫合早期癒合であり頭蓋内圧亢進を生じやすい.
- 四肢の異常(合指・趾/幅広い拇指/関節拘縮など),顔面の異常や特徴(眼球突出/反対咬合/耳介低位/両眼角開離など)を確認する.
- 症候群性では顔面骨の低形成を伴うことがあり,呼吸障害を生じる可能性がある.
- 頭部単純X線や頭部3D-CTで診断できる.
  - ➤ 合併する頭蓋内病変を確認するためMRI実施を推奨.
- 眼底所見の確認や発達心理検査の実施を推奨.
- 頭蓋内圧測定を行う場合もある.

典型的所見(図3-39〜41)

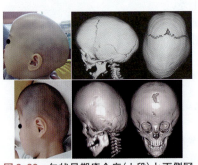

図3-39 矢状早期癒合症(上段)と両側冠状縫合早期癒合症(下段)

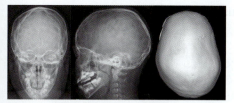

図 3-40　多縫合早期癒合症の指圧痕

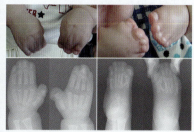

図 3-41　Apert 症候群の合指・趾

治療対策

1) 治療の目的
- 頭蓋を拡大し頭蓋内圧の正常化を図る➡二次的脳損傷の予防.
- 形態を改善する➡形態異常のために児が被る精神的障害の軽減.

2) 術式
- 術式は早期癒合部位や年齢による.
- 縫合切除(suturectomy)：生後 3 か月以内の矢状縫合早期癒合.
- 頭蓋形成術：
  - 一期的頭蓋形成術(fronto-orbital advancement/total cranial remodeling).
  - 骨延長術：骨延長器(シャフト型/MCDO 法).

3) 機能予後
- 一側冠状縫合/一側人字縫合癒合：予後良好.
- 矢状縫合/前頭縫合：時に精神運動発達遅滞例もある.
- 複数縫合早期癒合：精神運動発達遅滞例が 30～50％に認められる.
- 症候群性における発達障害：Crouzon 症候群 10～20％，Apert 症候群 70～80％.

❷頭蓋骨膜洞（sinus pericranii）

基本事項

■病態
- 頭蓋内外の静脈が交通性をもち，頭部皮下腫瘤となる疾患である．
- 腫瘤は正中部に多く，上矢状静脈洞と吻合することが多い．

■症状・診断
- 軟らかく，痛みを伴わない腫瘤である．
- 臥床や啼泣で膨らみ，立位や圧迫で消失する．
- MRA/CTA が有効．血管撮影では造影剤の流入は確認できない．

典型的所見（図 3-42）

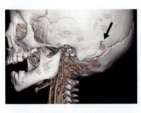

図 3-42　頭蓋骨膜洞の CTA 所見

治療対策
- 治療の目的：出血予防に手術することがあるが，出血の危険性はさほど高くない．
- 手術方法：直接吻合部を結紮する．

❸軟骨無形成症

基本事項

■病態・症状
- 内軟骨性骨化の障害：
  - ➤膜性骨化の頭蓋冠は大きくなるが，頭蓋底の骨化に障害が起こる（大きな頭に小さい顔という特徴的顔貌）．
  - ➤骨で囲まれた空間の容積減少を生じる（大後頭孔狭窄，頸静脈孔狭窄，脊柱管狭窄，鼓室や鼻腔の狭窄を生じ，呼吸困難を呈す）．
- 出生時より低身長を認め，最近では胎児診断を受けていることが多い．
- 頭蓋底部の狭小化によって延髄や上位頸髄が圧迫される．深部腱反射の亢進や下肢のクローヌス，四肢麻痺を呈し，中枢性無呼吸を生じる．

典型的所見（図3-43）

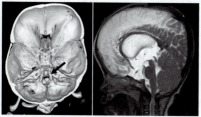

図3-43 軟骨無形成症の大孔部狭窄所見

治療対策

1) 治療の目的
- 神経症状を認めるとき，大孔部減圧術を行う．
- 予防的手術は推奨されない．

2) 予後
- 生後1年以内の死亡率は比較的高く，4歳までの死因の約半数は大孔狭窄によるとされる．
- 成人期以降の生命予後は悪くない．

2 脳瘤

ポイント

❶ わが国では後頭部脳瘤が多い（東南アジアでは前頭部/前頭蓋底）．
❷ 後頭部脳瘤は発達に関する予後が比較的良好．
❸ 10〜30%程度に水頭症を合併する．

基本事項

■ 病態・頻度
- 脳瘤は神経管閉鎖後（postneurulation）の時期に頭蓋内容物が頭蓋に脱出したもの（神経管形成時期に閉鎖不全が生じると無脳症となる）．
- 10,000出生あたり0.8〜3人程度．

■ 分類
- 部位による分類と内容物による分類がある．

1) 部位
- 後頭部(約70%)，頭頂部(約20%)，前頭部，前頭・篩骨部，頭蓋底部．

2) 内容物
- atretic cephalocele.
- meningocele(髄膜と脳脊髄液)．
- encephalomeningocele(神経組織を含む)．
- hydroencephalomeningocele/encephalocystocele(脳室系を含む)．

■ 診断
- 外観上明らかである．大きいものは胎児超音波検査で診断される．
  - ➤ 健常皮膚に覆われているか，脳組織の露出があるかを確認する．
  - ➤ 周辺に血管腫や多毛を伴うことが多い．

典型的所見(図3-44, 45)

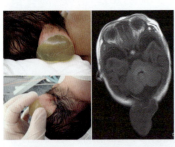

図3-44 脳瘤の代表例①

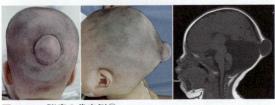

図3-45 脳瘤の代表例②

治療対策

■ 治療
- 手術の目的は，逸脱した瘤を取り除き，機能している脳をできるだけ温存し，硬膜をしっかり縫合することである．

- ただし，前頭部や篩骨部，頭蓋底部では経頭蓋からの硬膜内操作が必要である．

■ 予後
- 予後関連因子：瘤の大きさ(>2 cm)，内容物，水頭症，てんかん，神経細胞移動障害などは発達の予後不良とされる．
- 部位別の予後については報告者によってかなり開きがある．後頭部脳瘤では比較的良好な発達が得られる．

3 二分脊椎症

ポイント

① 開放性＝顕在性(＝脊髄髄膜瘤，脊髄披裂)は皮膚に覆われておらず髄液漏出があるもの．
② 閉鎖性＝潜在性(＝多くは脊髄脂肪腫)は皮膚に覆われ，腰仙部の隆起や血管腫，異常な発毛を認めることが多い．
③ 開放性は生後48時間以内(遅くとも72時間以内)に修復術を実施する．
④ 開放性は水頭症やChiari奇形を伴う中枢神経系全体の疾患ととらえる．
⑤ 一次神経管閉鎖不全と二次神経管閉鎖不全がある．

❶ 開放性(顕在性)二分脊椎症

基本事項

■ 病態・頻度
- 一次神経管の閉鎖不全である．
- 100,000出生に3〜4人の頻度(諸外国で減少中だがわが国のみ増加中)．
- 葉酸で発生頻度を低下できる(妊娠1か月前から葉酸 0.4 mg/日を摂取)．

■ 症状・合併病変
- 病変高位に一致した神経症状が基本．
  ➤ 運動障害，筋萎縮，変形，感覚障害，神経因性膀胱，便失禁，発汗障害．
- 合併病変に起因する症状．

1）水頭症
- 80〜90％で治療を要する．
- 頭囲拡大，大泉門の緊張，落陽現象．

2）Chiari Ⅱ型奇形
- 90％で認めるが症候性は10％程度．
- 嚥下障害，無呼吸，後弓反張，筋緊張低下，痙性増強など．
- 症候性Chiari Ⅱ型奇形は本疾患の最多死因．

3）脊髄空洞症
- 小さなものが多く症候性は2〜10％程度．
- 上肢の麻痺，感覚障害，疼痛，痙性，側彎症など．

■出生後から修復術までの管理
- 新生児科医による全身評価．
- Matsonの体位（脊髄髄膜瘤部が最も高くなるような腹臥位）．
- 修復術までは哺乳を見合わせ，抗菌薬を投与する．
- 脊髄髄膜瘤は生食ガーゼで覆う．

■修復術後の管理
- 修復創部に管理を行い，髄液漏に注意する．抜糸は急がない．
- 水頭症の進行に注意する．頭囲は1〜2日ごとに測定すること．
- 水頭症が進行する場合は，脳室腹腔シャント術を行う．
- 新生児期脳室腹腔シャントの注意事項：
  - バルブは圧可変式で抗サイフォン効果のあるものが推奨．
  - 皮膚が薄く組織圧も低いので髄液漏に注意する．
  - バルブ部分など突出部の皮膚壊死に注意する．
  - 壊死性腸炎やイレウス，便秘など腹部症状を観察する．
- Chiari Ⅱ型奇形の症候化に注意する．
- 泌尿器科や整形外科，リハビリテーション科と連携をとる．
- ラテックスアレルギーのハイリスクグループであり配慮する．

典型的所見（図3-46）

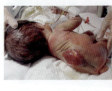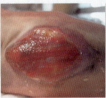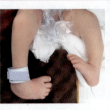

図3-46　脊髄髄膜瘤（脊髄披裂）

治療対策

■ 治療

1) 脊髄髄膜瘤修復術
- five layer closure：軟膜，硬膜，筋・筋膜層，皮下組織，皮膚の5層を縫合．
- 軟膜を縫合することで脊髄形成ができる．

2) 水頭症手術
- 脳室腹腔シャント術．
- 将来のシャント再建時に年長児であれば第三脳室底開窓術を考慮してもよいとする報告がある．

3) Chiari II型奇形
- 大孔部減圧術．
- 後頭蓋窩の硬膜は venous lake 構造を呈することがあり，硬膜切開で大量出血を生じる可能性がある．

■ 予後
- 生命予後は改善しており，85〜90%は6歳時において生存可能とされる．
- 5歳までの死因はChiari II型奇形によるものが多く，その他はシャント機能不全や感染にかかわるものである．
- 知的予後に関して，60〜70%はほぼ正常な知能指数を示す．著明な発達障害を認め全介助を要するものは10〜15%とされる．

❷ 閉鎖性（潜在性）二分脊椎症

基本事項

■ 病態・頻度
- 一次神経管と二次神経管の形成不全がある．
- 葉酸投与による効果は認められていない．
- 正常な脊髄円錐の高さ：
  - 出生時：L2/3 レベル．
  - 生後2〜3か月：L1/2 レベルへ上昇（成人と同じレベル）．
  - つまり脊髄円錐下端がL2/3にあったら低位脊髄円錐の所見である．

■ 症状
- 新生児期には神経症状より皮膚所見（図 3-47）を指摘されることが多い（tell-tale sign）．

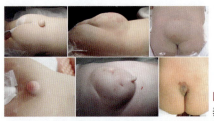

図 3-47 脊髄脂肪腫の代表的皮膚所見

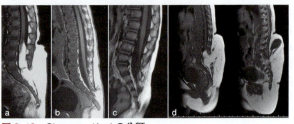

図 3-48 Chapman/Arai の分類
a：dorsal type，b：caudal type，c：filar type，d：LMMC.

> 腰仙部腫瘤，皮膚陥凹，臀裂の歪み，血管腫，異常発毛，人尾など．
- 脊髄形成不全，脊髄圧迫，脊髄係留による症状が出現する．
  > 運動障害，関節などの変形，感覚障害，神経因性膀胱，排便障害など直腸肛門奇形などを合併することがある．

■病型
- Chapman/Arai の分類（脊髄円錐部の脂肪腫について）（図 3-48）：
  > dorsal type 43％.
  > transitional type 20％：後根進入部より腹側に脂肪腫あり．
  > caudal type 19％.
  > lipomyelomeningocele（LMMC）12％.
  > filar type 6％.

■術前評価
- 運動機能や神経因性膀胱の評価と鎖肛，総排泄腔遺残などの検索．
- MRI と 3D-CT による評価．

治療対策

■ 治療方針

1) 症候性
- 速やかに係留解離術を行う.

2) 無症候性
- 終糸脂肪腫:
  - ▶ 低位脊髄円錐があれば,手術を選択することがある.
  - ▶ 自然悪化率は3〜12%.
- 終糸脂肪腫以外:
  - ▶ 予防的係留解離の是非は議論がある.
  - ▶ 反対派:手術合併症率が高い(20%).自然経過が不明.術後の神経症状悪化あり(5年以上の観察で17〜47%).
  - ▶ 賛成派:症状出現率(生後2年で60%)が高い.症状出現後の回復が悪い.手術合併症率が低い.

■ 手術
- 手術の目標:脊髄の係留解離,脂肪腫による脊髄圧迫の軽減,再係留予防.ゴアテックス®は禁忌である.
- 術中モニタリング:神経刺激による筋電図のモニタリングや球海綿体反射の確認.

4　幼児虐待症候群

ポイント
1. 0歳児が最多である(特に生後6か月まで).
2. 死亡率は交通事故による頭部外傷に比べ有意に高い.
3. 揺さぶられっこ症候群.
4. 疑うことが重要である.
5. 発見に努め,通告する義務がある.

基本事項

■ 疑うきっかけ
- あいまいな受傷状況の説明や二転三転する説明は要注意である.
- 新旧混在した外傷に注意する.
- 身体や口腔内の清潔が保持されているか(う歯多数は注意).
- 虐待チェックシートの活用(付録参照➡ 349頁).

■被虐待児の頭部外傷:abusive head trauma(AHT)

1) 種類
- 頭蓋内出血:53.4%(多くは急性硬膜下血腫).
- 頭皮出血・打撲のみ:28.2%.
- 頭蓋骨骨折:15.3%.
- 頭皮裂傷:3.1%.

2) 年齢分布
- 0歳児:68.6%.
- 1~3歳児:25.7%.
- 4歳以上:5.7%.

3) 死亡率
- 16.8%(交通外傷の死亡率10.7%).

4) 虐待者
- わが国では実母(53.7%)>実父(28.4%).

5) わが国の虐待の特徴
- 直接打撲が多く,shakingによるものが少ない.
- 年齢は1歳未満が最多である.
- 急性硬膜下血腫が多い.
- 主症状は痙攣(40~71%),意識障害,呼吸障害(50%以上)が多い.
- 眼底出血が多い.
- 体表面の外傷(打撲,熱傷など)の合併が多い.
- 重症例では脳の虚血性変化,二次性脳萎縮により知的予後が不良.

■揺さぶられっこ症候群(shaken baby syndrome;SBS)
- 三徴:①びまん性脳浮腫,②硬膜下血腫またはくも膜下出血,③網膜出血(眼底出血).
- 1歳以下が多いが2~3歳にもある.
- 脳浮腫の進行は振られてから24時間以内.
- 頚部の損傷は少ない.
- 15~30%は死亡.
- 生存かつ正常な児は10%以下.

典型的所見(図3-49, 50)

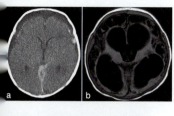

図3-49 揺さぶられっこ症候群
a：来院時CT, b：50日後MRI.

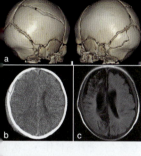

図3-50 投げつけられた児
a：来院時3D-CT, b：来院時CT, c：4か月後MRI.

治療対策

- 急性硬膜下血腫などの治療.
- 児童虐待防止法：
  - 見つけやすい立場にあることを自覚し発見に努める義務がある(第五条).
  - 虐待を受けたと思われる児童を見つけた場合は, 速やかに通告する義務がある(第六条).

(加藤美穂子)

6 頭部外傷

1 急性硬膜下血腫

ポイント
❶受傷直後から意識障害を呈する重症例も多い．
❷最初の意識状態がよくても急激に悪化することもある（意識清明期は急性期硬膜外血腫の症状とは限らない）．

基本事項
- 40歳以上に多く，50〜70％を占める．
- 脳表の脳挫傷を伴うタイプと，一次性脳実質損傷はなく架橋静脈が破綻することによって出血が起こる simple subdural hematoma のタイプがある．
- 脳挫傷や頭蓋内血腫を合併することも多く，それらに伴う二次的な脳浮腫による頭蓋内圧亢進や脳循環・代謝障害が生じる．
- 硬膜外血腫よりも予後は不良であり，広範な開頭減圧を行ったとしても致命率は55％に達する．

典型的所見
- 血腫側の瞳孔散大は約50〜80％にみられ，頭蓋内圧亢進に伴う外転神経麻痺も認めることがある．
- focal sign（片麻痺，言語障害など）は約半数にみられる．
- 頭部CTにて三日月型の高吸収域が頭蓋骨直下にみられる（図3-51）．混合吸収域も少なくない（約40％）．
- 血腫の厚みに比して正中偏位の大きいものは脳挫傷を合併しており，遅発性の脳内出血を発症する場合が多い．逆に正中偏位の少ないものは高齢者の萎縮脳であり mass effect が乏しく focal sign も呈しにくい．

治療対策
■手術適応
- 血腫の厚さが1cm以上ある．
- 意識障害を呈し5mm以上の正中偏位を認める．

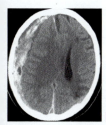

図 3-51　正中偏位を伴う急性硬膜下血腫

- 血腫の mass effect による神経症状を呈している．
- 最初意識レベルがよくても神経症状が急速進行している．
- 脳幹反射が完全消失した状態で長時間経過した場合は，手術適応とはならない．

■ 手術時期
- 適応があれば可及的速やかに行う．

■ 手術方法
- 全身麻酔下での開頭血腫除去術を行う．脳浮腫に備えて大きめの開頭を行う．人工硬膜や骨膜，大腿筋膜を用いて硬膜に余裕をもたせるかたちで硬膜形成が必要となる場合もある．
- 術中の急激な脳浮腫に対してマンニトール 0.25〜1.0 g/kg の急速点滴静注や一時的な過換気が有効である．
- 骨弁は戻さずに開頭減圧しておき（外減圧），脳浮腫が軽減してから頭蓋形成術を施行する例も少なくない．減圧した場合，骨縁での静脈還流障害による脳浮腫悪化，遅発性出血や対側の血腫発生に注意が必要である．
- 全身麻酔導入までに時間があるなら，救急室にて局所麻酔下に穿頭してまず減圧する方法もある．

2 急性硬膜外血腫

ポイント

1. 頭蓋内合併損傷がなければ治療にて完治しうる疾患であり，迅速で的確な判断が求められる．
2. 経過中，両側瞳孔散大や無呼吸を呈した症例でも必ずしも予後不良とは限らない．
3. 重症意識障害や瞳孔不同例で特にマンニトールの急速点滴静注に反応がみられる場合や小児例は手術を急ぐ．

基本事項

- 若年者に多く，10～20歳代にピークがみられる．2歳以下の乳幼児では特に少ない．
- 大部分の症例で線状骨折がみられ，時に陥没骨折も伴っている．
- ほとんど（約90％）の症例は一側性である．
- 出血源は中硬膜動脈であることが多い．つまり側頭部の線状骨折は常にこの疾患を念頭に置く必要がある．時に，導出静脈，板間静脈，静脈洞損傷によることがある．
- 意識清明期が存在し，その長さは3時間以内が48％，12時間以内が32％である（80％は受傷後12時間以内に意識レベル低下をきたす）．
- 受傷後血腫増大のピークは約3時間で6時間以内に終了するため，頭部CT撮影を繰り返すことと入院後2～4時間でCTを再検することが多い．また受傷後24時間は状態を頻回に評価する．例えば瞳孔チェックやGCSを繰り返す．
- 頭蓋内損傷合併のない場合の致命率は14％だが，ある場合は39％となる．生存者の多くは完全に回復するが，約30％は後遺症を残し，10％は重篤な後遺症である．

典型的所見

- 意識清明期を有する意識障害が典型的であり，この間に，頭痛，嘔気・嘔吐，めまい，不穏，痙攣発作などが認められる．特に小児例では約2/3に嘔吐を伴う．
- 頭部CTでは，頭蓋骨直下に凸レンズ型の高吸収像が特徴的所見といわれるが，硬膜下血腫との鑑別が困難な場合も稀ではない．血腫腔内に空気混入があれば血腫は硬膜外にあることを示す（図

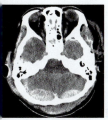

図 3-52　後頭蓋窩の急性硬膜外血腫

3-52).

治療対策

■手術適応
- 血腫の厚さが 1〜2 cm 以上ある．
- 20〜30 mL 以上の血腫(後頭蓋窩は 15〜20 mL 以上)や頭蓋内血腫が存在する．
- 切迫ヘルニアの所見を認める．
- 神経症状が進行している．

■手術時期
- 手術適応があれば可及的速やかに行う．

■手術方法
- 全身麻酔下での開頭血腫除去術を行う．
- 全身麻酔導入までに時間があるなら，局所麻酔下に穿頭してまず減圧することを考慮してもよい．
- 合併する頭蓋内損傷がある場合や術前に脳ヘルニア所見がある場合は，骨弁を戻さずに開頭減圧をしておくこともある．
- 横静脈洞を横切りテント上下にまたがる血腫が存在する場合，静脈洞の上下別々に開頭して，静脈洞上の骨を残す．静脈洞からの出血のコントロールは頭蓋骨への圧迫止血がよく，この手術方法は脳神経外科の専門医試験の題材となる．

3　脳挫傷

ポイント
❶受傷から 48 時間，特に最初の 24 時間に発生してくる挫傷性浮腫は高浸透圧利尿薬などの保存的治療には抵抗性であることが多く，必要に応じて早期からの外科治療介入を検討する．

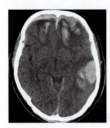

図 3-53 急性硬膜下血腫を伴う脳挫傷

基本事項
- 不可逆的脳挫滅創が限局性,時に多発性にみられる状態である.
- 頭蓋底や脳表など頭蓋骨と接する部分に多い.

典型的所見(図 3-53)
- 受傷直後から様々な程度の意識障害を認めるが,昏睡状態になることはあまり多くない.
- 挫傷性脳浮腫の進行に伴い 24 時間以内に意識状態が悪化することが多い.
- 脳浮腫は 48 時間前後でピークとなる.
- 麻痺や失語などの局所症状を呈することもあるが,急性期は意識障害が前面にあり,はっきりしないことも多い.

治療対策
■手術適応
- 頭部 CT にて血腫や挫傷性浮腫により mass effect を呈しており,神経症状が進行性に悪化している.
- 頭部 CT にて血腫や挫傷性浮腫により mass effect を呈しており,保存的治療で頭蓋内圧亢進の制御が困難(ICP 30 mmHg 以上が持続)である.
- 後頭蓋窩病変では,頭部 CT にて第四脳室の変形・偏位・閉塞を認め,神経症状を呈する.
- 脳底槽の圧排・消失を認め,神経症状を呈する.
- 閉塞性水頭症を認め,神経症状を呈する.

■手術時期
- 適応があれば可及的速やかに行う.

■手術方法
- 全身麻酔下に開頭血腫除去術を行う.
- 著しい挫傷性浮腫に対しては,挫傷脳の切除を行う(内減圧).

4 慢性硬膜下血腫

ポイント
1. 高齢者の場合,外傷の既往がはっきりとせず focal sign に乏しく,認知障害が主症状のことがある.治癒可能な認知症として鑑別が重要である.
2. 無症状に経過し,自然吸収される例も少なくない(約35%).

基本事項
- 男性に多く,60歳以上が約半数を占める.
- 外傷の既往がある場合でも,その程度は軽いことが多い.
- 3週間から2~3か月経て,硬膜下に血液が貯留する.
- 発生に関しては現在でも不明な点が多い.
- 再発が8~20%で認められる.再発は,穿頭術後の1か月前後の早期にみられることが多い.

典型的所見
- 頭蓋内圧亢進症状,変動する意識障害,認知症状,巣症状などがみられる.
- 頭部 CT にて硬膜下に三日月状,両凸,凹凸型の等・低・高吸収域を認める(図 3-54, 55).
- 両側の等吸収像(脳の density に等しい)の慢性硬膜下血腫は CT での診断は困難な場合がある.MRI での追加評価や裏技として造影 CT を撮影し,造影されない血腫と脳のコントラストをつけることで診断が明白となる.

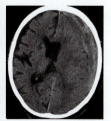

図 3-54 左慢性硬膜下血腫

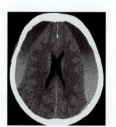

図 3-55 両側慢性硬膜下血腫

治療対策

- 有症状である場合,局所麻酔下で通常1か所で穿頭術を施行し,血腫内容を留置ドレナージする.抗菌薬入りの生食で血腫を十分に洗浄する方法もあるが,高圧洗浄やドレーンの盲目的な挿入により脳側の血腫偽膜とともにくも膜を損傷すると血腫腔内に髄液が漏出し難治性の状態となるので注意が必要である.翌日以降の頭部CTにて血腫除去が良好であればドレナージを抜去する.
- 無症状で保存的治療とする場合,以下の内服を継続しながら頭部CTにてフォローしていく:

- トランサミン®カプセル(250 mg)　750 mg　分3　毎食後
- 五苓散エキス顆粒(2.5 g)　7.5 g　分3　毎食前

〔村岡真輔,岡本　奨〕

7 感染症

1 髄膜炎

ポイント
① 髄膜炎を疑った場合，早急な抗菌薬投与が最重要．
② 髄液採取に加え，血液培養2セットも採取．

基本事項

■ 臨床症状
- 熱発，嘔吐，意識障害，痙攣，項部硬直，羞明など．
- 頭痛，項部硬直などの髄膜刺激症状の感度は全般に低い．
- jolt accentuation（頭を2～3回/秒の速さで横に振ると頭痛が増悪する現象）は感度が高い．

■ 腰椎穿刺
- 診断のためには腰椎穿刺による髄液採取が必須．
- 原則的に腰椎穿刺はCTの前に行う．
- 以下の場合はCTを先行させる：
  - ➤ 年齢＞60歳．
  - ➤ 免疫不全状態．
  - ➤ 中枢神経疾患の既往．
  - ➤ 1週間以内の痙攣の既往．
  - ➤ 意識障害，動眼神経麻痺，顔面神経麻痺，言語障害など．
  - ➤ その他：呼吸不全，乳頭浮腫，異常体位，異常な徐脈など．

traumatic tapとくも膜下出血の違い
- traumatic tap：髄液をとるにつれて赤血球数は減少．
- くも膜下出血：赤血球の数は一定．

検査項目・典型的所見

■ 画像検査目的
- 脳膿瘍，副鼻腔炎，頭蓋骨折，先天奇形などの有無を確認する．

■ 髄液検査項目
- 一般検査：細胞数，白血球分画，糖，蛋白．

- 染色：グラム染色，抗酸菌染色，墨汁染色．
- 培養：一般細菌，抗酸菌，真菌培養．
- 以下の例では特殊検査追加：
  - ➤ 免疫不全状態：クリプトコッカス抗原（血液検査も含め）．
  - ➤ 脳炎が疑われる：単純ヘルペスウイルス DNA PCR．

参考所見

- 髄液中乳酸値 3.8 mmol/L（34 mg/dL）をカットオフ値とし，これ以上である場合，感度 94%，特異度 97% で細菌性髄膜炎である．

■細菌性髄膜炎の髄液所見

- 圧：上昇（20 cmH$_2$O 以上）．
- 糖：低下（血糖値の 1/2〜2/3 以下）．
- 蛋白：増加（通常 50 mg/dL 以下）．
- 細胞数：増加 5,000〜20,000/μL（通常 0〜5/μL），10〜1,000/μL（ウイルス性髄膜炎）
- 細胞分画：細菌性もウイルス性も急性期には多核球が増加．ウイルス性では時間経過でリンパ球が優位となる．

治療対策

■抗菌薬

1) 16〜50 歳未満

- カルバペネムまたは第 3 世代セフェム＋バンコマイシン：

> - メロペン®　2 g×3/日（合計 6 g/日）
> - セフォタックス®　2 g×4〜6/日（合計 8〜12 g/日）
> - バンコマイシン　500〜750 mg×4/日（合計 2〜3 g/日）

2) 50 歳以上または免疫不全状態

- 第 3 世代セフェム＋バンコマイシン＋アンピシリン：

> - セフォタックス®　2 g×4〜6/日（合計 8〜12 g/日）
> - バンコマイシン　500〜750 mg×4（合計 2〜3 g/日）
> - ビクシリン®　2 g×6/日（合計 12 g/日）

■抗菌薬投与期間

- 最低期間：2〜3 週間以上．
- 終了目安：臨床症状の改善，髄液所見の正常化から 1 週間後．
- 注意点：途中で減量や中止をしない．

要注意事項
■ **無菌性髄膜炎症候群**
- 髄液検査で起因菌を明らかにできない症候群.
- 髄液一般検査:細胞数増加, 蛋白増加, 糖正常~減少.
- グラム染色・その他の染色:陰性(=菌が検出されない).
- 無菌性髄膜炎症候群のなかでも, 髄液の糖が血糖値の半分以下まで低下しているものは要注意(結核性, 真菌性髄膜炎などの可能性).
- ウイルス性脳炎(特にヘルペス脳炎)との鑑別が重要(下記の脳炎の項を参照).

■ **注意点**
- 髄膜炎の予後は極めて不良.
- 致命率15~30%, 後遺症率10~30%.

2 脳炎

ポイント
1. 単純ヘルペス脳炎を見逃さない.
2. 無菌性髄膜炎症候群として鑑別・治療を進める.

基本事項
- 基本的には髄膜炎と似た症状.
- 脳炎を疑う症状:人格変化, 記憶障害, 幻臭など.
- 注意すべき症状:脳幹障害による体温調節異常, 血圧調整異常, 尿崩症, SIADHに伴う電解質異常など.

検査項目・典型的所見
- 脳炎を疑った場合の検査:髄液, MRI, 脳波.
- ウイルス学的検査:単純ヘルペスウイルスDNA PCR.
- 髄液所見:細胞数上昇, 蛋白数は正常~やや増加, 糖は正常.
  ※各種染色で起因菌を明らかにできない(=無菌性髄膜炎症候群).
- MRI:ヘルペス脳炎では一側または両側の前頭葉底面, 側頭葉内側, 島皮質, 角回や帯状回などがFLAIR像で高信号域. 日本脳炎では視床, 基底核, 黒質に異常所見.
- 脳波:ヘルペス脳炎では周期性同期性放電が特徴的所見.

治療対策

- 脳炎を疑った場合は,抗ヘルペスウイルス薬を直ちに開始し,否定された時点で投与を中止する.
- 脳浮腫,痙攣などに対しては対症療法.
- 脳幹脳炎,脊髄炎に対しては,抗ウイルス薬に加え副腎皮質ステロイドの併用を考慮する:

> - ゾビラックス®点滴静注用(250 mg/V) 5 mg/kg 1日3回 1時間以上かけて点滴 7～14日間

- アシクロビル不応例:

> - ビダラビン点滴静注用(300 mg) 10～15 mg/kg 1日1回 10日間

3 脳膿瘍

ポイント
❶抗菌薬と外科的治療とを組み合わせて治療.
❷診断にはMRI(DWI,造影T1WI)が有用.

基本事項

- 脳の隣接器官(副鼻腔,中耳,頭部外傷など)あるいは遠隔臓器(肺,心内膜)から伝播された微生物によって生じる.
- 臨床症状は髄膜炎と似ている.
- 膿瘍が存在する部位や大きさによっては局所神経症状を呈する.
- 脳膿瘍が疑われた場合,腰椎穿刺は禁忌.

検査項目・典型的所見

- MRI:
  - 造影T1WI:被膜が不整に強く輪状に造影される(図3-56a).
  - DWI:内部(膿)が高信号(図3-56b).
  - T2WI,FLAIR:周囲に強い浮腫を伴う.
- 血液培養を2セット提出.
- 全身CT:遠隔感染巣からの血行性伝播の原因検索.
- 手術によって得られた検体(膿・被膜など)は,各種塗抹および培養検査に提出.

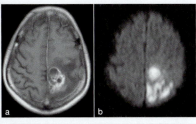

図 3-56　脳膿瘍
a：造影 T1WI，b：DWI．

- 髄液所見(採取した場合)：圧上昇，細胞数増加，蛋白増加(ただし起因菌が判明する率は低い)．

治療対策

■ 治療方針
- 内科的治療が基本(抗菌薬投与など)．
- 抗菌薬は髄液移行性の高いものを選択(髄膜炎治療薬に準じる)．
- 膿瘍が被膜を形成した場合，膿瘍への抗菌薬移行が不良となる．
- 治療期間：4〜8 週間が目安．
- 治療終了時期：明確な規定はない➡臨床症状や画像所見をみながら判断．

■ 外科適応
- 以下の場合は外科的治療を考慮する：
  - 膿瘍直径 2.5 cm 以上または mass effect が強い．
  - 頭蓋内圧亢進が著しい．
  - 脳室穿破の危険がある．
  - 内科的治療に抵抗性で，膿瘍が増大するか，もしくは縮小しない．
  - 抗痙攣薬に抵抗性な痙攣発作が持続する．

予後不良因子
- 脳室内穿破．
- 高齢者．
- 多発性病変．
- 小脳病変．

手術方法
- 穿刺による膿瘍吸引術が第 1 選択(エコーガイド，CT ガイド，ナビゲーションガイドなどを使用)．
- 膿瘍摘出術は以下のときに考慮：

- ➤ 多房性で娘膿瘍が増大．
- ➤ 吸引術を繰り返しても縮小しないもしくは再発する．
- ➤ 外傷性で異物が存在する．

要注意事項

- 致命率は約20％．
- 抗痙攣薬は術前から開始し，術後も約2年間は継続する．

4 敗血症

ポイント

❶敗血症は致命率の高い疾患．
❷早期診断，早期治療が極めて重要．
❸できる限り早く抗菌薬を開始する．
❹初期蘇生はEGDTに準じて行う．

基本事項

- 敗血症は致命率が約30％と高い疾患である．『Surviving Sepsis Campaign Guidelines 2012』(SSCG 2012) や『日本版敗血症診療ガイドライン』が作成されている．2016年には『敗血症および敗血症性ショックの国際コンセンサス定義第3版』(Sepsis-3) が発表された（表3-5）．
- Sepsis-3では，重症敗血症という用語は消失し，敗血症と敗血症性ショックの2つとなった点と，診断基準にSOFAスコアを使用する点が特徴である（表3-5, 6）．

表3-5 新たな定義と診断基準 (Sepsis-3, 2016)

敗血症	定義：感染に対する宿主生体反応の調節不全で，生命を脅かす臓器障害 診断基準：感染症が疑われ，SOFAスコアが2点以上増加したもの
敗血症性ショック	定義：敗血症の部分集合であり，実質的に死亡率を上昇させる重度の循環・細胞・代謝の異常を呈するもの 診断基準：十分な輸液負荷にもかかわらず，平均動脈圧65 mmHg以上を維持するために血管作動薬を必要とし，かつ血清乳酸値が2 mmol/Lを超えるもの

表 3-6 SOFA スコア

	0 点	1 点	2 点	3 点	4 点
呼吸器 PaO₂/FiO₂ (mmHg)	≧400	<400	<300	<200＋呼吸補助	<100＋呼吸補助
凝固能 血小板数 (×10³/μL)	≧150	<150	<100	<50	<20
肝臓 ビリルビン (mg/dL)	<1.2	1.2〜1.9	2.0〜5.9	6.0〜11.9	>12
循環器	平均動脈圧 ≧70 mmHg	平均動脈圧 <70 mmHg	DOA<5, または DOB*	DOA 5.1〜15, または Ad≦0.1, または NOA≦0.1*	DOA>15, または Ad> 0.1,または NOA>0.1*
中枢神経 GCS	15	13〜14	10〜12	6〜9	<6
腎 クレアチニン (mg/dL) 尿量(mL/日)	<1.2	1.2〜1.9	2.0〜3.4	3.5〜4.9 <500	>5.0 <200

SOFA：Sequential Organ Failure Assesment, DOA：ドパミン, DOB：ドブタミン, Ad：アドレナリン, NOA：ノルアドレナリン.
＊：μg/kg/分.
(Singer M, et al：*JAMA* 315：801-810, 2016 より作成)

■ 初期蘇生

- 敗血症初期蘇生は，early goal-directed therapy（EGDT）に準じて行う．以下の5つのパラメータを6時間以内に目標値にすることが治療方針となる（表5-1 も参照のこと ➡ 194 頁）：
  ①中心静脈圧（CVP）8〜12 mmHg
  ②平均動脈圧（MAP）≧65 mmHg
    （MAP＝収縮期血圧×1/3＋拡張期血圧×2/3）
  ③尿量≧0.5 mL/kg/時
  ④中心静脈血酸素飽和度（ScvO₂）≧70％
  ⑤乳酸の正常化

検査項目・治療対策

- 培養検査：感染巣部および血液培養2セット．
- 抗菌薬投与：スペクトラムが広いものを選択(ゾシン®4.5 g×3/日もしくはメロペン®0.5～1 g×2～3/日)．
- 表皮ブドウ球菌，黄色ブドウ球菌(MRSA含む)が想定される場合は，バンコマイシン0.5 g×4/日を併用〔治療薬物モニタリング(TDM)を行い用量調整〕．
- 輸液量：
  - 初期量：細胞外液500 mLを30分で点滴➡その後250 mL/時で1,000 mL点滴．
  - 血圧・尿量が安定すれば維持輸液100 mL/時．
  - CVP，下大静脈径の呼吸変動などを指標に補液量を調整．
- 昇圧薬：ノルアドレナリンが第1選択薬(血管収縮作用)．

> - ノルアドリナリン®注1A(1 mg/1 mL)×5+生食45 mL ⇒合計50 mL(濃度100μg/mL)
>   投与量：0.05～0.3μg/kg/分
>   投与速度：1.5～9.0 mL/時

- 免疫グロブリン(サングロポール®)：1回5 g点滴静注，3日間．
- 血糖値：144～180 mg/dLを目標にインスリンを使用．
- DICの早期診断・早期治療．

(種井隆文)

第4章

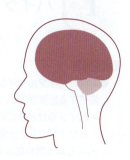

基本的術前術後の管理

1 バイタルサインと身体所見

ポイント

❶ 術前のバイタルサインの異常や,身体所見の悪化は手術合併症に直結する危険があり,必ず把握する必要がある.
- バイタルサインに異常がある場合,待機可能な手術ではバイタルサインの安定が優先される.
- 38℃以上発熱がある場合も手術は延期すべきである.
- 緊急手術時もバイタルサインの安定が優先されるが,全身麻酔の維持が可能であれば手術を行い,術後も麻酔を覚醒させずに全身状態の安定を待つ.
- 初診時に比べ一般身体所見に悪化傾向のある場合は原因の検索が必要.

基本事項

■呼吸状態

- 低酸素血症は組織酸素化の障害に加えて,頭蓋内圧の上昇をきたすので絶対避けねばならない.
- 中枢性の呼吸障害か,呼吸器・循環器疾患によるものか鑑別する.
- $PaO_2/FiO_2 = 300$ 以上なら肺は正常と考える.
- 両側間脳障害では Cheyne-Stokes 呼吸,中脳下部〜橋上部では中枢性過換気,橋中〜下部障害では持続性吸気,上部延髄障害では群発呼吸,下部延髄障害では失調性呼吸が認められる.
- 慢性閉塞性肺疾患(COPD)や喘息患者では術前8週は禁煙を行い,内服は術当日まで投与する.
- COPD 患者には術前からの肺理学療法の介入が望ましい.
- 周術期には点滴負荷などから心不全が悪化しやすく,術前からの介入が必要である.

■血圧管理

1)降圧

- 予定手術でもストレスなどにより血圧上昇をきたすことが多いが,直前の内服薬追加は望ましくない.

- ACE阻害薬やARBは術中の低血圧の危険があり，手術前24時間は投与しないことが望ましい．
- 緊急手術に際しては「第4章 4. 緊急手術前の指示」(➡ 162頁)に準じた降圧が必要となる．

2) 昇圧
- 待機可能な手術であれば血行動態の安定を優先させる．ショック状態には低体液性，敗血症性，心原性，神経原性などがある．
- 重症頭部外傷，重症くも膜下出血などの血圧低下症例では昇圧しながらの手術が必要となることもある．
- くも膜下出血時に血圧上昇がみられないときには心筋障害(たこつぼ型心筋症)に留意し，心臓エコー検査を行う．

■ 発熱
- 上気道炎などでも周術期の呼吸器系合併症が2〜7倍になり，待機手術時は上気道炎の改善を待って手術を行うことが望ましい．
- 緊急手術時は発熱の有無にかかわらず手術は施行するが，発熱の原因検索は必要である．

■ 全身状態の悪化
- 意識障害，下位脳神経麻痺，仮性球麻痺患者は誤嚥性肺炎の可能性がある．肺炎患者は周術期呼吸器系合併症も多い．
- 転移性脳腫瘍患者では原発巣，他臓器の転移巣に注意する．脳転移の多い肺癌では上大静脈症候群や肺動脈腫瘍塞栓などの血管浸潤があれば短期間に状態悪化がありうる．

要注意事項

■ 深部静脈血栓症
- 麻痺や悪性腫瘍の存在，長時間手術などは深部静脈血栓症の危険因子であり，肺塞栓症を常に念頭に置く．
- 下腿の熱感，浮腫，圧痛をみるが，必ずしも臨床徴候は存在しないため，必要に応じて採血・エコー・CTで評価する．開頭手術患者には全例で弾性ストッキングを含めた予防が必要である．

■ 透析患者
- 浮腫やツルゴールの低下などで水分出納を評価する．可能であれば1週間程度前に入院させ，dry weightを把握し，上限でも5%以内のコントロールとする．
- 周術期のシャントトラブルに注意し，手術の体位もシャントに圧迫が加わらないようにする．

(服部健一，稲尾意秀)

2 入院時の検査

ポイント

1. 脳神経外科は緊急手術の割合も多く，消化器外科などに比べてクリニカルパスの運用率が低い．疾患によってはパス運用可能であり，検査漏れを防ぐことができる．
2. 術前検査は，麻酔を含めた周術期全体のリスク評価を目的とした一般検査と，手術用の検査に分かれる．
   - 神経学的検査：神経症状の不安定な場合は手術時期の考慮が必要．
   - 術前検査：手術リスク評価のための検査．
   - 手術用検査：ナビゲーション用画像やモニタリング用の生理学的検査など．

基本事項

■ 神経学的検査

- 詳細は第1章で述べたが（➡7頁），術前にも再評価が必要である．緊急手術時は呼吸状態などのバイタルサインとともに，瞳孔所見・麻痺に関しては経時的に評価する．
- 待機手術患者の神経症状が悪化した場合は緊急手術になることが多いが，閉塞性血管障害などは手術を延期して薬物療法にて安定を図ることもある．

■ すべての手術において必要な術前検査

- 高齢患者，生活習慣病患者が増加しており，全身状態の術前評価が重要である．血液一般検査，血液生化学検査，血液凝固系検査，血液型，感染症，胸部X線写真，心電図は必須である．転移性脳腫瘍の可能性がある患者では，胸腹部の造影CTと各種腫瘍マーカー，可能であれば全身FDG-PETも検査する．

■ 予定手術患者で追加する検査

- 呼吸機能検査．
- 心臓エコー検査，心電図異常がある患者では負荷心電図，負荷心筋シンチグラフィ．

■ 術直前画像検査

- 通常の外来画像検査ではナビゲーションの対応が難しい場合が多く，専用のCT/MRIの再撮影が必要となる．
- 手術モニタリングの中には，片側顔面痙攣特有の異常電位（abnormal muscle response；AMR）など術前に確認しておいたほうがよいものもある．

術前検査の評価のポイント

- 異常所見を認めた場合，予定手術時は専門領域の医師へのコンサルトが必要となる．
- 緊急手術の場合に必要な対処法について示す．

■ 赤血球数

- 貧血の場合は輸血の準備が必要となる．脳神経外科の多くの手術（予測出血量が500〜600 mL以下）においてT&S（タイプアンドスクリーン）が適用され，MSBOS（最大手術血液準備量），SBOE（手術血液準備量計算法）の設定は難しい．
- 手術時にマンニトールを投与することも多く，術中の尿量が循環血液量を反映しないことに注意が必要である．

■ 血小板数

- 開頭手術前の血小板数は7万〜10万/μL以上であることが望ましい．術前の血小板数が5万/μL未満では，血小板濃厚液の準備，または術直前の血小板輸血の可否を判断する．
- ヘパリン起因性血小板減少症や特発性血小板減少性紫斑病など血小板輸血により病状が悪化したり，改善がみられない病態もあることに注意し，血小板輸血後にも再検査が必要である．

■ 凝固機能障害

- PT-INR 2.0以上の場合は凝固因子の予防的投与も考慮する．新鮮凍結血漿-LR240 2〜3パックが目安．ワルファリンによるPT-INR延長の場合は保険適用の問題もあるが，乾燥人血液凝固第IX因子複合体500〜1,000 IUの投与を考慮する．
- ワルファリン投与時にはビタミンK（ケイツー®N）を10〜20 mg緩徐に静注するが，十分な拮抗作用が得られるには24時間近く必要である．

■ 肝機能障害

- 凝固機能障害の併発に注意する．
- B型肝炎ウイルスを認める場合はステロイド・抗がん剤使用に注

意が必要である.
- 抗痙攣薬などの内服がある場合は薬剤性肝機能障害の可能性を疑う.

■腎機能障害
- 高K血症などの電解質異常に注意する. 高K血症はGI療法や術前透析などを考慮する.
- 頭蓋内出血, 脳腫瘍は上部消化管出血の合併もあり, BUN単独上昇では貧血・便潜血も検査する.

■心電図異常
- 不整脈, 異常Q波, ST-T波の変化には注意する. くも膜下出血などでは心電図変化も多く, 心臓エコー検査を施行したうえで循環器内科へコンサルトする. QT延長はTorsades de pointesを含む致死性不整脈を誘発することがある.

要注意事項

■頸部内頸動脈狭窄症
- 冠動脈病変の合併が多いため手術に際して心臓検査は必須である.
- 頸動脈ステント留置術(CAS)施行時には大動脈弁狭窄症のチェックが必須. CAS後の頸動脈洞反射による低血圧は心停止を引き起こすこともある.
- CAS施行時には大動脈プラーク, 腹部大動脈瘤, 閉塞性動脈硬化症などのアプローチルートの検討が合併症を減らすうえで重要である.

■脳動脈瘤コイル塞栓術
- ネックブリッジングステントの普及により, 抗血小板療法の重要性が増している. 抗血小板薬不応性が問題となっており, 血小板凝集能の評価が求められる.
- CASと同様にアプローチルートの評価が必要であり, 頸動脈分岐部の狭窄もみておく必要がある.

(服部健一, 稲尾意秀)

3　予定手術前の指示

ポイント

1. 患者に出す指示，看護師に出す指示，手術室・麻酔科医に出す指示がある．
   - 患者に出す指示：入院前から休止する必要のある薬剤を明示する．禁煙を徹底させる．
   - 看護師に出す指示：中止薬剤と続行薬剤の確認．経口摂取の中止時期を指示する．
   - 手術室・麻酔科医に出す指示：手術の体位・モニタリングの有無・使用機材・手術時間・予想出血量を伝える．

基本事項

■禁煙
- 4週間以上の禁煙は手術後の肺炎などの呼吸器合併症を30%減らす．喫煙者は非喫煙者の4倍以上のリスクを伴う．

■全身麻酔手術前の絶飲食
- 予定手術時には麻酔導入時の嘔吐および誤嚥を危惧し，長時間の絶飲食が行われてきた．しかし長時間の絶飲食は脱水や周術期合併症を増加させ，患者の口渇などの苦痛が高いことから，近年は術前絶飲食時間の短縮が推奨されている．
- 清澄水の摂取は年齢を問わず麻酔導入2時間前まで安全であり，水・茶などの摂取は許容されるが，浸透圧が高い飲料やアミノ酸含有飲料などは胃排泄時間が遅くなる可能性があり注意を要する．
- 固形物に関しては6〜8時間以上空けることが望ましい．
- 母乳摂取に関しては4時間前までが推奨されるが，人工乳は母乳に比べ胃内停滞時間が長く，6時間前までの摂取に制限するのが望ましい．

■内服
- 休止薬に関しては適切な再開時期にも注意する．以下に代表的な休止薬を挙げる．

1) 抗血栓薬

- 近年抗血栓療法を施行している患者が多く，内服中止が必要となる．CEAやバイパス術など抗血小板薬を中止しない手術もあるが，その場合でも2剤以上の併用療法は危険性が高く，単剤投与が望ましい．プレタール以外の抗血小板薬は不可逆的作用であり，血小板寿命に相当する休薬期間が必要である．

> **休薬期間**
> - アスピリン（バイアスピリン®）　5～7日間
> - チエノピリジン系（プラビックス®）　7～14日間
> - プラスグレル塩酸塩（エフィエント®）　14日間
> - イコサペント酸エチル（エパデールS®）　7日間
> - シロスタゾール（プレタール®）　3日間

- その他の抗血栓薬（ドルナー®，プロレナール®，ペルサンチン®など）は2日程度の休薬．
- 抗凝固薬はワルファリンカリウム（ワーファリン）とNOACに分かれるが，ワルファリンはPT-INRの測定により個別の対応が可能である．一般的にワルファリンは3～5日，NOACは1～2日程度の休薬を行う．
- ヘパリン置換に関しては，行わなくても動脈血栓塞栓イベントの有意な上昇はなく，大出血リスクが減る．しかし機械弁挿入後などは個別の対応が必要である．抗血栓薬は内服者の基礎疾患により大きく休薬危険度が変わるため（機械弁・ステント留置直後は危険度が高い），処方科への確認が必要．

2) 糖尿病用薬（メトホルミン塩酸塩；メトグルコ®）

- 手術や造影剤使用により乳酸アシドーシスを起こす可能性があり，開頭手術のみでなく，脳血管内手術時にも休薬を確認する．2日間の休薬が望ましい．

3) 低用量ピル

- 30～35μgのエストロゲンを含む処方を服用している健康な女性では深部静脈血栓性静脈炎および血栓塞栓症の発症率は非服用者より3～4倍高いと推定されている．可能なら1か月前の休薬を行う．

■内服（手術用薬）

- 悪性神経膠腫患者にアミノレブリン酸（5-ALA）を投与すると，

腫瘍細胞内にプロトポルフィリンIX(PPIX)が蓄積される．PPIXは青色光線(400〜410 nm)により励起され，赤色蛍光(600 nm付近)を発するため，悪性神経膠腫の術中診断・切除範囲決定に活用することが可能．

- アミノレブリン酸塩酸塩(アラベル®)使用時は内服の量と時間の確認が必要．通常，成人にはアミノレブリン酸塩酸塩として20 mg/kgを，手術時の麻酔導入前3時間(範囲：2〜4時間)に，水に溶解して経口投与する．
- アミノレブリン酸酸塩投与後48時間は光線過敏症に留意する．

■手術室への指示

- 体位・モニタリングの有無・使用機材・手術時間・予想出血量などについて情報を共有する．
- 緊急手術に比べモニタリング，ナビゲーション，神経内視鏡の併用などの頻度が高く，筋弛緩薬・麻酔薬の投与法や手術室のセッティングに影響がある．

要注意事項

■ステロイド

- 下垂体疾患，鞍上部腫瘍など下垂体前葉機能不全のある患者，ステロイド長期内服患者はステロイドカバーを考慮する．過去1年間に2〜3週間以上，あるいは最近3週間以上にわたり生理的分泌量以上(25〜30 mg/日)のヒドロコルチゾン(コートリル®)または等価のステロイドが投与されている患者，医原性Cushing症候群(満月様顔貌や中心性肥満など)を呈している患者はステロイドカバーを考慮する．
- 成人では小手術では50 mg/日程度，大手術では75〜150 mg/日程度のヒドロコルチゾンを投与する．以後25〜50 mgを6〜8時間ごとに投与．その後，術前投与量に戻るまで毎日50％ずつ減量する．

■抗血小板薬

- 脳血管内治療に際しては血栓塞栓症を防ぐために抗血小板薬の投与が必須である．誤って内服を中止していないことを確認する必要がある．初診時にアドヒアランスの状態を確認し，飲み忘れが多い場合は家族にも内服確認を依頼する．

(服部健一，稲尾意秀)

4 緊急手術前の指示

ポイント
1. 手術前に状態を悪化させず，スムーズに手術に移行することが目的である．
2. 鎮痛・鎮静指示と降圧指示が重要．
3. 使用する薬剤の作用発現時間・持続時間を把握する．
4. 使用する薬剤の循環動態への関与を把握する．
5. 頭蓋内圧への影響の大きい薬剤は避ける．

基本事項

■ 鎮静・鎮痛

- 意識障害のある患者は安静を保つことが難しく，適切な鎮静が必要となる．深い鎮静は ICU 滞在期間延長，肺炎リスクの上昇などと関連するとの報告があり，適切な鎮痛のもとで，できるだけ鎮静を浅く維持する．
- 米国集中治療医学会(SCCM)のガイドラインでは ICU での鎮痛管理の第 1 選択にオピオイドを挙げている．ブプレノルフィン(レペタン®)やペンタゾシン(ソセゴン®)に比べ頭蓋内圧への影響が少ない．

1) 鎮痛薬
- 第 1 選択：フェンタニル(フェンタニル注射液)．
  - ➤ 脂溶性の合成オピオイドで作用発現時間は 3〜4 分と非常に速い．消失半減期は通常 2〜4 時間だが，長期投与にて延長する(9 日間持続投与で 13 時間)．モルヒネに比べヒスタミン遊離作用が低く，血行動態への影響が少ない．

> - フェンタニルとして 25〜50 μg 静注する．その後フェンタニルとして 0.5〜5 μg/kg/時の速さで持続静注する．

2) 鎮静薬
- プロポフォール(ディプリバン®)，ミダゾラム(ドルミカム®)，デクスメデトミジン(プレセデックス®)がよく用いられる(表 4-1)．

表 4-1 鎮静薬の投与例

商品名	初回投与量	持続静注量	作用発現	持続時間
ドルミカム®	0.03〜0.06 mg/kg	0.03〜0.1 mg/kg/時	0.5〜2 分	1〜3 時間
ディプリバン®	0.2〜2 mg/kg	0.3〜3 mg/kg/時	1 分以内	10〜20 分
プレセデックス®	1 μg/kg(10 分で)	0.2〜0.7 μg/kg/時	15 分	2 時間

ベンゾジアゼピンは鎮静終了後のせん妄が多く,非ベンゾジアゼピン薬剤が好ましいとされる.

■ 筋弛緩
- 重症くも膜下出血における気管内挿管・人工呼吸器管理のとき,バッキングによる脳圧亢進・再出血予防のためには,筋弛緩薬が用いられることが多い.
- 第1選択:ロクロニウム臭化物(エスラックス®).
  ➤ 通常,成人には挿管用量としてロクロニウム臭化物 0.6 mg/kg を静脈内投与し,7 μg/kg/分の投与速度で持続注入を開始する.なお,年齢,症状に応じて適宜増減するが,挿管用量の上限は 0.9 mg/kg までとする.
  ➤ 迷走神経を遮断する作用をもち,副作用として頻脈を引き起こすことがある.

■ 降圧指示
- 『脳卒中治療ガイドライン』,『高血圧治療ガイドライン』(JSH2014)に準じて降圧を行う.
- ニカルジピン塩酸塩(ペルジピン®),ジルチアゼム塩酸塩(ヘルベッサー®)がよく用いられる.ニカルジピンは投与により頻拍傾向となるが,ジルチアゼムは徐脈傾向となることに留意する.

1) 脳出血
- JSH2014 では収縮期 180 mmHg 未満,または平均血圧 130 mmHg 未満の維持が推奨されているが,2013 年に発表された INTERACT 2 に準じて『脳卒中治療ガイドライン 2015』は収縮期 140 mmHg 未満への速やかな降圧に変更された.

2) くも膜下出血
- JSH2014 では収縮期血圧が 160 mmHg を超える場合には,前値の

80%を目安に降圧するとされているが,実際には再破裂予防のため厳格な血圧管理が行われることが多い.

3) 血栓回収療法が必要な脳塞栓

- 収縮期＞185 mmHg,拡張期＞110 mmHg の場合に降圧が推奨される:

> - ペルジピン®原液(1 mg/mL) 0.5〜1 mL を静脈内投与.降圧目標に達したら,3〜5 mL/時で持続投与開始.0〜15 mL/時で適宜増減する.
> - ヘルベッサー®(50 mg/A) 5A を生食 50 mL に希釈して,上記と同様に投与.

要注意事項

■ プロポフォール注入症候群

- プロポフォール持続投与中に,治療抵抗性の急な徐脈から最終的に心静止に移行する病態があることが報告されている.小児での報告が多いが成人でも起こりうる.心電図以外の所見は著明な代謝性アシドーシス,横紋筋融解,ミオグロビン尿,心不全,腎不全である.
- プロポフォールを持続投与する際は,4 mg/kg/時以下の用量で投与し,使用時間も 48 時間以上を超えないことが望ましい.

(服部健一,稲尾意秀)

5 抗菌薬の予防的投与法

ポイント

1. 脳外科手術の周術期予防的抗菌薬投与は手術部位感染の予防方法として有効な手段となりうる.
2. 予防的抗菌薬投与は手術中に汚染された手術部位を無菌にするのではなく,患者の免疫機構が対応できるように微生物数を減らすことが目的.
3. 有効な予防的抗菌薬投与は,抗菌薬の選択,投与開始のタイミングや術中の追加投与などに工夫が必要.
4. 術後感染予防には短期間の投与が有効で,広域スペクトラム抗菌薬を漫然と長期間使用しないことが重要.

基本事項

- **投与タイミング**:執刀開始前60分以内に投与を開始し,執刀時に投与を完了しておく.執刀時に血中の抗菌薬の濃度を最高にしておくための投与タイミングである.
- 以前は頭髪に対しては散髪後執刀直前の剃毛が推奨されていた.現在予定手術の場合十分に洗髪がなされていれば,必要最小限の散髪もしくは無剃毛手術も広く行われている.
- **抗菌薬の術中追加投与**:手術時間が長くなり皮切から時間が経過した場合には,組織中の抗菌薬の血中濃度は低下し有効域を下回る状態となる.3時間ごとの抗菌薬追加投与が望ましい.
- **投与する抗菌薬の選択**:原因微生物を推測し,広域スペクトラム抗菌薬を第1選択としない.
- 黄色ブドウ球菌(MRSA含む),表皮ブドウ球菌,連鎖球菌など,基本的には落下細菌や皮膚の常在菌に対する抗菌薬を使用する.全身状態不良例では大腸菌,緑膿菌も考慮すべきである.
- このため,通常の手術の場合には,手術部位感染をおそれて広域スペクトラム抗菌薬を使用することは厳に慎むべきである.つまり,第3世代セフェム系抗菌薬や第4世代セフェム系抗菌薬は予防的抗菌薬として使用すべきではない.これらの抗菌薬はセファ

ゾリンと比較して黄色ブドウ球菌に対する抗菌力が明らかに落ち，抗菌スペクトラムが広すぎるため術後創部感染の原因とはなりがたい菌までカバーし，結果として菌交代を起こし MRSA や多剤耐性緑膿菌などの難治性感染症を引き起こすためである．

典型的処方例

- セファゾリン 1 g ＋生食 100 mL　6 時間ごとに点滴投与

- β-ラクタム薬アレルギーの場合：

- クリンダマイシン 600〜900 mg ＋生食 100 mL を 8 時間ごとに点滴投与
- バンコマイシン 1 g ＋生食 200 mL を 1 時間以上かけて点滴投与(Red man 症候群の予防)

■ 投与のタイミング

- 通常のセファゾリンであれば，皮膚切開の入る 60 分以内の投与開始でよい．
- バンコマイシンのように緩徐な投与が必要な場合には 2 時間前に投与を開始する．

■ 投与期間

- 投与期間については議論が多い．多くのガイドラインでは術後 24 時間以内での投与終了を勧めている．名古屋大学脳神経外科では通常の待機的な開頭術の場合には，術当日および翌日にセファゾリンの投与を実施し，終了としている．
- いたずらに長期間の投与を行うことは，耐性菌発生回避のためにも厳に慎むべきである．

要注意事項

- 異物挿入を伴う手術(頭蓋骨形成術，脳室腹腔シャント術，DBS 手術，脊椎のインプラント手術など)では抗菌薬のみに頼らない細心の感染予防が必要である．
- 当院では，①術前に感染しやすい患者群において感染要因の排除(糖尿病患者は 1 週前入院で血糖値コントロールを厳密に行う，喫煙者は 30 日前よりの禁煙指導を行うなど)，②術前の洗髪の徹底，皮膚の清潔を保つ，③術中の空調の確認，④挿入異物を取り扱う場合は必ず手袋の交換を行う，⑤閉創時の十分な創部洗浄，などの工夫を実践している．

(坂本悠介，岡本　奨)

6 手術後の指示

ポイント

① 全身麻酔後覚醒が不良な場合,術直後の頭部CT撮影後集中治療室管理を考慮する.
② 予定手術で手術侵襲が少ないことが予測可能な場合,早めの離床を促す.
③ 各手術アプローチ,疾患特有の手術後合併症に対する指示は各項目を参照すること.

基本事項

- 予定手術における一般的な術後観察事項,緊急指示,その他脳神経外科特有の指示に対してまとめる.
- 手術後の指示で必要な項目は,①安静度指示,②食事の指示,③術後のバイタル確認,神経観察の指示,④術後検査の指示,⑤ドレーン管理の指示,⑥創部管理の指示,⑦術後合併症に対する指示,⑧患者および家族への説明予定の指示,⑨術後早期のリハビリ評価・治療の指示と多岐にわたる.一般指示はクリニカルパスとして運用している病院が多い.

典型的指示

■ 安静度指示

- 頭蓋内圧コントロールのため術後6〜12時間はベッド上安静の指示(ギャッチアップ20〜30°).
- 術後新たな脳局所症状がなければCTの再検は術翌日とし,出血性合併症がないことを確認のうえ,皮下ドレーンを抜去しベッド上フリーとする.その後段階的に離床を進める.廃用性障害を防ぐためできる限り早めの離床を進める.

■ 食事の指示

- 覚醒良好であれば術翌日には経口摂取を進める.嚥下障害が予想される場合には早期に嚥下評価,リハビリ介入を依頼する.
- 経静脈栄養,経腸栄養に関しては「第4章 7. 静脈栄養と経腸栄養」を参照(➡ 170頁).

■術後のバイタル確認，神経観察の指示

- 術中に循環，呼吸などのトラブルがなければ一般床ではバイタル確認は2検(1日2回)とする．
- 必要に応じて観察回数を増やし，バイタルに異常がある場合は頭部疾患のみにとらわれずABCアプローチにて蘇生を行う(「第6章 5. 頭部外傷の救急対応」参照➡235頁)．
- 血圧管理は疾患により重要となる．『脳卒中治療ガイドライン2015』に準じ，高血圧性脳出血後は収縮期血圧140 mmHg未満に管理を行う．
- 脳神経観察は意識の確認(GCSチェック)，麻痺の確認，瞳孔の確認は術翌日までは頻回に行う(2時間おき，4時間おきなど状態に応じて指示する)．脳圧亢進症状を見逃さないことが何よりも重要であるため，神経観察については担当看護師と問題意識を共有すること(「第6章 6. 脳圧亢進症状の救急対応」参照➡237頁)．

■術後検査の指示

- 頭部CTによる術後出血の確認は麻酔の覚醒がよければ翌日でもよい．ただし術後出血により脳幹圧迫をきたすおそれのある後頭蓋窩病変では術直後の検査を推奨する．
- 脳MRIは術後虚血性病変を疑う場合は可及的に撮影する．頭皮がステープラで固定されている場合，3T-MRIでは撮影が困難(火傷などの心配)なため皮弁の縫合方法を検討することが必要である．
- 全身麻酔に伴う無気肺を疑う所見がある場合や術中中心静脈カテーテル挿入時は，必ず術後胸部X線撮影を行う．
- 脳室腹腔シャント術後は頭部，腹部単純撮影にてカテーテル先端の確認を行う．
- 採血検査を翌日には行い，感染・凝固異常などを否定する．大量出血時には輸血の効果判定のための採血を術後に行う．

■ドレーン管理の指示

- ドレーン挿入位置を担当看護師に伝え，適切な管理について指示を与える(「第4章 9. ドレナージチューブの管理」参照➡176頁)．皮下ドレーンは頭蓋では陰圧をかけずに自然流出とする(陰圧をかけると髄液漏や脳表での出血の原因となるため)．

■創部管理の指示

- 術後3日目に創部洗浄し創部癒合が問題ない場合，開放創とし洗

髪・シャワーを許可する．抜糸は通常 7 日目以降に行う(「第 4 章 11. 手術創の管理」参照 ➡ 182 頁)．

■ 術後合併症に対する指示

- 発熱，創部痛，痙攣，嘔気，鎮静などの緊急時指示を行う．病棟の置き薬は管理上困難な場合もあり，必要なものはあらかじめ処方が必要である．
- 各手術アプローチ，疾患特有の手術後合併症に対する指示は各項目を参照すること．
- **胃潰瘍予防**：術当日より H_2 拮抗薬もしくは PPI を開始する．
- **術後脳浮腫予防**：グリセオール®200 mL×2 回/日投与．脳腫瘍の場合ステロイド投与を検討してもよい．デカドロン®4 mg×2 回/日投与．回数や継続日数は症例ごとに判断する．

■ 患者および家族への説明予定の指示

- 術後，イラストを交えわかりやすく術中経過や合併症の有無，今後の経過の見通しや治療方針について説明する．複数の家族が IC を希望される場合はキーパーソンを明らかにしておくと説明不足などのトラブルを解消できる．今後の説明予定も明らかにしておくと家族からの信頼を得やすい．特に術後合併症を有するケースでは患者を頻回に診察し家族への説明回数を増やすことが大切である．

■ 術後早期のリハビリ評価・治療の指示

- 術後片麻痺や言語障害などの脳局所症状を有する場合だけでなく，離床が困難な場合にも早期にリハビリ介入を依頼する．病状より嚥下困難が予測される場合は嚥下評価を早期に依頼することが必要である．

要注意事項

- 外減圧した場合は，減圧部を圧迫しないような頭位を指示する．
- 脳浮腫に対してマンニトールは，それ自体が破壊された血液脳関門より脳内に貯留することによる脳浮腫再増悪のリスクがあり術後には使用しない．
- 脳室ドレナージや脳槽ドレナージにおいて皮膚挿入部から髄液漏出がある場合，髄液感染に移行する可能性があるためドレナージを抜去し培養検体を提出し髄液移行性のよい抗菌薬の投与を行う．必要に応じて新たなドレナージを挿入する．

(宇田憲司，岡本　奨)

7 静脈栄養と経腸栄養

> **ポイント**
> ❶必要エネルギー消費量は,Harris-Benedict の推定式を用いて計算する.
> ❷消化管が使用できれば経腸栄養をできるだけ早期に開始する(目標 24 時間以内).
> ❸血糖値の目標は 180 mg/dL 以下とする.超えた場合はインスリン投与を考慮する.

基本事項

■ 必要な人工栄養素の算出方法

- ①必要カロリーを算出➡②必要蛋白量を算出➡③必要脂肪量を算出➡④残りの必要カロリーを炭水化物で補う.
- 1 日の必要カロリーは主に糖質と脂質が主である.
- 全体としては炭水化物(4 kcal/g)50〜60%,蛋白質(4 kcal/g)15〜20%,脂肪(9 kcal/g)25〜30%となるようにすればよい.
- **必要カロリー**:Harris-Benedict の式(表 4-2)で基礎代謝量を求め,これに活動係数と傷害係数を乗じて算出する.実際の基礎代謝量(kcal)=体重(kg)×25 が簡便である.
- **必要蛋白量**:通常は 0.6〜1.0 g/kg/日,異化亢進時は 1.2〜2.0 g/kg/日(脳卒中などのストレス下では異化が亢進されるため蛋白は多めに必要).
- **必要脂肪量**:必要カロリーの 25〜30%のカロリー数となるように算出.
- 最後に残りを炭水化物で補う.

表 4-2 Harris-Benedict の式

男性 BEE=66.47+13.75W+5.0H−6.76A
女性 BEE=655.1+9.56W+1.85H−4.68A

BEE:基礎エネルギー消費量(kcal/日),W:体重(kg),H:身長(cm),A:年齢(歳).

■経腸栄養,静脈栄養について
- 発症24時間以内には栄養投与を開始し,なるべく早期(約1週間以内)に必要カロリーに達するようにする.
- 急性期1週以内の総エネルギー負債が10,000 kcalを超えないように注意する.感染症発症との相関が報告されている.
- 循環動態が安定し消化管が使用できれば,胆汁うっ滞による無石胆嚢炎,腸管萎縮,バクテリアルトランスロケーションによる感染,敗血症予防のために経腸での栄養投与を早期に判断する.
- 吐下血がみられる場合,鎮静薬の影響で腸管運動が悪い場合は経静脈栄養を優先的に選択する.また脳圧亢進時も嘔吐による誤嚥を防ぐために経腸栄養は避けるほうがよい.

典型的指示
■経腸栄養時
- 脳卒中発症直後は嘔吐の危険や緊急手術のため絶飲食の指示を行う.
- 経口摂取が7日間以上困難で経静脈栄養を継続している場合,経鼻胃管挿入による経腸栄養を考慮する.
- 全身麻酔予定手術の場合は約8時間前より絶食,4時間前より絶飲食しておくと安全に導入できる.
- 経管栄養投与時は,可能であれば誤嚥防止のため60°程度まではギャッチアップを行う.
- 腸管運動が悪い場合は持続投与へ変更や,適宜腸管運動促進薬を使用(胃内停留の場合は六君子湯やガスモチン®.腸管停留,イレウス状態の場合は大建中湯).
- 仮性球麻痺や球麻痺が予測される病変は,嚥下障害の早期評価と嚥下リハビリを依頼する.

■静脈栄養時
- 中心静脈栄養時は肝機能に注意しながらカロリー数をアップしていく.
- カテーテル感染による敗血症には十分注意.

要注意事項
■経腸栄養時の下痢対策
- 細菌性の下痢の否定,特に *Clostridium difficile* の感染を否定する(細菌培養検査とトキシンA, B検出キット).便培養の結果が出るまでは感染性の下痢を否定できないため,止痢薬(ロペラミド

塩酸塩)の投与はしない.ミヤBM®細粒とケイ酸アルミニウムの経管投与を行う.
- 浸透圧が高いことが原因の場合,浸透圧の低い栄養剤への変更を行う(アイソカル®,サンエット®-L).また投与スピードを落とすことも有用である.20 mL/時での開始,24時間の持続投与も考慮する.
- 経腸栄養投与量を減らす(経静脈栄養で補充必要).
- 乳糖不耐性の場合,乳糖を除く.
- 可溶性食物繊維(サンファイバー®)を投与する.

(宇田憲司,岡本 奨)

8 術後合併症の予防と対策

ポイント
1. 術前に予想される合併症に対しては十分にICを行うことが必要である．説明した相手，説明内容をカルテに必ず記載すること．
2. 手術アプローチや疾患特有の術後合併症に対しての予防と対策は本書の各項で確認されたい．

基本事項

■ 開頭手術，術前に予想される合併症
- 以下の項目は術前に説明し，対処方法に対して了承を得る必要がある：
  - 手術操作に伴う合併症：①脳出血や急性硬膜下血腫などの出血性合併症，②脳梗塞，③感染症．
  - 全身麻酔に伴う合併症．
  - 輸血に伴う合併症．
  - 手術体位に伴う合併症：①褥瘡，②圧迫性神経障害．
  - 創部の美容上の問題点．
  - その他予想外の事態の対処方法．

■ 手術操作に伴う合併症

1) 術後頭蓋内出血
- 術中の確実な止血操作が予防に必要であるが，術前出血性素因を有する場合には術野から離れた部位での出血も経験する．CTでmass effectを生じる出血の場合は再開頭による血腫除去術と出血傾向の是正を速やかに行う．

2) 脳梗塞
- 術中の穿通枝を含む動静脈の損傷で起こりうる虚血性障害を術前に説明しておく必要がある．全身麻酔下の電気生理学モニタリングを行うことで片麻痺を生じる脳梗塞の予見が可能である．

3) 感染症
- 完全な無菌での手術は不可能なこと，感染症予防として行っている工夫を術前に説明する（「第4章 11. 手術創の管理」➡ 182頁や「5.

抗菌薬の予防的投与法」→ 165 頁参照).
- 特に compromised host や異物挿入を伴う手術ではしっかりと術前の説明と感染予防対策が必要である.

■全身麻酔に伴う合併症
- 麻酔科より全身麻酔に伴う危険性は説明されるが, 脳神経外科からも疾患に関連する合併症に対しては説明が必要である. 麻酔方法へのリクエストがある場合, 術前に十分な症例検討を行う.

■輸血に伴う合併症
- 同種血輸血の危険性について術前十分に説明し了承を得る. 輸血後 3 か月目に感染症確認のために採血を行う. 無輸血治療希望者への対応を事前に話し合っておく(「第 4 章 13. 輸血」→ 188 頁参照).

■手術体位に伴う合併症

1) 褥瘡
- 手術に有効な体位をとる際, 褥瘡の原因となる圧迫や摩擦を引き起こさない体位に固定することが重要である. 低反発素材で除圧効果に優れたサージカルフォーム®の導入も検討する.

2) 圧迫性神経障害
- 全身麻酔手術後の末梢神経障害は尺骨神経麻痺, 腕神経叢障害が起こりやすい. 側臥位やパークベンチポジションでは特に注意が必要である.

■創部の美容上の問題点
- 頭蓋骨を一部切除する可能性がある場合, 手術後頭蓋骨が変形し美容上問題を生じることを説明する. 予定手術では整容的な手法を用い患者の満足度を上げる努力も必要である. 頭皮の血管を頭蓋内に引き込む EC-IC バイパス(浅側頭動脈-中大脳動脈吻合術など)では皮膚の壊死を予防する皮弁のデザインが重要である.

■その他予想外の事態の対処方法
- 厳重な術中術後管理にて合併症の発生を防止するよう努力するが, 予想できない事態が生じることも説明する. その場合手術中に治療方針の変更の説明が行われることも言及しておくこと.

典型的指示
- 代表的手術アプローチごとにテンプレートを作成し, 疾患特有の術後合併症に加え一般的な術後合併症に対して術前に説明漏れのないように行う. 特に救急疾患(破裂脳動脈瘤など)では十分な

IC の時間がとれないため事前の準備が必要である．

要注意事項

- 脳神経外科手術後合併症を減らすため麻酔科へ要望すべき点を以下に記す．
- 脳血流は脳灌流圧が 50～150 mmHg では一定であるが，頭蓋内病変を有する場合 autoregulation が破綻し血圧の変動が脳血流を反映する可能性があるため，低血圧にならないように指示する．
- **もやもや病**：脳血管拡張作用の強い揮発性麻酔薬，亜酸化窒素や hypercapnia は血管反応性が維持されている部位の脳血流を増加させるが，もやもや病は盗血により脳血流が低下する可能性があるので静脈麻酔で管理し，$ETCO_2$ モニタリングおよび反復する動脈血ガス分析を行い $PaCO_2$ 実測値 38～40 mmHg で維持するよう指示する．
- **CEA**：血流遮断の少し前にヘパリン 3,000 単位静注，ラジカット®2A（1A を 30 分，1A を 60 分で入れる）を開始する．ヘパリン投与前後の活性化全血凝固時間（ACT）を確認する．ACT 200 が目標．遮断解除後，脳酸素飽和度が下がる場合は体血圧を高めに維持し，一方上昇するときは術後の過灌流が考えられるため低めに維持するように指示する．
- **下垂体腺腫**：コルチコステロイドの補充を行う．麻酔開始時にソル・コーテフ®100 mg 静注，腫瘍切除開始時にソル・コーテフ®50 mg 静注，手術終了時にソル・コーテフ®50 mg 静注する．尿崩症が生じる場合があり，通常の輸液管理で水バランスが negative となり Na が上昇する場合はピトレシン®の持続投与を指示する．
- **AVM**：特に術前シャント量が多い場合には，AVM 周囲脳の血管は拡張し反応性が低下している．その状態で AVM が切除されると過灌流となり，脳浮腫，時に脳出血を生じる．術直後の脳循環が不安定となりやすい場合は直後の覚醒・抜管を行わず，鎮静を持続して集中治療室で循環管理を指示する．
- **MEP, SEP モニター**：電気生理学的モニタリングを行う場合，プロポフォールとレミフェンタニルによる全静脈麻酔（TIVA）を指示する．

（和田健太郎，岡本　奨）

9 ドレナージチューブの管理

ポイント

1. 髄液あるいは血腫, 膿瘍などを体外に排出することを目的とする.
2. 体外との交通ができるため逆行性感染のリスクとなりうる.
3. 長期間のドレナージ管理は避けるべきである.
4. 頭蓋内圧は陽圧であるため, 他のドレナージと違い陰圧とならないように注意が必要である.

- ドレナージは比較的簡便な方法で脳圧の管理を行うことができ, 血腫などの除去も行うことができる. 脳神経外科において最も経験する手技の1つである. ドレナージルートを通して逆行性感染のリスクがあるため管理には十分な注意が必要となる.

基本事項

- ドレナージ方法には髄液排出を目的とした脳室, 脳槽, 腰椎ドレナージや血腫除去などを目的とした硬膜下, 硬膜外ドレナージなどがある. 目的に応じてドレナージ方法を選択する必要がある.
- 髄液の排出を目的とする場合には髄液腔に留置する必要があるため脳室, 脳槽, 腰椎ドレナージが選択される. 脳槽ドレナージは開頭術中に脳槽を開放し留置する. これに対し脳室, 腰椎ドレナージについては局所麻酔下にも適応可能である.
- 血腫, 膿瘍などのドレナージについてはそれぞれ病変部位にドレナージチューブを挿入する(例:慢性硬膜下血腫に対する硬膜下ドレナージ).
- 頭蓋内圧は常に陽圧であるため, いずれのドレナージについても頭蓋内のドレナージは陰圧にならないよう管理をする必要がある.

典型的指示

- 頭蓋内圧は通常陽圧であるため, 病態によるが通常10~20 cmH$_2$Oの陽圧にて管理を行う. ドレナージ圧の調整には通常サイフォン式のものを用いるが(図4-1), 術後安静を必要としない患者には閉鎖式リザーバ(アクティーバルブⅡ®)を使用することが

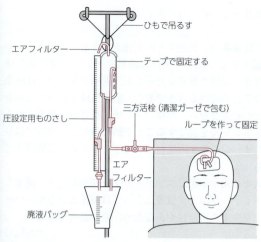

図 4-1 サイフォン式ドレナージ
外耳孔を 0 点とし滴下部までの高さで圧調整を行う．通常 10～15 cm で調整することが多いが，病態によって変更を行う必要がある．

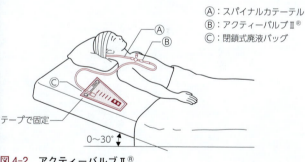

図 4-2 アクティーバルブⅡ®
アクティーバルブⅡ®は差圧バルブでありバッグが下にある場合陰圧となる可能性があるため，必ず臥位時はベッド上，坐位・立位時は前胸部に吊るすように設置する．

ある（図 4-2）．
- いずれの場合においても穿刺部の観察が非常に重要となる．感染徴候の有無，髄液の漏れの有無を確認し，適切に対策を行う．必

要時には入れ替えをためらうべきではない．

要注意事項

- ドレナージ術は頭蓋内と頭蓋外との交通ができる治療であるため感染対策が最も重要である．創部の観察を行い，必要に応じ洗浄，消毒を行う．適切な処置を行っても長期のドレナージは感染のリスクとなるため避けるべきである．感染徴候がみられた場合には入れ替えが必要となる．長期のドレナージ管理が要求される場合には皮下トンネルを長くすることが勧められる．当院では長期の脳室ドレナージを要する場合には皮下トンネルを前胸部まで延長している．
- サイフォン式を使用する際にエアフィルターが濡れたり，閉塞した場合にはドレナージバッグ位置によっては陰圧となりオーバードレナージが発生する可能性があるため注意が必要である．

(竹内和人)

10 頭蓋内圧モニターの管理

ポイント

1. 頭部外傷において切迫する脳ヘルニアを診断し，集中治療室においてバルビツレート療法を行う場合，頭蓋内圧(ICP)モニター管理が望ましい．
2. ICPモニタリングは脳実質圧測定と脳室内圧測定の2種類がある．
3. ICP 20 mmHg以上が5分以上継続した場合，積極的に脳圧コントロールが必要である．

基本事項

- 重症頭部外傷の集中治療は二次性の脳ヘルニアの予防がカギとなる．ICPモニタリング下でのICPコントロールは重要な治療戦略である．

■ ICPモニタリングの適応と種類

- 重症頭部外傷患者において二次性の脳ヘルニアを起こす可能性のある患者の集中治療管理に適応となる(「第6章 6. 脳圧亢進症状の救急対応」➡237頁参照)．特にバルビツレート療法を行う場合はICPモニタリングが推奨される．
- ICPモニタリングの種類は脳実質圧測定と脳室内圧測定がある．

1) 脳実質圧測定

- ICPセンサーを脳実質に挿入し持続的に脳圧を測定するものである．このセンサーは圧のみを測定するものや同時に温度を測定するもの，また脳脊髄液の排出が可能なものまで各種ある．いずれも挿入術に伴う感染症合併症は5%以下である．現在汎用されているICPモニタリングシステムはコッドマンICPモニタリングシステム(図4-3a)とカミノ・プレッシャー・モニタリング・カテーテル(図4-3b)である．

2) 脳室内圧測定

- 外減圧術などの脳手術時に脳室ドレナージを行うことで脳脊髄圧を測定しICPモニタリングの代用とする方法も用いられる．脳脊

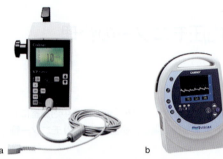

図 4-3 ICP モニタリングシステム
コッドマン社製センサー(a)は 0 ドリフトがなくカテーテル径が 1 mm 以下と細い．カミノ社製センサー(b)は温度測定も可能であるが径が太く，頭皮上に垂直に固定する必要がある．

髄液を排出することで脳圧亢進に対する治療ともなる．

典型的指示

■ **頭蓋内圧モニター管理の指針**

- 成人では ICP 20 mmHg 以上が 5 分以上継続した場合を脳圧亢進と定義し，治療介入を行う．
- 小児の正常 ICP 値は年齢により異なる．1〜4 歳➡ 6 mmHg，5〜6 歳➡ 7 mmHg，7〜8 歳➡ 8 mmHg，9〜15 歳➡ 9〜15 mmHg という基準が報告されている．
- 脳灌流圧(CPP)が脳血流量(CBF)の維持のパラメータとして有用である．
- CPP＝平均動脈圧(MAP)−ICP．60〜70 mmHg を維持するように管理する．40 mmHg 以下となると死亡率が高い．
- 健常者では CPP に対する自動調節能があり脳血管の拡張，収縮で CBF を一定に維持している．自動調節能が障害された病態(重症頭部外傷など)では CBF が CPP に依存するようになるため，CPP が CBF のパラメータとなる．
- 脳圧亢進時の治療に対しては「第 6 章 6. 脳圧亢進症状の救急対応」を参照(➡ 237 頁)．

要注意事項

- 低体温療法は現在心停止後の蘇生後脳症で長期の神経予後を改善

するが，作用機序は不明で ICP 降下による結果とは考えられていない．重症頭部外傷に対する低体温療法は ICP 制御のために用いられるがエビデンスは確立していない．目標体温を 32〜34℃として ICP 値に応じた体温調節期間をとることが多い．

〔横山欣也，岡本　奨〕

11 手術創の管理

ポイント

1. 上皮化が得られる 48 時間までは清潔な状態で被覆化を継続.
2. 抜糸時期は通常の手術では術後 7 日目. 再手術例や皮弁に血流を送る血管を採取するバイパス術などでは術後 10〜14 日目を目安とする.
3. 創部の感染徴候に注意し術者は責任を持って自ら創部の観察を行うこと.

基本事項

- 手術終了後, ガーゼで覆うなどして創部の清潔を維持しつつドレープとコンプレッセンをはがす.
- 清潔な状態を保ったまま生食を浸したガーゼで創部表面の血液を落とし, 乾いたガーゼで水分を拭き取る.
- 創部の清潔は保ちつつ周囲の髪についた血液や消毒を拭き取る.
- カラヤヘッシブ®やオプサイト® POST-OP ビジブルなど閉鎖性ドレッシング材で被覆する. ドレッシングの目的は外傷や汚染からの保護, 滲出液の吸収除去, 創傷治癒に最適な環境の形成と維持にある. ドレッシング材を用いることによる創部感染リスクの増加はないとの報告が多い.
- 術後 24〜48 時間後には創部は表皮が形成され外界から遮断される. それまでは被覆材で被覆して清潔を維持する.
- 術後 48 時間を経過してから被覆材をはがし, 生食を含ませた綿球で創部を洗浄する. 創部の癒合が問題なければ開放とし, 洗髪を許可する. 創部癒合がまだ得られていないと考えられる場合には創部の被覆を継続し, 癒合が得られるまで適宜観察する.
- ドレッシング材の代わりにガーゼを使用してもよいが, 汚染が多くなければ毎日交換をする必要はなく, 48 時間経過してからはがせばよい. 毎日の創部消毒は不要である.
- 抜糸時期は通常の手術では術後 7 日目に行う. 通常は全抜糸で問題ない.

- STA-MCA 吻合術など皮弁に血流を送る血管を手術に用いる場合は，皮弁の血流低下から創傷治癒が遅延すると考えられる．また，再手術例やステロイド内服例，糖尿病の存在は創傷治癒遅延のリスクとなる．これらの症例は抜糸時期を 10〜14 日目とする．全抜糸を一気に行ってよいが，創部離開の不安を感じる場合には半抜糸をまず行い，問題なければ翌日残りの糸を抜糸する．
- 抜糸時に消毒を行うべきかどうかは controversial である．原則的には行っていないが，易感染性のある症例などは消毒後に抜糸をするのもよい．

典型的指示
■ 創部洗浄
- 術後 48 時間経過した日を指定．通常は術後 3 日目．
- 創部癒合が問題ない ➡ 開放創とし，洗髪・シャワーを許可．
■ 抜糸
- 通常：術後 7 日目．
- STA-MCA バイパス術の症例や再手術例など創部癒合が遅れることが予測される例：術後 10〜14 日目．

要注意事項
■ 皮下髄液漏
- 術後皮下に髄液貯留を生じることがある．後頭蓋窩の手術やゴアテックス®の人工硬膜を用いたときには生じやすい．弾性包帯を直ちに巻き圧迫する．皮下髄液貯留が多量で緊満が強い場合には消毒後に 23G 針など細めの針で穿刺してシリンジで髄液を吸引し，緊満を解除してから弾性包帯を巻く場合もあるが，穿刺に伴い感染を誘発するリスクがある．
- 改善しない場合には腰椎ドレナージを留置し臥位を保つことで髄液漏の閉鎖を期待する．感染リスクが高まるため 1〜2 週間が限度となる．それでも髄液漏の閉鎖が得られない場合には，再開創し髄液漏閉鎖術を行う．前回の手術で人工硬膜を使用した場合には骨膜や大腿筋膜といった癒合の得られやすい自家組織へ交換する．

■ 創部感染
- 起炎菌は黄色ブドウ球菌であることが最多．
- 典型的には術後 7〜10 日経過してから生じる．術後 48 時間以内の発熱は創部感染に由来する可能性は低く，吸収熱のことが多い．

- 創部の発赤,腫脹,熱感,疼痛,膿の感染徴候に注意.
- 表在性感染では創部を一部開放して排膿し抗菌薬の使用を考慮する.体温38.5℃以上または脈拍100/分以上,紅斑直径が5 cmを超える場合には抗菌薬を使用.深部膿瘍形成を伴う場合は創部を開放し,排膿ドレナージおよび大量の生食で洗浄.
- 開創部に頭蓋骨が露出し特にチタンプレートが近位にある場合には,骨髄炎が既に起きているとして治療するほうがよい.骨弁に感染が到達している場合はチタンプレートと骨弁除去を行ったうえで抗菌薬を投与.髄膜炎や硬膜下膿瘍など硬膜下に感染が生じている場合は診断に基づいた治療を行う.

■ 創部感染での抗菌薬

- **院内感染の要素が少ない症例**:セファゾリン1 g+生食100 mLを6時間ごとに点滴静注.β-ラクタム薬アレルギーの場合にはクリンダマイシン600〜900 mg+生食100 mLを8時間ごとに投与,またはバンコマイシン1 g+生食200 mLを12時間ごとに投与.
- **院内感染を疑う場合や重篤な症例**:バンコマイシン1 g+生食200 mLを12時間ごとに1時間以上かけて点滴静注.バンコマイシンが使用できない場合にはテイコプラニンかリネゾリドを使用.
- いずれも培養結果に基づいて抗菌薬の変更を行う.

(清水賢三,岡本 奨)

12 褥瘡の管理

ポイント
❶ 予防が大切.
❷ 褥瘡ができてしまったら早期に皮膚科医へコンサルトする.

基本事項

- 褥瘡は持続的圧迫による血流障害から生じる皮膚と深部組織の虚血性壊死で，仙骨部や大転子部，肩甲骨部などの骨突出部に好発. 脳卒中などで体位変換が自らできない患者に多い. 低栄養状態や加齢，失禁による皮膚局所の湿潤は間接要因.
- 深達度で分類：
  > **I 度（消退しない発赤）**：圧迫を除いても消退しない発赤を伴う損傷のない皮膚.
  > **II 度（部分欠損）**：真皮にとどまる（水疱，びらん，浅い潰瘍）.
  > **III 度（全層皮膚欠損）**：皮下脂肪組織に及ぶ.
  > **IV 度（全層組織欠損）**：筋，腱，関節包，骨に及ぶ.
- ほかに分類不能（深さ不明）と深部組織損傷（DTI）疑いがある.
- 時期で，深達度が評価困難な発症1〜3週間の急性期褥瘡と慢性期褥瘡に分類.
- III度以上の深い褥瘡は急性期，黒色期（炎症期），黄色期（滲出期），赤色期（肉芽形成期），白色期（上皮形成期），治癒の6つの病期に分類.

典型的指示

■ 褥瘡の予防とケア

- 骨突出部や皮膚脆弱部にポリウレタンフィルム（オプサイト®ウンド）を貼付.
- 体圧分散マットレスを用い定期的に体位変換（身体状況が許せば2時間ごと）.
- 褥瘡患者は入浴，栄養補給（熱量・蛋白質），アミノ酸・ビタミン・微量元素の補給をする. 栄養状態改善による治癒促進のため，栄養状態が悪く褥瘡リスクが高い患者や褥瘡のある患者は栄養サ

ポートチーム(NST)へコンサルトする.

■褥瘡の治療原則
- 治癒促進のため体圧分散マットレスや定期的な体位変換,褥瘡部が減圧できる体位での圧迫除去・軽減が原則.
- 外用薬の使用前や被覆材の張替時に十分量の微温湯で洗浄.
- 外用薬は1日1回塗り原則ガーゼで被覆.
- ドレッシング材は基本的に1週間で交換するが,滲出液が多いときは適宜交換.

■急性期の褥瘡
- ドレッシング材はオプサイト®ウンドやハイドロコロイド(デュオアクティブ®).
- 外用薬は白色ワセリン.1か月以内の短期間であればスルファジアジン軟膏(テラジア®パスタ).

■慢性期の真皮までの浅い褥瘡
- 感染がなく上皮形成過程のごく浅い褥瘡はオプサイト®ウンド.
- 真皮までの浅い褥瘡(びらん,浅い潰瘍)はデュオアクティブ®,ポリウレタンフォーム(ハイドロサイト®).
- 外用薬は白色ワセリン.肉芽形成促進薬は滲出液が多いときは吸水性のあるブクラデシンナトリウム(アクトシン®軟膏),滲出液が少ないときは保湿性のあるプロスタグランジンE_1(プロスタンディン®軟膏).

■慢性期の真皮以深に至る深い褥瘡:病期は創面の色調で判断
1) 前期(黒色期〜黄色期)
- TIMEコンセプトにより治療.TIMEは治癒を阻害する因子の頭文字である(T:tissue, I:infection/inflammation, M:moisture imbalance, E:edge of wound).

①T:壊死組織の除去
- まず壊死組織を外科的デブリドマン.
- 化学的デブリドマンは滲出液の多い壊死組織の除去にカデキソマー・ヨウ素(カデックス®軟膏),ポビドンヨードシュガー(ユーパスタコーワ軟膏).滲出液の少ない壊死組織にスルファジアジン銀(ゲーベン®クリーム).

②I:感染の制御・除去とM:湿潤環境の保持(滲出液の制御)
- 十分量の微温湯で洗浄.潰瘍面の膿の培養に加え潰瘍周囲の皮膚炎症所見(発赤,熱感,腫脹,疼痛),発熱,白血球増多,炎症反

応亢進があれば抗菌薬を全身投与．起炎菌は連鎖球菌，腸球菌，緑膿菌，腸内細菌科，*Bacteroides* 属，黄色ブドウ球菌など様々．
- 抗菌薬は広域スペクトラムのものを経験的に使用．培養結果で変更を検討：

> - ゾシン® 4.5 g＋生食 100 mL　8 時間ごと　点滴静注　2〜3 週間

- そのほかメロペン®．グラム染色でグラム陽性球菌の集塊を認める場合はバンコマイシンを追加．
- 外用薬は感染制御と湿潤環境保持を兼ねる．滲出液が過剰なときはカデックス®軟膏やユーパスタコーワ軟膏．滲出液が少なければゲーベン®クリーム．ドレッシング材は銀含有ハイドロファイバー（アクアセル® Ag）．

③ E：創辺縁の管理（ポケットの解消）
- ポケット内に滲出液が多い創面はユーパスタ®コーワ軟膏．滲出液が少なければフィブラスト®スプレー．改善なければポケット切開（一部切開かポケット蓋全摘）や陰圧閉鎖療法（V.A.C.®システム）を検討．

2）後期（赤色期〜白色期）
- **滲出液が適正〜少ない創面**：外用薬はフィブラスト®スプレーやプロスタンディン®軟膏，ドレッシング材はデュオアクティブ®，ハイドロサイト®（吸水力が高い）．
- **滲出液が過剰または浮腫が強い創面**：外用薬はアクトシン®軟膏．Ⅲ度以上の赤色期褥瘡については陰圧閉鎖療法も推奨．

要注意事項
- 褥瘡感染は骨髄炎や敗血症などを生じ重篤化することがあるため，速やかに対処する．

（清水賢三，岡本　奨）

13 輸血

ポイント
1. 予定手術での輸血準備：各施設で定められたICを行い，濃厚赤血球(RCC)，新鮮凍結血漿(FFP)など準備する．
2. 輸血拒否患者の対応について．

基本事項

- 全身麻酔で開頭術を予定する患者では全例，患者とその家族に輸血の必要性と合併症を説明したのちに同意書を作成後文書として保存しておく．
- 術前に大量出血が予想される場合は事前に十分量のRCC，FFPの準備を行っておく．
- 待機的手術ならば自己血貯血も考慮する．
  - **全血冷蔵保存の貯血法**：800 mL貯血をする場合は，手術の2～3週前から1回に400 mLずつ2回採血を行う．
- 脳神経外科領域で開頭手術を行う場合はHb 8.0 g/dL以下，Plt 5万/μL以下は輸血を考慮する．貧血となると十分な脳酸素消費量を供給するために脳血管が拡張し脳血流量が増加する．そのため頭蓋内圧が上昇する．特に頭蓋内のコンプライアンスが低下している場合はわずかな頭蓋内血液量の増加で脳圧亢進が進行し脳ヘルニアを引き起こすため，貧血の是正が必要である．
- **外傷による出血性ショックをきたしている場合**：大量出血の場合は赤血球輸血のみに頼らず臨床的出血傾向や明らかな凝固線溶系検査異常がなくても早期よりFFPや血小板濃厚液の投与を開始する．
- **massive transfusion protocolの推奨**：大量出血患者にはRBC：FFP：PC＝1：1：1の比率を目標に輸血を行う．
- **ワルファリン服用患者でPT-INRが延長している場合**：乾燥人血液凝固第IX因子複合体PPSB®-HT静注用200単位「ニチヤク」2A静注➡投与後20分程度でPT-INRは正常化する．その後ケイツーN®静注10 mg，ビタミンKの投与も行う．

典型的指示

- RCC,Plt 上昇の予測値:
  - 予測上昇 Hb 値 = 投与 Hb 量(g) ÷ 循環血液量(dL).
  - Plt 予測血小板増加数(/μL) = 輸血血小板数 ÷ 循環血液量(mL) ÷ 1,000 × 0.67.
- SAH 術後はしばしば貧血になる.脳血管攣縮を予防するためにも赤血球 350 万/μL,Hb 10 g/dL 以下,Ht 値 30% に満たないときは貧血と診断し,Ht 値で 35〜40% を目標に輸血を行う.
- 低アルブミン血症になった場合,栄養管理を行いながら 25% アルブミン製剤 50 mL を投与する.3.0 g/dL を目標に 1 日 1 回投与する.

要注意事項

■ 輸血中,直後の副作用

- 38.5℃ 以上の発熱をきたした際は細菌感染などを疑い,速やかに輸血を中止して患者血液の培養を行い,感染症治療を行う.DIC,ヘモグロビン尿,黄疸,溶血などを疑い再交差試験を行い,それぞれの病態に対する治療を行う.
- 発赤,瘙痒感,悪寒などのアレルギー症状をきたした場合は抗アレルギー薬であるクロール・トリメトン®1A を投与し,ステロイド剤であるソル・メドロール®静注などを投与する.

■ 輸血後の血液検査

- 同種血輸血後は輸血後血液検査を 3 か月後に行う.
- 検査項目:厚生労働省の推奨は HBV(NAT),HCV コア抗原,HIV 抗体など.保険病名については「輸血後感染症疑い(○年○月○日輸血)」とする.

■ 大量輸血に伴う合併症(代謝性アシドーシス,高 K 血症,低 Ca 血症,低体温症)

- 輸血速度が 1.2 mL/kg/分を超えた場合,心停止を引き起こす高 K 血症を発症する可能性がある.
- RCC や FFP にはクエン酸が含まれるため急速輸血により一時的に低 Ca 血症が起きる場合がある.

■ 無輸血治療について(エホバの証人患者への対応)

1) 待機的手術における輸血拒否への対応について

- ①輸血することを明確に説明して患者に自己決定の機会を与え,患者が拒否した場合には治療を断る.②患者の意思に従い無輸血

下手術を行う.
- 後者の場合には,手術時に一般的な注意義務を尽くしている限り,患者が出血死しても医師は法的責任を免れる.ただしいずれの対応を行うかは各施設の基準を確認し従うことが重要である.

2) 救急医療など緊急時における輸血拒否への対応について

- 緊急時の対応については,あらかじめ医療施設として方針を定め,それを院内掲示などで患者や周辺の一般市民に示しておくことが望ましい.現在は緊急かつ必要なときには輸血をする相対的無輸血の方針で対応することを表明する医療機関が増えている.相対的無輸血の方針が明示された医療施設において,患者がこれに応じなければ診療を断ることも許される.

3) 未成年者の対応について

- 自己決定能力がない幼少の患者への必要な輸血を親権者が拒否し,相対的無輸血や転院の勧告などの方策がとれない場合には,当該親権者について親権の濫用として児童相談所などを通じて裁判所に親権喪失の申立を行うことも考慮される.

(和田健太郎,岡本 奨)

第 **5** 章

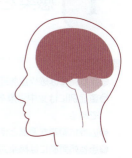

各種疾患を有する患者の管理

1 感染をもつ患者の管理

ポイント

① 発熱時には感染症を疑い,各種培養検体を採取する.
② 重症例には集中治療を行い,感染症専門医へのコンサルトが有用である.
③ 広域抗菌薬を漫然と使用することで耐性菌が発生しうる.
④ 患者処置時には感染対策を十分行い,感染拡大を予防する.
⑤ 体内留置物はすべて感染源になりうる.

基本事項

- 入院患者は易感染状態にあり容易に重症化しうるため,発熱や分泌物の変化などから感染症を早期に疑うことが重要である.
- 意識障害,嚥下障害の患者では誤嚥性肺炎を併発しやすい.
- 尿道留置カテーテル,中心静脈カテーテル,気管チューブ,各種体内ドレーンなど,すべての留置物が感染源になりうる.
- 院内感染の多くが医療者を介した伝播であるため,回診や処置時に手指消毒などの感染対策を行う.

患者管理

■ 感染症診断

- 抗菌薬を使用する前に必ず培養検査を行う.
- 血液培養は起因菌の検出力を上げるとともに偽陽性と真陽性を区別するために必ず2セット(40 mL)採取する.
- 頭蓋底骨折による髄液漏や髄液ドレナージ中では髄膜炎の有無を確認する.
- 感染源が明らかでない場合は身体所見と合わせてCT,MRI,超音波検査を行い,臓器感染症や骨・軟部組織膿瘍などの検索を行う.

■ 感染症治療

- 感染源コントロールと抗菌薬投与が基本である.
- 感染源コントロールには,①膿瘍ドレナージ,②カテーテルなど人工物の除去,③感染源となっている壊死組織の除去などがある.

- カテーテル関連血流感染の際には早期抜去が必須である.
- 抗菌薬は感染部位に応じて経験的に開始し,培養結果により抗菌薬の感受性や組織移行性を考慮した抗菌薬へと変更する.
- 施設ごとに調査された各菌に対する抗菌薬感受性の結果を参考にする.

■ 重症感染症(敗血症)の治療

- 敗血症の(旧)診断基準:
  - ➤ 明らかな感染巣の存在.
  - ➤ 以下の項目2つ以上を満たす.
    - ・体温38℃以上あるいは36℃以下.
    - ・心拍数90回/分以上.
    - ・呼吸数20回/分以上あるいは $PaCO_2$ 32 mmHg 以下.
    - ・白血球数 12,000/μL 以上あるいは 4,000/μL 以下.
- 重症感染症では血圧低下,多臓器不全,凝固機能異常(DIC)などをきたすため,集中治療を開始し迅速な対応が必要である.
- 抗菌薬はできるだけ早期(可能ならば1時間以内)に予想される起因菌に対して,感染が疑われる臓器への移行性のよい広域スペクトラムのものを投与する.
- 敗血症により血圧低下をきたした場合は十分な補液を行い,それでも血圧上昇が得られない場合にはノルアドレナリンまたはドパミンを投与する(表5-1).
- 敗血症については,150頁も参照のこと.

要注意事項

- 血液検査データは病状をリアルタイムに反映しているわけではないため,バイタルサイン,理学的所見などから早期に感染を疑うべきである.
- カルバペネム系など広域スペクトラム抗菌薬を漫然と使うことにより耐性菌発生を助長するため,培養結果から他薬への変更を検討する.
- 院内発生例では耐性菌による感染症を念頭に置いた抗菌薬投与を行う.
- ペニシリン系,セフェム系抗菌薬はビタミンK欠乏性低プロトロンビン血症を起こし,出血を助長する可能性があるため,凝固機能異常をきたした場合にはビタミンK補充を行う.
- 発熱=感染症ではないため,慢性的な発熱に対しては悪性腫瘍,

表 5-1 敗血症性ショック時の対応

初期治療

1. 広域抗菌薬を 1 時間以内に投与する
2. 低血圧もしくは乳酸値>4 mmol/L の場合
- 晶質液 1,000 mL もしくは膠質液 500 mL を初期輸液として 30 分以内に投与
- 平均動脈圧≧65 mmHg を維持
- 初期輸液で反応しない場合に血管収縮薬(ノルアドレナリン,ドパミン)を使用
3. 初期輸液後も低血圧持続,乳酸値>4 mmol/L の場合
- 中心静脈圧>8 mmHg を維持
- 中心静脈血酸素飽和度≧70%,混合静脈血酸素飽和度≧65%を目標
4. 尿量≧0.5 mL/kg/時を目標

全身管理

1. ショックが持続する場合はヒドロコルチゾン(200 mg/日)投与
2. 血糖値<150 mg/dL を目標にコントロール
3. ヘモグロビン 7.0〜9.0 g/dL を目標に赤血球濃厚液を輸血
4. 血小板輸血(出血リスク小:Plt<5,000/μL のとき,出血リスク大:Plt<30,000/μL のとき,手術・侵襲的処置:Plt<50,000/μL を目標に)
5. 人工呼吸器管理
- 一回換気量 6 mL/kg,呼気プラトー圧≦30 cmH$_2$O,PEEP をかけて肺虚脱を予防
6. 急性腎不全時は持続的血液濾過透析(CHDF)を考慮

膠原病,他の炎症疾患などの疾患についても精査すべきである.

(浅井琢美)

2 神経・精神疾患をもつ患者の管理

ポイント
1. 入院中は様々な要因でせん妄状態となる.
2. 脳疾患患者ではうつ状態となりやすい.
3. 不眠症には原因に応じた対処を行う.
4. 抗精神病薬使用後の発熱時には悪性症候群を疑う.

基本事項

■ せん妄
- 失見当識や興奮, 幻覚, 睡眠障害を伴う認知障害である.
- 高齢, 認知症などの要因や以下に示す薬剤投与, 意識障害を起こす疾患, 身体拘束や環境などにより誘発される.
- せん妄の原因となる薬剤:鎮静薬(ベンゾジアゼピン系, バルビツール酸系, フェノチアジン系), 抗てんかん薬, 抗うつ薬, 鎮痛薬(麻薬, NSAIDs), H_2拮抗薬, 制吐薬, 抗菌薬, ステロイド, 抗ヒスタミン薬など.

■ うつ状態
- 疾患や手術に対する恐怖, 不安, 苦痛などによりうつ状態に陥りやすい.
- 脳卒中など脳疾患に伴ううつ状態となる例も多くみられる.
- 睡眠障害を伴うことが多く, 疲労感, 食欲不振, 頭痛などの身体症状が出現することが多い.
- 原疾患の治療の妨げになるほか, 自傷の原因ともなりうるため, 疑わしい場合には精神科コンサルトを含んだ積極的な対応が必要である.

■ 不眠症
- 不眠には入眠障害, 中途覚醒, 早朝覚醒, 熟眠障害に分けられる.
- 入院中の不眠は様々な要因で起こりうるため, 原因の検索が必要である:
  - 疼痛, 瘙痒, 呼吸苦, 倦怠感など身体的な苦痛が原因.
  - うつ病, せん妄など精神疾患に伴うもの.

> アルコール離脱や薬剤（Ca 拮抗薬，ステロイド，テオフィリン，ドパミン製剤など）の影響によるもの.
> 睡眠時無呼吸症候群など呼吸障害に伴うもの.
> 入院中の不安や環境条件に伴うもの.

患者管理

■せん妄

1）せん妄の予防
- 正常な睡眠周期を維持し，十分な睡眠をとれるようにする.
- 不必要なカテーテル類を除去し，身体抑制を避ける.
- 十分な鎮痛コントロールを行う.
- ICU 入室中であれば早期に退室させ，家族との面会時間を増やす.

2）薬物治療
- **緊急時（経口摂取不可）：**

  - セレネース®注　2.5〜10 mg を緩徐に投与
    効果不十分な場合にはロヒプノール®注　0.5〜2 mg を緩徐に投与
    （呼吸抑制に注意）

- **経口摂取可能な場合：**

  - リスパダール®錠または内用液　0.5〜3 mg/日　夕食後または眠前
  - セロクエル®錠　25〜100 mg/日　夕食後または眠前
    睡眠導入薬を眠前に使用

■うつ状態
- 専門家によるカウンセリングや慣れた医療スタッフとのコミュニケーションなどが有用になる.
- 不安や恐怖，苦痛を除去できるように工夫して診療にあたる.
- 効果がない場合には三環系抗うつ薬（ノリトレン®），SSRI（パキシル®，レクサプロ®），SNRI（トレドミン®）などの投与を行う.
- 退院後は運動やレジャーなどを取り入れる.

■不眠症
- 身体的苦痛，精神疾患，不安や環境に問題がある場合には原因を取り除くための治療，対応を行う.
- 睡眠薬は作用時間により**表 5-2** のように分類される.

表 5-2 代表的な睡眠薬

分類	商品名	一般名
超短時間作用型 (半減期：2〜4時間)	マイスリー® ハルシオン® アモバン® ルネスタ® ロゼレム®	ゾルピデム酒石酸塩 トリアゾラム ゾピクロン エスゾピクロン ラメルテオン
短時間作用型 (半減期：6〜12時間)	ベルソムラ® デパス® リスミー® レンドルミン® エバミール® ロラメット®	スボレキサント エチゾラム リルマザホン塩酸塩 ブロチゾラム ロルメタゼパム ロルメタゼパム
中間作用型 (半減期：12〜24時間)	サイレース® ロヒプノール® ネルボン® ベンザリン® ユーロジン®	フルニトラゼパム フルニトラゼパム ニトラゼパム ニトラゼパム エスタゾラム
長時間作用型 (半減期：24時間以上)	ドラール® ダルメート® ソメリン®	クアゼパム フルラゼパム塩酸塩 ハロキサゾラム

- 睡眠障害のパターンに応じて処方する：
  - 入眠障害：超短時間作用型，短時間作用型．
  - 中途覚醒：短時間作用型，中間作用型．
  - 早朝覚醒：中間作用型，長時間作用型．

要注意事項
- フェノチアジン系向精神薬使用後に発熱した場合には悪性症候群を念頭に置く．
- せん妄患者に対して過剰な身体抑制および薬物治療のみで対応しようとせず，環境整備やコミュニケーションを図るなどの対応も行う．
- 不眠症に対しては漫然と睡眠薬投与のみで対応すべきではない．
- 睡眠薬には持ち越し効果，記憶障害，筋弛緩作用，反跳性不眠，奇異反応などの副作用があり，ベンゾジアゼピン系睡眠薬で多い傾向にある．

(浅井琢美)

3 呼吸器疾患をもつ患者の管理

ポイント
❶ 呼吸器系合併症は周術期死亡原因の 10〜30％とされ，病態に応じた予防と対策が重要．
❷ 緊急時の挿管困難症例への対応．
❸ 重症の急性呼吸不全に対する人工呼吸器管理．

基本事項，患者管理
■ 呼吸器疾患における周術期や重症管理中の合併症予防と対策
1) 喫煙
- 周術期合併症のリスクは非喫煙者の 1.4〜4.3 倍．呼吸器・心血管合併症の増加，死亡率の増加，予定外 ICU 入室，創傷治癒遅延，入院日延長などに影響．
- 予定手術前 6〜8 週間の禁煙が必要．
- 短期間の禁煙では，逆に気道過敏性が高まり，咳・痰が増加．

2) 気管支喘息
- 気道過敏性が亢進している場合は，周術期に気管支攣縮を誘発する危険がある．
  ➤ 術前コントロールが良好な場合：治療の継続．発作時に使用している薬剤の準備．
  ➤ コントロール不十分な場合：ステロイドなどによる治療強化が必要．

3) 閉塞性肺疾患（肺気腫，慢性気管支炎）
- 術後疼痛による喀痰排出困難や体位による無気肺を生じやすく，術後合併症のリスクは 2.7〜4.7 倍．
- 増悪時は予定手術を延期．
- 急性増悪による高 CO_2 血症では，非侵襲的陽圧換気（NPPV）の早期導入が有効．

4) 閉塞性睡眠時無呼吸症候群
- ベンゾジアゼピンやオピオイドの感受性が高く，鎮静量でも低酸素血症や無呼吸となる危険がある．

- 肥満の合併も多く,挿管困難やマスク換気困難のため,気道緊急に陥る可能性がある.

■ 緊急時の気管挿管困難症例への対応

1) 緊急時に予期せず気管挿管不能・換気困難となった場合の対応

- 経鼻または経口エアウェイを挿入し,マスクを密着して換気を行う.
- 100%酸素投与でも,動脈血酸素飽和度が90%を保てない場合は,援助を要請.
- ラリンジアルマスクエアウェイを使用(94%の症例で換気可能と報告).
- 状況が改善しなければ,躊躇せず外科的気道確保(輪状甲状靭帯穿刺・切開)を行う.

■ 急性呼吸不全:急性呼吸促迫症候群(ARDS)・急性肺傷害(ALI)

- 脳神経外科関連では,多発外傷,誤嚥性肺炎,頭蓋内圧亢進などが原因となりうる.

1) 定義

- ①急性発症,②原因疾患の存在,③胸部正面X線写真で両側浸潤影,④ ARDS:P/F比*<200 mmHg,ALI:P/F比<300 mmHg(PEEP**値によらず),⑤肺動脈楔入圧≦18 mmHg(測定時),または左心不全の臨床症状なし〔*P/F比:動脈血酸素分圧(PaO_2)と吸入気酸素濃度(FiO_2)の比率,**PEEP:呼気終末時陽圧〕.

2) ARDSでの人工呼吸管理

- 低容量換気のプロトコール(表5-3)や,動脈血酸素化促進のためのFiO_2とPEEPの組み合わせ調整表(表5-4)に従った呼吸管理を行う.
- なおARDSに限らず,一般に人工呼吸器管理では,医原性肺損傷を避けるため,肺保護戦略として次の4点を考慮する;①低容量換気:高い気道内圧や過度の一回換気量での人工呼吸は不適切,②高CO_2血症の許容,③適切なPEEP値の設定(open lung approach),④虚脱肺胞の再拡張手技(recruitment maneuver).

3) ARDSでの薬物治療など

- エビデンスの高い有効な薬剤治療は確立されていない.
- 急性期のステロイド高用量投与の効果は否定されている.
- わが国では好中球エラスターゼ阻害薬(エラスポール®)が使用されている.

表5-3 低容量換気のプロトコール

目標	1. 一回換気量(TV)＝6 mL/kg 2. プラトー圧(Ppl)＜30 cmH$_2$O 3. pH＝7.30～7.45
ステージ1	1. 患者の予測体重(PBW)を計算 　男性：PBW＝50＋0.9［身長(cm)－152］ 　女性：PBW＝45.5＋0.9［身長(cm)－152］ 2. TVの設定：(初期値) 8 mL/PBW(kg) 3. PEEP：5～7 cmH$_2$Oに設定 4. TVの調整：6 mL/PBW(kg)となるまで，2時間ごとにTVを1 mL/kgずつ減らす
ステージ2	一回換気量＝6 mL/kgとなったら，プラトー圧(Ppl)を測定 **目標：Ppl＜30 cmH$_2$O** **Ppl＞30 cmH$_2$Oの場合**：Ppl＜30 cmH$_2$OまたはTV＜4 mL/kgとなるまで，TVを1 mL/kgずつ減らす
ステージ3	動脈血ガス分析で呼吸性アシドーシスを監視 **目標：pH＝7.30～7.45** **pH＜7.15～7.30の場合**：pH＞7.30または呼吸数35回/分となるまで，呼吸数を増やす **pH＝7.15の場合**：呼吸数を35回/分に設定．それでもなおpH＜7.15なら，pH＞7.15となるまで，TVを1 mL/kgずつ増やす

表5-4 動脈血酸素化促進のためのFiO$_2$とPEEPの組み合わせ調整表

目標	動脈血酸素分圧(PaO$_2$)＝55～80 mmHg，または動脈血酸素飽和度(SpO$_2$)＝88～95%							
FiO$_2$	0.3	0.4	0.4	0.5	0.5	0.6	0.7	0.7
PEEP (cmH$_2$O)	5	5	8	8	10	10	10	12
FiO$_2$	0.7	0.8	0.9	0.9	0.9	1.0	1.0	1.0
PEEP (cmH$_2$O)	14	14	14	16	18	20	22	24

- 原因疾患に応じた水分管理など，厳重な全身管理が重要．

(柴山美紀根)

4 循環器疾患をもつ患者の管理

ポイント
① 脳神経外科手術と循環器疾患の評価・治療との優先順位.
② 周術期虚血性心疾患への配慮.
③ 冠動脈血行再建に伴い投与される抗血小板薬の扱い.

基本事項，患者管理

■ 脳神経外科手術と循環器疾患の評価・治療との優先順位（図 5-1）

- 心合併症率からみた通常の脳神経外科手術（脊椎脊髄外科，脳血管内手術，頸動脈手術を含む）は，中等度リスク手術に分類．術後 30 日以内の心臓死や心筋梗塞の発症は 1～5％ とされている．

■ 周術期における循環器疾患に関する各論

※ 文中の「Class I」は日本循環器学会，他『非心臓手術における合併心疾患の評価と管理に関するガイドライン（2014 年改訂版）』のエビデンス分類で，「その手技や処置が有用とのエビデンスおよび一般的合意がある」とされた事項．

1）高血圧症

- 収縮期血圧 180 mmHg 以上，拡張期血圧 110 mmHg 以上の高血圧症は，予定手術までに改善すべきである．
- 降圧薬は手術当日まで服用させ，術後もできるだけ早期に再開する．
  - ▶ 特に β 遮断薬は中断しない（Class I）．
  - ▶ アンギオテンシン変換酵素（ACE）阻害薬やアンギオテンシン Ⅱ 受容体拮抗薬（ARB）は，周術期低血圧や腎機能障害の誘因となる可能性があり，術前に中止を推奨する勧告もある．

2）虚血性心疾患

- 周術期心筋梗塞の致命率は 3.5～25％ とされ，最大の脅威である．
- 以下の場合は，術前に冠動脈血行再建を考慮する（Class I）：
  - ▶ 不安定狭心症．
  - ▶ 左冠動脈主幹部病変，重症 3 枝病変，左前下行枝を含む 2 枝病変かつ左室駆出率低下の 3 者のうちいずれかを伴う安定狭心症．

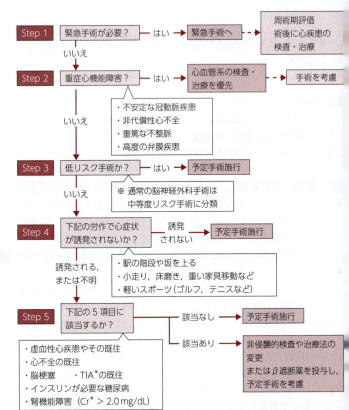

*TIA:一過性脳虚血発作,Cr:血清クレアチニン値.

図 5-1 脳神経外科手術と循環器疾患の評価・治療との優先順位に関するアルゴリズム

(Fleisher LA, et al:*Circulation* 116:e418-e499, 2007 を参考に作成)

- 術前に冠動脈病変のない患者でも,冠動脈攣縮やプラークの破綻により,周術期心筋梗塞が起こりうることを認識する.
- スタチン投与中の患者では,周術期も継続する(Class I).
- 適切な鎮痛は,心筋虚血の予防に重要である.

3) 冠動脈血行再建と抗血小板薬

- ベアメタルステントの留置後 4 週間，薬剤溶出性ステントの留置後 12 か月間は，チエノピリジン系製剤（プラビックス®，エフィエント®）とアスピリンの併用が推奨されている．これらの薬剤の中止は，重篤な合併症を引き起こす可能性が高い．
  - ➤ 出血リスクの高い待機的手術では，上記の期間中は延期が望ましい．
  - ➤ やむなく薬剤を中止する場合でも，可能ならばアスピリンは継続し，術後は速やかにチエノピリジン系製剤を再開する．すべてを中止する場合は，ヘパリンの投与を開始することが望ましい．

4) 弁膜疾患

- 大動脈弁狭窄症は周術期に最も注意すべき弁膜疾患である．
- 無症候性であれば，通常，一般の脳神経外科手術は安全に行うことができる（図 5-1）．

5) 大動脈瘤

- 大動脈手術が必要な場合は，それぞれの疾患の重篤度と切迫度から，手術順位などの治療方針を決定する．
- 周術期の血圧コントロールと疼痛対策が重要である．

6) 不整脈（術後）

- 手術当日の重症不整脈（心停止，心室細動），数日内の肺塞栓に伴うもの，1 週間以内の心房細動などが問題となる．
- 低体温，低酸素血症，低 K 血症，低 Mg 血症，肺塞栓などの回避が重要．

7) ペースメーカ装着患者

- 手術では電気メスによる電磁干渉が問題になる．バイポーラの電気メスは安全に使用できる．
- 術直前や術中の抗菌薬投与で，ペースメーカ感染の予防を考慮する．

(柴山美紀根)

5 肝疾患をもつ患者の管理

ポイント

1. ウイルス性，アルコール性，薬剤性，脂肪肝などの頻度が高い．
2. すべての薬剤で肝障害が起こりうる．
3. 胆道系・膵疾患についても検索する．
4. 血液凝固異常や低アルブミン血症により全身管理が困難となる．
5. 意識レベル低下時には肝性脳症を疑う．

基本事項

- 軽症肝疾患は入院時血液検査などで診断されることが多い．
- 肝障害の原因は様々であり，生活歴・輸血歴・内服薬などの情報と身体所見や血液・画像検査により鑑別する．
- 胆道系や膵疾患が肝機能障害の原因となる場合があり，腹部超音波やCT，MRIなど画像検査を行う．
- 慢性肝疾患は薬剤や感染などにより急性増悪する場合がある．
- 重症肝硬変では血小板数低下やPT-INR延長による出血傾向，低アルブミン血症による腹水や循環血漿量の低下，食道静脈瘤破裂による吐血などを起こしうる．
- 急性肝不全では肝性脳症が生じ，高率に意識障害や脳浮腫をきたす．
- 薬剤性肝障害には中毒性肝障害と薬物アレルギー性肝障害に分類される：
  - 中毒性肝障害を起こす主な薬剤：アセトアミノフェン，イソニアジド，バルプロ酸，メトトレキサート，クロルプロマジン，抗腫瘍薬など．
  - 薬物アレルギー性肝障害はすべての薬剤で起こりうる．

患者管理

■ 肝機能評価

- 肝障害の程度を把握するうえで以下の検査を行い評価する：
  - 血算：血小板数，白血球数，貧血の有無を評価．
  - 肝逸脱酵素，胆道系酵素：AST，ALT，ALP，γ-GTPを測定

し肝障害の活動性を評価.
- ➤ 肝合成能，予備能の評価：ALB，T-Bil，PT-INR を測定し，重症度を判定.
- ➤ HBs 抗原，HCV 抗体など頻度の高いマーカーを測定.
- ➤ 腹部画像検査：超音波，CT，MRI で器質性疾患の有無を確認.

■ 肝硬変
- 低アルブミン血症により水の血管外漏出が起こり，腹水，胸水が貯留する．利尿薬を使用し，重症な場合はアルブミン製剤の投与を行う．
- 食道静脈瘤破裂による消化管出血では速やかに消化器内科医にコンサルトし，内視鏡的止血術を検討する．
- 肝性脳症予防にはラクツロースや経口特殊アミノ酸製剤を使用する．
- 食後高血糖を呈することが多いが，経口血糖降下薬の使用の際には低血糖になりやすいため注意する．

■ 急性肝不全
- 肝性脳症および PT-INR 延長を呈する．
- 肝性脳症は羽ばたき振戦を伴う見当識障害，行動異常，傾眠を特徴とし，重症例では昏睡となる．
- 肝性脳症に対してはラクツロースの経口摂取もしくは注腸を行う．
- 重度の肝性脳症では脳浮腫をきたすため，マンニトール，グリセオールによる抗浮腫薬を投与する．

■ 薬剤性肝障害
- 他疾患を除外したうえで薬剤服用がある場合に疑う．
- 中毒性肝障害の起因薬剤を使用している場合には中止する．
- 薬物アレルギー性肝障害の診断基準を**表 5-5** に示す．
- 被疑薬を中止して改善の有無を評価する．
- 一般的に予後良好であるが，重症化した場合は肝不全に対する治療およびステロイド投与も検討する．

要注意事項
- 肝疾患患者の手術，外傷時には血小板低下，PT-INR 延長などにより出血量が増える可能性があるため，血小板輸血，新鮮凍結血漿などの輸血を考慮する．特に緊急手術の場合にはあらかじめ準備しておくことが望ましい．

表 5-5 薬物アレルギーによる肝障害の診断基準

1. 薬剤の服用開始後(1〜4週*)に肝機能障害の出現を認める
2. 初発症状として発熱,皮疹,皮膚瘙痒,黄疸などを認める(2項目以上を陽性とする)
3. 末梢血液像に好酸球増加(6%以上),または白血球増加**を認める
4. 薬剤感受性試験(リンパ球培養試験,皮膚試験)が陽性である
5. 偶然の再投与により,肝障害の発現を認める
確診:1,4 または 1,5 を満たすもの
疑診:1,2 または 1,3 を満たすもの

* :期間については特に限定しない.
**:末梢血液像については初期における検索が望ましい.

- 循環血漿量が減少しやすく,補液のみでは維持が困難であるため,輸血やアルブミン製剤の投与を検討する.
- 胸水・腹水や間質に水が溜まりやすく,呼吸不全など起こす可能性があるため,重症例ではモニター管理を行い,呼吸状態などのバイタルサインの監視を行う.

(浅井琢美)

6 腎疾患をもつ患者の管理

ポイント
1. 急性腎障害 (AKI) の原因は腎前性・腎性・腎後性に分類される.
2. 薬剤性腎障害の主な原因は NSAIDs, 抗菌薬, 抗腫瘍薬である.
3. 腎機能に応じた薬剤投与量の調整を要する.
4. 造影剤使用時には造影剤腎症に注意する.

基本事項

■ 急性腎障害 (AKI)

- AKIとは, 急速に腎機能が障害され尿毒症や電解質異常をきたす状態であり, 専門科コンサルトなど迅速な対応が重要である.
- 原因は病態別に, 腎前性, 腎性, 腎後性に分類すると理解しやすい (表 5-6).

■ 慢性腎臓病 (CKD)

- 様々な病態を含んだ CKD の概念が提唱され, その進行度は糸球体濾過量 (GFR) により分類されている.
- 腎機能は GFR で評価される. また, クレアチニンクリアランス

表 5-6 急性腎障害の鑑別

腎前性	循環血液量の絶対的減少 (出血, 脱水による体液量減少) 循環血液量の相対的減少 (うっ血性心不全, 肝硬変) 腎動脈狭窄症, 閉塞症 腎血流減少 (ACE 阻害薬, ARB, NSAIDs などの使用)
腎性 (腎実質性)	急性尿細管壊死 ・虚血性:ショック後など高度かつ長期的な腎前性要素 ・腎毒性:抗菌薬 (アミノグリコシド, アムホテリシン B など), 造影剤 (ヨード系), 抗腫瘍薬 (白金系など) 急性糸球体腎炎 急性間質性腎炎 (薬剤性, 感染性) 血管炎 (ANCA)
腎後性	尿路閉塞 (尿道閉塞, 両側尿管閉塞)

(Ccr)はGFRと相関する指標として臨床で用いられるが，GFRより30%程度高値となる．

- 血清Cr値を用いて以下の推算値が臨床で使用される：
  - 推算GFR(mL/分/1.73 m^2) = 194×血清Cr$^{-1.094}$×年齢$^{-0.287}$
    （女性は×0.739）
  - Cockcrof-GaultのCcr推算式(mL/分) = $\dfrac{(140-年齢)\times 体重(kg)}{72\times 血清Cr}$
    （女性は×0.85）

患者管理

■急性腎障害(AKI)

1) 原因鑑別のポイント

- 超音波やCTなど画像検査で腎後性AKIの評価を行う（泌尿器科にコンサルト）．
- 循環血液量低下や低血圧など腎前性AKIの評価を行い，病態に応じた補正を行う．
- 脳神経外科患者の管理において薬剤性，虚血性が腎性AKIの原因として多くみられる．NSAIDs，抗菌薬，抗腫瘍薬などが原因として多く，速やかに被疑薬を中止する．急速な腎機能障害の進行や原因不明の場合には腎臓内科にコンサルトする．

■造影剤腎症

- 危険因子：GFR<60 mL/分/1.73 m^2，高齢，脱水，糖尿病，腎毒性薬剤．
- 高リスク患者に対しては造影剤投与量を必要最小限とし，以下の最大投与量を超えないようにする：

$$最大造影剤投与量(mL) = \dfrac{5(mL)\times 体重(kg)（上限300\ mL）}{血清Cr値}$$

- 投与前後に生食の補液を十分に行うことが推奨される．

■慢性腎臓病(CKD)

- 脱水，循環血液量減少，感染，腎毒性薬剤などは腎機能障害を悪化させる．増悪時には原因検索を行い，薬剤性因子が疑われた場合には中止を検討する．
- 腎毒性薬剤：抗菌薬（アミノグリコシド，バンコマイシンなど），NSAIDs，利尿薬，抗がん剤（シスプラチン，メトトレキサートなど），H$_2$拮抗薬，ヨード造影剤など．

- 腎機能に応じて抗菌薬，抗がん剤，抗凝固薬など投与量の調節が必要な薬剤があり，注意が必要である（各種マニュアル参照）．
- 維持透析患者が入院する際には透析計画の検討が必要であるため，速やかに腎臓内科にコンサルトを行う．

要注意事項

- 乏尿，無尿時には病態に応じた対応をするべきであり，やみくもに利尿薬投与，大量補液などを行うべきではない．
- 血管内治療後に腎機能が増悪した場合には造影剤腎症のみでなくコレステロール塞栓症も念頭に入れて検索を行う．
- 重篤な腎障害をもつ患者への Gd 造影剤投与は腎性全身性線維症の発生リスクが高いため控えるべきである．
- 間欠的な血液透析は急激な循環血液量を減少させるため，ショック状態，重症感染では低血圧を助長する．また，くも膜下出血後の脳血管攣縮期や主幹動脈高度狭窄，重症脳浮腫患者では透析中に脳虚血を引き起こすことがあるため，持続的血液濾過透析（CHDF）の導入を検討する．

(浅井琢美)

7 糖尿病をもつ患者の管理

ポイント

1. 高血糖は患者の予後を悪化させる因子である.
2. 周術期, 疾患の急性期には高血糖に陥りやすい.
3. 低血糖を起こさないように管理する.
4. 糖分摂取量の大幅な変更は血糖値を大きく変動させる.
5. 周術期, 緊急入院時には糖尿病専門医にコンサルト.

基本事項

- 診断基準:
  - 血糖値(空腹時≧126 mg/dL, OGTT 2 時間≧200 mg/dL, 随時≧200 mg/dL のいずれか).
  - HbA1c≧6.5%.
- 血糖コントロールの指標としては HbA1c が主に用いられるが, 過去 1〜2 か月間の平均血糖値を反映しており, 日内変動などの細かな変化を把握することはできない.
- 糖尿病患者では急性期(脳卒中, 外傷, 感染など)および周術期などの高ストレス状態において高血糖になる傾向にあり, 血糖コントロールが困難になる. そのため経時的な血糖測定が有用である(1 日 3 検もしくは 4 検).
- 術前検査や緊急入院後に診断される未治療の糖尿病患者も多くみられる.
- 高血糖は感染の助長, 高浸透圧利尿に伴う高度脱水, 創傷治癒遅延など状況を悪化させるため, 良質な血糖コントロールが重要である.
- 経口摂取, 栄養投与(経静脈的, 経管), 特に高カロリー輸液などの開始, 変更, 中止時には糖分摂取量が大きく変わるため, インスリン単位数や内服薬の調整が必要になる.
- 厳格なコントロールは低血糖のリスクを増加させるため, 注意しながら管理する.
- 糖尿病には腎症, 網膜症, 神経障害, 動脈硬化性疾患(冠動脈疾

患，脳血管障害，末梢動脈疾患）などの慢性合併症が起こりやすいため，周術期にはこれら合併症の有無についてしっかりと検索すべきである．

患者管理

■ 糖尿病専門医へのコンサルト

- 待機手術の場合は手術に耐えうるか否かを評価し，糖尿病合併症の状態を詳しく把握したうえで，手術までに安定した血糖コントロールを行うことが必要であるため，余裕をもったスケジュールでコンサルトを行う．
- 緊急手術や感染症など病状が悪化した場合には，血糖値が不安定になるため糖尿病専門医にコンサルトする．

■ 急性期血糖コントロール

- 急性期は低血糖に注意して 150～200 mg/dL 程度に維持する．
- 病状が軽症で安定しており，経口摂取可能で空腹時血糖が 200 mg/dL 程度の場合には DPP-4 阻害薬などの経口血糖降下薬を開始する．
- 血糖値に応じたインスリン皮下注スケールを用いて高血糖時に対応する．
- 以下の場合はインスリン療法を考慮し，糖尿病専門医にコンサルトする：

  ①絶対適応：
  - インスリン依存状態．
  - 高血糖性昏睡（糖尿病ケトアシドーシス，高血糖高浸透圧症候群）．
  - 重症の肝障害，腎障害がある場合．
  - 重症感染症，外傷，外科的手術．
  - 高カロリー輸液時．

  ②相対適応：
  - インスリン非依存状態でも高血糖が続くとき（空腹時血糖 250 mg/dL 以上）．
  - 経口薬で良好なコントロールが得られない場合．
  - 痩せ型で栄養状態が低下している場合．
  - ステロイド治療時の高血糖．
  - 糖毒性を解除する場合．

- 高血糖時には血糖値のみでなく電解質，血漿浸透圧，乳酸値，血

液ガス分析などを測定し，アシドーシスや過度な脱水の有無を確認する．多くの場合インスリン皮下注もしくは静注による血糖コントロール，補液による脱水の補正，電解質調整を要する．
- 低血糖時には経口摂取可能な場合はブドウ糖 10 g を摂取し，不可能な場合には 50％グルコース注射液を 20〜40 mL 静注し，血糖測定を行いながら改善するまでブドウ糖の追加投与を行う．

■慢性期管理
- 合併症予防のためには HbA1c 7.0％未満を目標とする．
- **血圧目標値**：収縮期血圧 130 mmHg 未満，拡張期血圧 80 mmHg 未満．
- **血清脂質目標値**：LDL コレステロール 120 mg/dL 未満（冠動脈疾患がある場合 100 mg/dL 未満），HDL コレステロール 40 mg/dL 未満，TG 150 mg/dL 未満．
- 慢性期合併症予防のため継続的な血糖管理が必要となるため，退院時には糖尿病専門医の受診を勧める．

要注意事項
- 患者の意識レベルが低下した場合には血糖測定を行い，高血糖・低血糖を否定すべきである．
- 急性期の血糖コントロールに必要なインスリン量は個人差のみでなく病態や摂取カロリーにより大きく異なるため，漫然と同一のインスリンスケールで対応することは困難かつ危険である．
- ステロイド投与により高血糖が誘発されるため，糖尿病患者に対して投与する際には血糖測定をこまめに行い，補正する必要がある．
- SU 薬や持効型インスリン製剤による低血糖は長時間遷延しうるため，繰り返し血糖測定を行い補正する．
- ビグアナイド薬はヨード造影剤投与により乳酸アシドーシスを助長する場合があるため，使用前後 2 日間中止することが推奨される．

（浅井琢美）

8 痙攣をもつ患者の管理

ポイント

1. 周術期の痙攣予防に，ホスフェニトインなどが静注で用いられる．
2. もともと抗てんかん薬を使用している患者では，術後内服可能となれば速やかに内服に移行する．
3. 抗てんかん薬投与が，遅発性のてんかんを予防するエビデンスはない．

基本事項

- テント上の病態ではてんかん性の痙攣を伴う可能性がある．多くの発作は，術後7～10日以内，特に2～3日以内に起こる．開頭術後，約15～20％の症例で痙攣発作をきたすといわれている．術直後からホスフェニトイン投与などで予防することが望ましい．内服が可能になれば速やかに内服に移行する．
- 術後1週間以内の抗てんかん薬投与は，発作発症を40～50％低下させるが，それ以降の投与には有効性は認められていない．術後の予防的抗てんかん薬は術後1週間以内に減量中止することが勧められる．
- 術後急性期の発作の原因として，薬物血中濃度の低下，発熱，アシドーシスや低Na血症などの代謝障害などがある．発作治療に加え，原因検索が重要である．発作自体が，感染や血腫などの合併症のサインかもしれない．
- 周術期の痙攣発作が脳浮腫の増強を起こし，結果として神経症状，意識障害の悪化，最悪の場合，脳ヘルニアなどの病態の悪化につながる危険があるので，きちんと管理することが重要である．発作への対応については，「第6章 7. 痙攣重積の救急対応」の項を参照のこと（⇒ 240頁）．
- 脳腫瘍患者の20～40％で発作を起こすといわれている．低悪性度神経膠腫（DNTや乏突起膠腫など）では，高率にてんかん発作を起こす．術前から抗てんかん薬を投与する．発作のコントロールという観点からも早めの外科治療が望ましい．術後，長期的に

は，抗てんかん薬を減量中止できる症例も多い．
- 高悪性度神経膠腫や転移性脳腫瘍では，発作のある患者の割合は上記に比べるとやや低いが，患者のQOLを考慮すると術後も抗てんかん薬を継続するほうがよい．
- 原病変が適切に摘出されてもてんかん発作が難治に経過する場合は，てんかん専門医へのコンサルトをためらわない．
- 抗てんかん薬の副作用，特に薬疹などに注意する．詳しくは「第7章 2. 抗痙攣薬」の項を参照(➡ 252頁)．
- フェニトインよりもホスフェニトインが使いやすい．
- 抗てんかん薬と他剤(化学療法薬，ステロイドなど)との相互作用に注意する．新規抗てんかん薬(レベチラセタム，ガバペンチンなど)のほうがこのような相互作用がなく使用しやすい．

患者管理

- 痙攣にて発症したテント上脳腫瘍の症例などでは，抗てんかん薬を術前から投与する．手術日の朝も抗てんかん薬を内服させる．術直後にホスフェニトイン1V(750 mg)+生食100 mLを1回，点滴静注する．術後，腸蠕動音が聞かれるようになれば，経鼻胃管から抗てんかん薬を投与し，内服が可能となれば速やかに内服に切り替える．
- もともと発作のない患者で，抗てんかん薬を投与しておらず，脳の明らかな損傷なく手術が終わっていれば，ホスフェニトインの術後1回投与のみで，その後は抗てんかん薬なしで経過をみる．その後，てんかん発作が出現するようであれば，その時点で抗てんかん薬治療を開始する．

要注意事項

- フェニトイン，ホスフェニトイン投与の際は血圧，心電図をモニターする．
- 抗てんかん薬の副作用で重症薬疹をきたしたり，精神症状を呈する症例もあるので十分注意すること．

(臼井直敬)

9 内分泌疾患をもつ患者の管理

ポイント

❶下垂体腫瘍などの傍鞍部腫瘍摘出術後では内分泌異常をきたすことがある.
❷副腎皮質ステロイドの補充不足は致死的となりうる.
❸周術期には必要量が変化することがあるため注意を要する.
❹尿崩症患者においては血液検査, 水分出納管理に加え体重変化の観察が重要である.

- 内分泌異常をもつ患者では特に周術期に異常をきたすことが多い. 状態によって補充量が変化するため, 適宜内分泌検査を行い過不足なく補充を行うことが重要である.

基本事項

- 脳神経外科周術期において最も診療頻度が高く重要な内分泌ホルモンは, 副腎皮質ステロイドおよびバソプレシンである.

■ 副腎皮質ステロイド

- 副腎皮質ホルモンは糖質コルチコイド, 鉱質コルチコイド, 性ホルモンに分類される.
- 下垂体より分泌されるACTH(副腎皮質刺激ホルモン)により調節されるが, 傍鞍部病変においてその分泌が障害され, 副腎皮質ホルモンの分泌障害をきたすことがある.
- 傍鞍部病変の周術期ではステロイドが相対的に欠乏することがあるため, 予防的に補充を行う.

■ 尿崩症

- 下垂体後葉からのバソプレシン分泌の低下により尿量が増加する.
- 口渇, 多飲, 多尿を主症状として呈する.

患者管理

- 副腎皮質ホルモンは日内変動を認める内分泌ホルモンである. このため補充は朝・昼の2回, 2:1の割合で補充する(例:コートリル®朝10mg, 昼5mg).

- 副腎皮質ステロイド補充を要する患者では周術期,感染症併発時などストレスの強いときに補充量を増やす必要がある.下垂体病変の手術に際しては術前,術後にヒドロコルチゾン 100 mg を経静脈的に投与,術後2日目までヒドロコルチゾン 50 mg を1日2回投与する.その後の補充量については早朝コルチゾールを測定し決定をする.

■尿崩症

- 1日尿量 3,000 mL 以上,尿浸透圧 300 mOsm/kg 以下となる.術後は急に尿崩症を呈することがあり,細かな検査が不可能な場合もあるため,尿量 250 mL/時以上かつ尿比重 1.005 以下を臨床的尿崩症として治療を開始する.
- デスモプレシン 0.025 μg を経鼻的に投与し反応をみつつ増減する.
- 経鼻手術術後などで点鼻薬を使用できない場合にはピトレシン®の皮下注射を施行する.効果の持続時間をみて投与量を増減する.
- 経口投与可能であればミニリンメルト®口腔内投与を施行する.効果持続時間は患者ごとに差異があるため 60 μg 錠より開始し,持続時間を確認しつつ投与量を変更する必要がある.

要注意事項

- 副腎皮質ホルモンは生命維持に必要不可欠のホルモンである.ストレスの強さに応じて補充量の増減を行う必要がある.補充の不足は循環異常,血清電解質異常の原因となるが,過量投与は感染症リスクの増大,血糖値上昇などの原因となるため適切な量の投与が求められる.
- 尿崩症治療の基本はバソプレシンの補充である.尿量をみて点滴量を増やす,いわゆる"追いかけ輸液"は低 Na 血症の原因となりうるため控えるべきである.
- 意識状態のよい患者においては体重,口渇感を指標とし,水分摂取にて対応することで脱水,溢水ともに避けることができる.1日2時間程度は排尿時間を設けるようにバソプレシン補充量を調整し過量投与にならないように留意する.

(竹内和人)

10 消化管疾患をもつ患者の管理

ポイント

1. 脳疾患患者では上部消化管潰瘍，Mallory-Weiss 症候群などを併発しやすい．
2. 抗菌薬投与中の下痢症では偽膜性腸炎を疑う．
3. 経腸栄養中の下痢症では製剤や投与速度の調整を行う．
4. 疾患急性期や周術期には腸管蠕動低下による便秘が起こりやすい．
5. 便秘の原因として器質的閉塞については必ず鑑別すべきである．

基本事項

■ 上部消化管出血

- 脳疾患では嘔吐を伴いやすく，胃粘膜に裂創を生じ Mallory-Weiss 症候群をきたして吐血することがある．
- 頭蓋内圧亢進を伴う場合は Cushing 潰瘍を併発することがある．
- NSAIDs やアスピリンなどの服用により胃・十二指腸潰瘍を起こしやすい．

■ 下痢症

- 急性下痢の原因を表 5-7 に示す．
- 長時間の抗菌薬投与で菌交代現象が起こり，偽膜性腸炎や MRSA 腸炎が生じ下痢の原因になる．
- 血便を伴う場合には病原性大腸菌などの感染症や悪性腫瘍などを疑う．
- 経腸栄養の浸透圧が高い場合や投与速度が速い場合に下痢を起こしやすい．

■ 便秘症

- 便秘の原因：
  - 器質性便秘：腸閉塞（単純性，絞扼性，腸捻転，腸重積），腫瘍，炎症などによる腸管狭窄．
  - 機能性便秘：弛緩性便秘（中枢神経疾患，糖尿病，長期臥床など），痙攣性便秘（過敏性腸症候群），直腸性便秘（排便反射低下など）．

表 5-7 急性下痢の原因

1. 感染症

- 細菌(赤痢,大腸菌,サルモネラ,カンピロバクター,黄色ブドウ球菌など)
- ウイルス(ノロウイルス,ロタウイルスなど)
- 真菌,原虫,寄生虫
- 抗菌薬性下痢(MRSA 腸炎,*Clostridium difficile* 毒素,腸内細菌叢変化)
- 腸管外感染症(全身感染症,腹膜炎など)

2. 非感染性

- 経管栄養(高浸透圧,急速投与)
- 暴飲暴食
- アレルギー性
- 毒物
- 環境因子(寒冷など)
- 神経性
- 他疾患(心不全,尿毒症,ショックなど)
- 下剤によるもの
- 薬剤性(ジギタリス,キニジン,アルコール,サリチル酸)

➤ 医原性便秘:薬剤(Ca 拮抗薬,オピオイド,抗コリン薬,抗 Parkinson 薬).

- 腸閉塞や悪性腫瘍など器質性便秘は手術などを要する場合があるため,まず鑑別し,疑わしい場合には消化器科へのコンサルトが必要である.
- 入院生活によるストレスや手術,外傷などによる腸蠕動低下などの機能性便秘が多い.

患者管理

■ 上部消化管出血

- 抗血小板薬や抗凝固薬内服患者では出血量が多くなりやすい.
- 出血性ショックを伴う場合には急速輸液や輸血を行い,緊急内視鏡検査後に止血術を要する.
- 腹膜刺激症状を伴う場合には消化管穿孔を疑う.
- 消化管潰瘍の治療にはプロトンポンプ阻害薬(PPI)が使用される:

- タケプロン® OD 錠(30 mg) 1 錠 分 1 朝食後
- ネキシウム® カプセル(20 mg) 1 錠 分 1 朝食後

- NSAIDsや低用量アスピリン内服患者では予防的な投与も行われる：

  - タケプロン®OD錠（15 mg）　1錠　分1　朝食後
  - ネキシウム®カプセル（20 mg）　1錠　分1　朝食後

■ 下痢症
- 感染性腸炎や偽膜性腸炎を鑑別するため便培養やCD toxinの検査を行う．
- 偽膜性腸炎にはメトロニダゾール750 mg/日もしくはバンコマイシン0.5～2 g/日の7～14日間内服を行う．
- 腸内細菌の正常化目的でラックビー®，ビオフェルミン®などを投与する．
- 経腸栄養に伴う下痢では投与速度が速いことで誘発されるため，持続投与（20～30 mL/時）とし，徐々に速度を上げ間欠投与に切り替える．また，食物繊維を含んだサンファイバー®の使用が有効である．

■ 便秘症
- 腸管蠕動低下による便秘にはパントシン酸やジノプロストなど腸管運動を亢進する薬剤が有用である．
- 機能性便秘には酸化マグネシウム1.5～3.0 g，センノサイド®1～2錠，ラキソベロン®10～15滴などを使用する．
- 閉塞機転がなく便が直腸に貯留している場合にはグリセリン浣腸や新レシカルボン®坐薬が有用である．

要注意事項
- 大量の下痢の場合は脱水，腎前性AKI，電解質異常を伴うこともあるため，十分な補液と電解質の補正が重要である．
- 感染性下痢症には安易に止痢薬を使用しない．
- 絞扼性イレウスや器質的腸閉塞は致死的となる可能性があり緊急手術を要する場合があるため見逃さない．この場合下剤は腸管穿孔などを起こし状態を悪化させうるため使用しない．

（浅井琢美）

11 疼痛をもつ患者の管理

ポイント

1. 発生機序に基づいて治療を選択.
2. 侵害受容性疼痛にはNSAIDs，オピオイドなど.
3. 神経障害性疼痛にはプレガバリン，抗うつ薬，オピオイドなど.
4. 薬物抵抗性疼痛には外科的治療を考慮.

基本事項

- 慢性疼痛は疼痛機序により以下の3つに分類される；①侵害受容性疼痛，②神経障害性疼痛，③心因性疼痛.
- 侵害受容性疼痛にはNSAIDs，オピオイドなどが有効である．神経障害性疼痛は，「体性感覚系に対する損傷や疾患によって直接引き起こされる痛み」と定義される．各国の神経障害性疼痛治療指針を表5-8に示す．名古屋大学脳神経外科教室は，これらのガイドラインに基づいた治療アルゴリズムを作成し運用しているので参照されたい(図5-2).

患者管理

- 神経障害性疼痛に対する薬は，眠気，ふらつき，嘔気，便秘などの副作用が発現しやすい．内服方法のポイントは次の3点である；①少量から開始，②漸増していく，③十分量を内服した段階で効果判定.

- リリカ®カプセル　75 mg　分1　夕食後
  ↓ 1～2週間後
- リリカ®カプセル　150 mg　分2　朝夕食後
  ↓ 1～2週間後
- リリカ®カプセル　300 mg　分2　朝夕食後
  ↓ 1～2週間後
  効果判定

表 5-8 各国の神経障害性疼痛治療方針

	EFNS(2010)ヨーロッパ	IASP(2010)アメリカ	CPS(2014)カナダ	JSPC(2011)日本
第1選択	プレガバリン/ガバペンチン TCA	TCA/SNRI プレガバリン/ガバペンチン	プレガバリン/ガバペンチン TCA/SNRI	TCA プレガバリン/ガバペンチン
第2選択	トラマドール オピオイド	トラマドール オピオイド	トラマドール オピオイド	ノイロトロピン® SNRI メキシレチン
第3選択	ラモトリギン カンナビノイド	他の抗てんかん薬 カプサイシン デキストロメトルファン メマンチン メキシレチン	カンナビノイド	オピオイド トラマドール
第4選択			メサドン 他の抗てんかん薬 タペンタドール ボツリヌス毒素	

TCA：三環系抗うつ薬，SNRI：セロトニン・ノルアドレナリン再取り込み阻害薬．

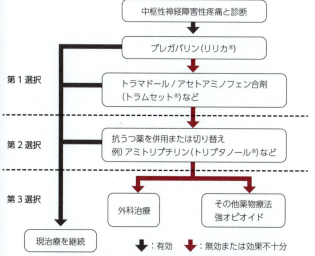

図 5-2 名古屋大学脳神経外科の中枢神経障害性疼痛の治療アルゴリズム

- トラムセット®配合錠　1錠　分1　夕食後
  ↓ 1〜2週間後
- トラムセット®配合錠　2錠　分2　朝夕食後
  ↓ 1〜2週間後
- トラムセット®配合錠　4錠　分2　朝夕食後
  ↓ 1〜2週間後
効果判定

- 抗うつ薬の内服方法は「第7章 5. 抗うつ薬」の項を参照（⇒ 262頁）．

要注意事項

- リリカ®カプセルおよびトラムセット®配合錠の薬剤添付文書に以下の記載があることに注意が必要である：「自動車の運転等危険を伴う機械の操作に従事させないよう注意すること」．

(種井隆文)

第6章

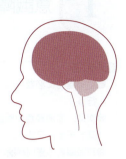

脳神経外科疾患の救急対応

1 意識障害の救急対応

ポイント

① 生命維持に必要な緊急処置を行いながら，意識障害の鑑別診断を行う．
② 次に，血液検査や頭部画像検査を行いつつ現病歴・既往歴・内服薬をチェックする．
③ 意識障害の鑑別診断の覚え方は AIUEO TIPS である．

基本処置

- 意識障害患者に対してまず実施することは，バイタルサインのチェックと静脈ルートの確保と血液検査，それに並行して意識レベルの評価を行うことである．
- 非常に緊急性の高い病態としては，バイタルサインの異常，全身性の痙攣，低酸素症，低血糖症がある．
- バイタルサインは意識障害の鑑別の点でも有用な情報を含んでいる（表 6-1）（「第 1 章 3. 意識障害の鑑別」も参照のこと ➡ 12 頁）．
- 次に脳血管障害を除外するために頭部 CT を撮影しつつ，発症時の状況と既往歴・内服薬についての情報収集を行う．
- 頭部 CT は検査時間が短く簡便であることからまず実施することが多いが，発症早期の脳梗塞の診断は困難なので適宜頭部 MRI を追加する．
- 意識障害のほかに片麻痺や失語や偏視を合併していれば脳卒中の可能性が極めて高い．
- 脳血管障害が除外された場合には，神経所見を確認し収集した情報を参考にしつつ網羅的に検索する．
- 意識障害は様々な疾患により引き起こされる病態であるので，網羅的に鑑別診断を行う．
- 鑑別診断のゴロ合わせとして AIUEO TIPS が有名である（表 6-2）．
- 意識障害の程度の評価方法としては JCS と GCS とがある（付録参照 ➡ 336, 337 頁）．

表6-1 バイタルサインによる意識障害の鑑別

呼吸

- **呼吸数増加**(25回/分以上):中脳から橋にかけての障害,低酸素血症,脳圧亢進
- **呼吸数減少**(9回/分以下):薬物中毒(モルヒネやバルビツレート系),CO_2ナルコーシス
- **Kussmaul呼吸**(頻呼吸+大呼吸):糖尿病性ケトアシドーシス,尿毒症による代謝性アシドーシス
- **Cheyne-Stokes呼吸**(交代性無呼吸):大脳皮質下/間脳の呼吸中枢障害,重症心不全,尿毒症,薬物中毒
- **下顎呼吸**:重症ショック

脈拍

- **著しい徐脈**(40回/分以下):Adams-Stokes症候群,房室ブロック,洞機能不全,頭蓋内圧亢進(高血圧を伴う場合)
- **頻脈**:感染症,甲状腺機能亢進症などによる発熱,脳ヘルニア,薬物中毒
- **著しい頻脈**(160回/分以上):上室性頻拍や心室頻拍による二次的な脳循環不全
- **不整脈**:心房細動,僧帽弁狭窄症,亜急性細菌性心内膜炎に起因する脳塞栓

血圧

- **高血圧**:頭蓋内圧亢進(Cushing現象),高血圧性脳症,脳梗塞,尿毒症
- **血圧低下**:出血性ショック,心原性ショック,急性アルコール中毒,薬物中毒(バルビツレート系など),低血糖昏睡

体温

- **高体温**(深部体温40℃以上):熱中症,肺炎,脳炎・髄膜炎など重症脳感染症,中枢性発熱(視床下部体温調節中枢の障害)
- **発熱**(深部体温38℃以上):感染症(敗血症など),甲状腺クリーゼ,悪性腫瘍(脳腫瘍,悪性リンパ腫など),膠原病(CNSループスなど)
- **低体温**(深部体温35℃未満):環境障害,薬物中毒,粘液水腫,Addison病

表 6-2 AIUEO TIPS(意識障害の鑑別診断)

A (Alcohol)
アルコール(アルコール依存症, Wernicke 脳症)
I (Insulin)
インスリン(低血糖, 高血糖性高浸透圧性非ケトン性症候群, 糖尿病性ケトアシドーシス)
U (Uremia)
尿毒症
E (Endocrine, Electrolytes, Epilepsy, Encephalopathy)
内分泌疾患(甲状腺クリーゼ, 副腎クリーゼ, 甲状腺機能低下), 電解質異常(Na, K, Ca, Mg 異常), てんかん, 脳症(肝性, 高血圧性)
O (Overdose, Oxygen)
麻薬, 薬物中毒, 低酸素症(肺炎, 喘息, 気胸, 心不全, 肺塞栓), CO_2 ナルコーシス
T (Trauma, Temperature)
外傷(脳挫傷, 頭蓋内血腫), 低体温, 悪性症候群
I (Infection)
脳炎, 髄膜炎, 脳膿瘍
P (Psychiatric, Porphyria)
精神疾患, ポルフィリン症
S (Syncope, Seizure, Stroke/SAH, Shock)
失神, 痙攣, 脳卒中, ショック, 敗血症

要注意事項

- 緊急度の高い状態にある意識障害患者の初期治療に遅れが生じると重篤な後遺障害を引き起こすおそれがあり, 上級医とともに対応することが望ましい.
- 解離性障害は器質性疾患の直接的原因によらないことを確認しておく必要があるが, 初期治療の段階で完全に器質性疾患を除外することは困難であり, 器質性疾患の可能性を常に留保しつつ治療と患者説明にあたるべきである.

(泉 孝嗣)

2 脳梗塞の救急対応

ポイント

❶ 脳梗塞は治療開始の遅れが予後に直結しうる疾患であるので，速やかに診断・治療を行う．

❷ 発症時間と NIHSS を含めた神経所見を手早く確認し，頭部画像検査に先だって凝固系を含めた血液検査を行っておく．

❸ 頭部 MRI では頭蓋内出血の除外と早期虚血性変化の程度と主幹動脈閉塞の有無を評価する．

❹ 発症 4.5 時間以内であれば rt-PA 静注療法の適応を検討し，患者ないし代諾者に説明して同意を得たうえで実施することが望ましい．

❺ rt-PA 静注療法の開始後 24 時間以上は SCU あるいはそれに準じた病棟にて血圧を 180/105 mmHg 未満に保つように管理する．

❻ 発症 8 時間以内の主幹動脈閉塞による脳梗塞は，血管再開通療法の適応を検討する必要があるので血管内治療医に連絡をとる必要がある．

基本処置

- 発症時刻と症状を把握するとともに可能な範囲で脳卒中以外の疾患の鑑別に努める．意識障害は多様な疾患との鑑別が必要であり（表 6-2 参照➡前頁），痙攣を伴う局所神経症状を主訴とする場合もてんかんとの鑑別が重要である．
- rt-PA 静注療法と血管再開通療法のいずれも治療が遅れることで予後が増悪することが報告されており，問診と神経所見の確認から頭部画像検査まで手早く実施することが望ましい．
- NIHSS を用いて客観的に重症度判定を行う．治療の適応や効果判定に役立つ．
- 血液凝固系検査は先述の治療法の禁忌の判定に必須であり，結果が出るまでに時間を要することが多いので，頭部画像検査の前に実施しておくことが望ましい．
- rt-PA 静注療法と血管再開通療法にはそれぞれ異なる禁忌と慎

- 発症後 4.5 時間以内の rt-PA 静注療法はエビデンスの確立している有用な治療法であるが,脳出血の合併を増加させるというリスクもある. 治療を速やかに開始できる範囲で可能な限り患者ないし代諾者に説明し同意を取得することが望ましい. 慎重投与例については原則的に同意取得が必要である.
- rt-PA 静注療法後は神経症状と血圧のきめ細かいモニタリングが必要なため,24 時間以上は SCU あるいはそれに準じた病棟での管理が推奨される. 投与開始後 24 時間以内の血圧高値は転帰不良と関連するので 180/105 mmHg 未満を保つように血圧を調整し,治療後 24 時間までは抗血栓療法は使用しない.
- 発症 8 時間以内の主幹動脈閉塞による脳梗塞に対する血管再開通療法は血管撮影室で実施する血管内治療の一種である. rt-PA 静注療法の適応外症例や無効例が本治療の適応であるが,再開通までの時間をより短縮させるために静注療法と並行して血管撮影室へ移動することもある.

典型的処方例

1) 発症 4.5 時間以内の脳主幹動脈閉塞を合併した脳梗塞患者

- グルトパ®注　0.6 mg/kg(最大 60 mg)
  添付の溶解液や生食で希釈. 総量の 10%は 1〜2 分でボーラス投与. 残りを 1 時間かけてシリンジポンプで投与

2) 降圧が必要な場合

- ペルジピン®注(1 mg/mL)　2〜3 mL/時から開始. 1〜2 mL/時ずつ増減

要注意事項

- 胸部大動脈解離に合併した脳梗塞患者に対して rt-PA 静注療法を実施すると致命的出血をきたす. 胸部 X 線で縦隔影の拡大所見や胸部痛や背部痛がある場合,上肢の血圧に左右差が観察される場合には,胸部大動脈解離の合併を考慮し胸部 CT をチェックする必要がある.
- rt-PA 静注療法と血管再開通療法とでは禁忌事項が微妙に異なっており,それぞれに対して適応の有無を判断する必要がある.

(泉　孝嗣)

3 脳出血の救急対応

> **ポイント**
> ❶呼吸・循環管理.
> ❷再出血予防.
> ❸頭蓋内圧コントロール.
> ❹止血薬・潰瘍予防薬・抗痙攣薬投与.
> ❺原因精査(3D-CTA, MRI/A, DSA).

- 外科治療については「第3章 1-2. 脳出血」参照(➡ 68頁)

基本処置

■ 呼吸・循環管理

- GCS≦8の重症意識障害を認める場合,舌根沈下や吐物の誤嚥による呼吸障害をきたすため気管挿管を行う.
- 脳出血の急性ストレスに伴うカテコラミンサージは,神経原性肺水腫やたこつぼ型心筋症,不整脈による循環障害をきたすことがあるため心電図モニター,動脈圧モニターによる管理を行う.

■ 再出血予防

- 脳出血急性期にはできるだけ早期に収縮期血圧140 mmHg未満に降下させる:

> - ペルジピン®注(2 mL:1 mg/mL) 1〜2 mLずつボーラスで静注
> - ペルジピン®注(10 mL:1 mg/mL) 50 mL 0.5〜10 μg/kg/分で持続静注

- 必要に応じて鎮静・鎮痛する.鎮静前に神経学的所見を確認しておく:

> - ドルミカム®注 20 mg+生食18 mL 2 mL静注後,2〜10 mL/時で持続投与,または
> - 1%ディプリバン®注 500 mg/50 mL 2 mL静注後,2〜10 mL/時で持続投与

- ソセゴン®注　15 mg　静注

■頭蓋内圧コントロール
- 頭部挙上：ベッドを30°挙上する．静脈還流を改善し，頭蓋内圧降下作用がある．
- 浸透圧利尿薬投与：

> - グリセオール®注　200 mL　点滴静注
> または
> - 20%マンニトール注射液　300 mL　点滴静注

- 人工呼吸器管理下の場合，$PaCO_2$ は30〜35 mmHgに管理する．
- 尿道カテーテルを留置し腹圧を下げる．

■止血薬・潰瘍予防薬投与

> - アドナ®注(100 mg) 1A ＋ トランサミン®注(1,000 mg) 1A＋ラクテック®500 mL　点滴静注
> - ネキシウム®カプセル　20 mg　経口または脱カプセル後経鼻胃管投与　1日1回

- 抗痙攣薬は痙攣が起きている場合に投与する：

> - ホストイン®注　750 mg　15〜18 mg/kg　点滴静注
>   1 mg/kg/分または75 mg/分のいずれか低いほうを超えないこと

■原因精査
- **高血圧性脳出血**：最多．被殻，視床，皮質下，脳幹，小脳出血が多い．病歴聴取・内服薬確認が重要．
- **他の疾患**：脳動静脈奇形，もやもや病，海綿状血管腫など．高血圧をもたない患者や若年者や非典型的な部位の出血で積極的に疑う．3D-CTA，MRI/A，DSAを行い診断する．

応用事項
- マンニトールはリバウンド作用が知られており，基本的には手術前のつなぎとして使用する．通常，保存療法のときは腎機能に注意しつつグリセオールを使用する．
- 典型的な高血圧性脳内出血以外では下記疾患を疑う：
  ➤ 脳葉に沿った皮質下出血：アミロイドアンギオパチー．

- > 新旧混在する血腫で複数回出血しているもの：海綿状血管腫や脳腫瘍からの出血.
- > くも膜下出血を伴う場合：動脈瘤による脳内出血.
- > 発熱を伴っている場合：敗血症, 心内膜炎による仮性動脈瘤からの出血.
- > 脳塞栓症による出血性梗塞や静脈性梗塞, など.
- 頭部挙上30°は, 実際に測ると予想以上に高い. また30°以上に挙上させると逆に脳灌流圧が下がってしまうため注意.
- 血腫による圧迫が神経学的所見を悪化させていると考えられる場合(脳幹や錐体路の圧迫など)は速やかに血腫除去や外減圧を行う.
- 脳室内に出血が穿破し, 急性閉塞性水頭症となっている場合には脳室ドレナージ術や内視鏡下血腫除去術などの外科的処置を速やかに行う.

(宇田憲司, 荒木芳生)

4 くも膜下出血（SAH）の救急対応

ポイント
1. 意識レベル，神経学的所見の評価．
2. 呼吸・循環動態の把握，モニター装着，ラインの確保，採血．
3. SAHの初期対応と治療．
4. 重症SAHの初期対応と治療．

基本処置

- 初期対応に向けて挿管セット，人工呼吸器，酸素投与，末梢ライン，動脈ラインなどの準備を行う．
- 救急初期対応の目的は再出血予防，頭蓋内圧管理，バイタルサイン安定化．
- 重症例では心肺蘇生など必要な救命処置を行う．

■ 初期治療と基本的な診断手順（図6-1）

- 再出血を防ぐために十分な鎮静・鎮痛と積極的に降圧薬を投与する．鎮静薬を投与する前に意識レベル，神経学的所見を確認する（重症度評価）．

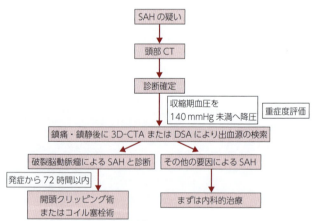

図6-1　SAHにおける初期治療の流れ

1) 降圧薬

- 目標：収縮期血圧 140 mmHg 未満.

  - ペルジピン®注（2 mL：1 mg/mL） 1〜2 mL ずつボーラスで静注
  - ペルジピン®注（10 mL：1 mg/mL） 5A（50 mL） 0.5〜10 μg/kg/分で持続静注

  ➤ 体重 50 kg では 1 μg/kg/分は 3 mL/時に相当．1.5〜30 mL/時で使用．通常 2 mL/時で開始し，目標血圧で維持されるまで適宜 2 mL/時ずつ増減．

2) 鎮静薬

- 目標：RASS －2〜－4．呼吸抑制に注意．

  - ドルミカム®注 20 mg＋生食 18 mL 2 mL 静注後，2〜10 mL/時で持続投与
  - 1％ディプリバン®注 500 mg/50 mL 2 mL 静注後，2〜10 mL/時で持続投与

3) 鎮痛薬

- ソセゴン®注 15 mg 静注

4) 止血薬

- トランサミン®注 10％ 250 mg 点滴静注

5) 制吐薬

- プリンペラン®注 10 mg 静注

6) 抗潰瘍薬

- ネキシウム®カプセル 20 mg 経口または脱カプセル後経鼻胃管投与 1 日 1 回

- 状態が落ち着いたのちに，出血源検索を行うため 3D-CTA または脳血管撮影を行う．

■ 重症 SAH の初期治療対応

- 重症 SAH では脳灌流圧の維持が重要である．
- 頭蓋内圧上昇に対して可能であれば頭部挙上 30°および高浸透圧

利尿薬を投与する．
- 両側瞳孔散大を呈する場合，以下を投与して瞳孔が縮小するか確認する．

- 20%マンニトール®注射液　300 mL　点滴静注

- 急性水頭症合併例では頭蓋内圧コントロールを目的に再出血予防処置の前に脳室ドレナージ術を行うことがある．ただし術中に動脈瘤から再出血が生じる可能性がある．
- 重症SAHでは交感神経系緊張によるたこつぼ型心筋症や神経原性肺水腫を呈することがある．必要に応じて循環器内科に相談して循環補助（大動脈内バルーンパンピング）を行う．

応用事項
- 症状が軽度の場合や発症後数日経過している際にはCTでSAHがはっきりしないことが多い．その場合MRIのFLAIR画像が出血の評価に有用である．
- 3D-CTAまたはDSAで脳動脈瘤を認めない場合は腰椎穿刺による血性髄液での診断を試みるが，CTにて脳ヘルニア所見がないことの確認が必要である．

（和田健太郎，荒木芳生）

5 頭部外傷の救急対応

ポイント

1. 『外傷初期診療ガイドライン JATEC』に従った診療を行い，頭部外傷以外の他部位の致命的な外傷を見落とさない．
2. 搬入後すぐに ABCDE アプローチによる primary survey を開始し，異常があればその安定化を行う．
3. "切迫する D" を認めた場合，secondary survey として最初に頭部 CT を撮影し，切迫する脳ヘルニアを見逃さない．

基本処置

■ primary survey

1) A：Airway（気道確保）

- GCS≦8，GCS の最良運動反応（M）≦5 であれば，気道確保を行う．
- 鎮静が必要な場合，短時間作用型の鎮静薬（ミダゾラム，プロポフォールなど）を使用する：

  - ドルミカム®注　0.03～0.2 mg/kg/時（導入時），0.03～0.18 mg/kg/時（維持量）
  - プロポフォール注　1～2.5 mg/kg（導入時），1～5 mg/kg/時（維持量）

- 顔面外傷などで挿管困難な場合には，甲状輪状靭帯切開など外科的気道確保を行う．

2) B：Breathing（呼吸管理）

- 生命の危険がないと判断されるまでは高濃度酸素投与を行う（リザーバー付き酸素マスク 10～15 L/分）．
- $SpO_2>95\%$，$PaO_2>80$ mmHg を目標に呼吸管理を行う．$PaCO_2$ は頭蓋内圧亢進時 30～35 mmHg，頭蓋内圧正常時 35～45 mmHg を目標とする．
- 動揺胸郭（フレイルチェスト），開放性気胸，緊張性気胸，大量の血胸，大量の気道出血などは即座に治療を開始する．

3）C：Circulation（循環管理）

- 皮膚冷感と湿潤，脈拍微弱，頻脈などの身体所見からショックと判断する．
- 初期輸液として細胞外液補充液1〜2Lを急速輸液する．
- 腹腔内液体貯留と心タンポナーデは超音波検査（Focused Assessment with Sonography for Trauma；FAST）を行って診断する．
- 胸部・骨盤の単純X線写真を撮影し，大量血胸と骨盤骨折の有無を確認する．

4）D：Dysfunction of CNS（生命を脅かす中枢神経障害の評価）

- GCS，瞳孔所見，片麻痺・異常反射などの神経学的な左右差をみる．
- **切迫するD**：GCS≦8あるいはGCS 2点以上の急速な悪化，瞳孔不同，片麻痺，Cushing現象．
- 切迫するDを認めた場合，脳外科医のコール，緊急気管挿管およびsecondary surveyの最初に頭部CTを行い，切迫する脳ヘルニア所見を見逃さない．
- 脳圧亢進症状の救急対応（⇒次頁参照）を実施する．

応用事項

- 軽度頭部外傷でも意識消失，頭蓋骨骨折，嘔吐，激しい頭痛，抗凝固薬の内服や肝硬変，血液透析などの危険因子がある場合には頭部CTを撮影することが望ましい．
- 外傷患者の初期治療では頸椎・頸髄損傷の存在があると考えて対応すべきである．高エネルギー事故では頸椎カラーが装着されているが，頭部外傷，アルコール摂取，精神疾患患者では異常神経所見がマスクされていることがあり，カラー除去には慎重を要する．

（岡本　奨）

脳圧亢進症状の救急対応

ポイント

1. 脳圧亢進が疑われる患者では積極的に ICP モニタリングを行い,治療開始のタイミングを逃さない.
2. 脳灌流圧(CPP) 50〜70 mmHg を目安に管理する.

基本処置

- 頭蓋内圧(ICP)は, 脳実質(80%), 血液(5%), 脳脊髄液(15%), 間質(少量)の相互作用で均衡した脳脊髄液圧である.
- 成人よりも小児の正常 ICP は低い.
- 占拠性病変(腫瘍や血腫)や脳血液量・脳脊髄液貯留などにより ICP 亢進を生じる.
- CPP = 平均動脈圧(MAP) − ICP であり, CPP は 50〜70 mmHg を目安に管理することが勧められる. ただし CPP 治療閾値は症例ごとに異なるため, 脳酸素化, 脳循環, 脳代謝などのモニタリング($PbtO_2$, SjO_2, PET など)も併用することが望ましい.
- 重症意識障害 GCS≦8, 低血圧(収縮期血圧<90 mmHg), CT 所見で正中偏位や脳槽の消失などを認める場合, ICP モニターを積極的に留置し, CPP 維持を念頭に治療を行う.
- ICP≧20 mmHg が 5 分以上続いた状態を ICP 亢進と定義し, 治療を開始する閾値である. ICP 亢進に対する治療を行わなければ, 脳ヘルニアによる 2 次損傷を生じて救命困難となる.
- 頭蓋内圧モニターの管理については 179 頁を参照のこと.

■ 脳圧亢進症状の診断

- **ベッドサイドの臨床診断**:① GCS≦8, ② 繰り返す GCS 検査において合計点が 2 点以上急激に低下する場合, ③ 脳ヘルニア徴候:瞳孔不同, 片麻痺, Cushing 現象, のいずれかを認める場合, 切迫する脳ヘルニアを認知すること. その他の脳圧亢進症状は, うっ血乳頭(ごく初期の場合はベッドサイド眼底検査において血管の拍動の減弱, 消失に注意する), 嘔気・嘔吐.
- バイタルサインが安定していれば画像検査(低侵襲, 短時間のも

のを優先する)を行う．頭部 CT がまず第 1 選択となる．
- CT にて占拠性病変の有無，正中偏位(高齢者の萎縮脳でない場合 1 cm 以上は緊急対処必要)，脳幹周囲の脳底槽の消失に注意．
- **要注意**：バイタルサインで低血圧を認めた場合は要注意．脳圧亢進時には通常高血圧，徐脈(Cushing 現象)となるため，低血圧の場合は頭部以外にショックとなる原因がある．

■脳圧亢進に対する治療

1) 第 1 段階：呼吸管理，鎮静，鎮痛

- GCS≦8 で呼吸状態不良な場合，最低限の神経所見を評価後に気管挿管を行う．
- PaO_2<60 mmHg または SpO_2<90%は避けるべき．
- $PaCO_2$ を 30〜35 mmHg 目標に短期間，過換気とする($PbtO_2$, SjO_2 をモニターすることが望ましい)．
- **鎮静**は短時間作用型のものを使用する：

> - ドルミカム®注　0.03〜0.2 mg/kg/時(導入時)，0.03〜0.18 mg/kg/時(維持量)
> - プロポフォール注　1〜2.5 mg/kg(導入時)，1〜5 mg/kg/時(維持量)
> - プレセデックス®静注液　6 μg/kg/時で 10 分間投与(総量：1 μg/kg)，0.2〜0.7 μg/kg/時(維持量)

- **鎮痛**：

> - フェンタニル注射液　1〜2 μg/kg(導入時)，0.5〜2 μg/kg/時(維持量)

2) 第 2 段階：頭部挙上，浸透圧療法

- **頭部挙上**：30° が推奨されるが，頭部を屈曲すると静脈還流障害で ICP 上昇を招くため注意する．
- **浸透圧療法**：

> - 20%マンニトール注射液　300〜500 mL　15〜30 分で急速静注，その後 150〜300 mL を 4〜6 時間ごとに投与
> - グリセオール®注　200〜500 mL　15〜30 分で投与
> - (3〜10%)高張食塩水投与

3) 第3段階：CT再検

- 第2段階まででも ICP 管理が困難な場合，CT を再検して次の段階へ進む．

4) 第4段階：バルビツレート療法，低体温療法，脳室ドレナージ，減圧開頭術

- **バルビツレート療法・低体温療法**：いずれも多施設研究にて予後を改善したとする報告はない．
- **脳室ドレナージ**：脳脊髄液排出による ICP コントロールおよび ICP モニタリングが可能．
- **減圧開頭術**：一側の前頭・側頭・頭頂開頭術にて骨弁除去と人工硬膜を用いた硬膜形成を行う．必要に応じて脳の一部を切除する（内減圧）．

(岡本 奨)

7 痙攣重積の救急対応

ポイント

1. 5分以上発作が持続する場合は速やかに治療を開始する.
2. 同時に原因検索を行う.
3. 発作を観察し, 急性ジストニア, 振戦, 舞踏様運動, 痙性による間代, 悪寒, 心因性非てんかん発作などとの鑑別を行う.

基本処置

- てんかん重積状態とは,「発作がある程度の長さ以上に続くか, または, 短い発作でも反復し, その間の意識の回復がないもの」と定義されている. 持続時間については30分以上と考えられてきたが, 発作は通常2分以内には終息することから, 臨床的には5～10分以上を重積と考えて対応する. 5分以上発作が続くと自然頓挫が稀となり, 治療反応性が低下する. 30～45分以上続くと脳に損傷が起きると考えられている.
- 発作の持続により, ベンゾジアゼピン系薬剤は時間経過とともに効果が減弱する.
- 重積となる可能性のある患者では, ふだんの外来診療時から, 痙攣発作が起きた際は自宅でまずジアゼパム坐薬(ダイアップ®)を使用するよう, 家族に指導しておく.
- 検査よりも治療を優先する.
- 誤嚥を防ぐため, 頭部を横に向け, 吸引などを行う. 必要に応じ気道確保, 酸素投与, 静脈路確保を行う.
- 呼吸抑制に注意しながら, ジアゼパム10 mgを希釈しないで静注する. ジアゼパムは効果発現が早く, 有効時間は短い. 発作が頓挫しなければ, 5～10分後に追加投与可.
- 低血糖の有無が不明の場合, ビタミンB_1を100 mg静注後, 50%ブドウ糖液を50 mL静注する.
- 第2選択薬として, ミダゾラムの静注. ミダゾラムは即効性があり, 点滴静注が可能. 0.1～0.3 mg/kg静注ののち, 0.05～0.4 mg/kg/時で持続静注. 静脈路の確保困難なときは筋注. 小児ではあ

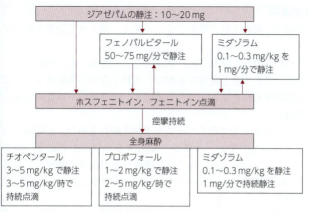

図 6-2　治療のフローチャート

るいは鼻腔,口腔内投与も推奨されている.
- 第 2 選択薬として,ホスフェニトイン 1V(750 mg)を点滴静注する.効果発現まで 20 分ほどを要するが,持続時間は長い.発作再発予防で用いることも多い.
- フェノバルビタールの静注薬であるノーベルバール®も治療の選択肢である.
- それでも抑制されない場合,呼吸抑制に注意し,気管内挿管の備えをしたうえで,チオペンタール,プロポフォール,あるいはミダゾラムなどを用いる.ミダゾラムは呼吸や循環の抑制が少なく使用しやすい.
- 治療のフローチャート(図 6-2)参照.

■ 検査
- 頭蓋内病変が疑われる場合には頭部 CT.
- てんかん患者では,抗てんかん薬の血中濃度低下で重積をきたす場合があるので,薬物血中濃度測定を行う.
- 髄膜脳炎などが疑われる場合は髄液検査.
- 脳波検査は,非てんかん性の発作との鑑別に有用である.また,てんかん性活動を脳波で確認することにより治療の指標とできる.

要注意事項

- 治療開始が遅れるほど難治化するので,一刻も早く治療を開始する.
- ジアゼパム投与に際しては,筋注でなく,静注する.生食やブドウ糖液で希釈すると混濁するので,希釈しない.高齢者などでは呼吸抑制が現れやすいので,気道確保,補助呼吸,挿管の準備をしておく.
- ホスフェニトインでなくフェニトインを用いる場合,血管痛,血管炎をきたしやすい.血管から漏出すると壊死をきたす.ホスフェニトインは生食や5%ブドウ糖液などの輸液に希釈して投与でき,組織障害性も少ないので,フェニトインに代わって使用するのがよい.
- 心因性の非てんかん発作を,痙攣重積と誤診されるケースは非常に多い.誤診により気管内挿管や気管切開まで施行されたケースもあり,鑑別をしっかり行うことが重要である.鑑別については痙攣の鑑別の項(➡ 21頁)を参照のこと.

(臼井直敬)

8 呼吸・循環障害の救急対応

ポイント
1. 呼吸障害では,適切な挿管のタイミングを理解する.
2. 循環障害では,疾患ごとの至適血圧を理解する.

基本処置

■ 呼吸障害の救急対応

- 重症頭部外傷,脳腫瘍患者では,頭蓋内圧亢進による脳ヘルニアをきたすことがある.
- 脳幹出血などにより延髄の呼吸中枢が障害された症例では,初診時に呼吸状態が著明に障害されている.
- このような場合速やかに気道確保を行う.自発呼吸で呼吸が保たれない場合には人工呼吸器による補助換気を考慮する.
  - ➤ポイント:呼吸障害を認める場合,速やかに気道確保(挿管)する.
- 挿管の際には,必要に応じて鎮静・鎮痛薬,筋弛緩薬を投与する:

  - ドルミカム®注 10 mg/2 mL+生食8 mL 2~5 mL 静注
    または1%ディプリバン®注 500 mg/50 mL 2~10 mL 静注
  - ソセゴン®注 15 mg 静注
  - エスラックス®静注(25 mg) 0.6 mg/kg 静注

- 気道確保を行うことで誤嚥性肺炎を防ぐことが可能となる.特に胃酸による誤嚥性肺炎は急性呼吸促迫症候群となり,非常に重篤となりやすく致命率が高い(Mendelson症候群).
- 遷延性意識障害を呈している場合には安易な抜管は危険である.一時的に抜管しても,舌根沈下による窒息や誤嚥性肺炎を生じることが多いため気管切開を行う.
  - ➤ポイント:挿管管理が長期間となる場合には気管切開を行う.

■ 循環障害の救急対応

- 頭蓋内圧が亢進している患者では血圧上昇と徐脈(Cushing現象)をきたす(例外:たこつぼ型心筋症➡ 245頁,Side Memo参照).

- 脳出血やくも膜下出血の急性期ではCa拮抗薬の持続静注を用いて収縮期血圧を140 mmHg未満にコントロールする：

> - ペルジピン®注(1 mg/mL)　20 mg　1～2 mL静注後，2～10 mL/時で持続投与

- 高度の頭蓋内圧亢進が予想される症例では，脳灌流圧を保つため過度の降圧を避け，収縮期血圧＞120 mmHg，平均動脈圧＞90 mmHg，Hb＞10 g/dLを保つことが望ましい．
  - **ポイント**：脳灌流圧(CPP) = 平均動脈圧(MAP) − 頭蓋内圧(ICP)．
- 脳梗塞の急性期には収縮期血圧＞220 mmHgまたは拡張期血圧＞120 mmHgが持続する場合に慎重な降圧を行う(血栓溶解療法を行う場合には収縮期血圧＞185 mmHgまたは拡張期血圧＞110 mmHg)．
- 重症多発外傷例では，頭部外傷以外に血気胸，心タンポナーデ，腹腔内損傷，骨盤骨折，四肢損傷や脊髄損傷を合併するため異常低血圧を認めることがある．この場合，大量輸液・輸血・昇圧薬投与を行い速やかに原疾患の治療を行う：

> - イノバン®注 0.3%シリンジ　150 mg/50 mL　1～5 μg/kg/分持続静注

> **ポイント**：重症多発外傷では，頭部外傷以外の臓器損傷にも注意が必要．

(太田慎次，荒木芳生)

Side Memo

たこつぼ型心筋症

くも膜下出血や脳梗塞急性期など，患者が強いストレスに曝されることにより，心筋梗塞と類似した心筋障害を生じることが知られている．心尖部の無収縮と心基部の過収縮により，造影検査上，たこつぼの形に見えるため，たこつぼ型心筋症と呼ばれる(図6-3)．心電図変化が出現するため，心筋梗塞との鑑別が重要である．脳卒中急性期では一般的に高血圧となることが多いが，この場合は例外的に，急性心不全を生じて血圧低下を認めることがある．

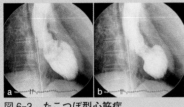

図6-3 たこつぼ型心筋症
a：拡張期，b：収縮期．

(太田慎次，荒木芳生)

第7章

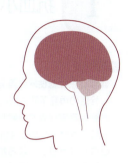

薬剤の管理

1 抗血小板薬，抗凝固薬

ポイント

1. 非心原性脳梗塞の再発予防には抗血小板薬を使用し，心原性脳塞栓症の再発予防には抗凝固薬を用いる．
2. 動脈瘤塞栓術や頸動脈ステント留置術の虚血性合併症のリスクを低減させるためには抗血小板薬を使用する．
3. ワルファリンによる抗凝固療法は PT-INR をモニタリングして用量を調節する必要がある．
4. NOACs は腎機能・年齢・体重を考慮し，各薬剤の選択と用量調節を行う．
5. 抗血小板薬・抗凝固薬ともに観血的処置を受ける場合には休薬が必要である．

基本事項

- 非心原性脳梗塞の再発抑制に用いられる主な経口抗血小板薬にはアスピリン（バイアスピリン®）とクロピドグレル（プラビックス®）とシロスタゾール（プレタール®）とがある．
- 急性期脳梗塞患者に対する抗血小板薬の投与は発症早期（48時間以内）からの開始が強く勧められる．
- 発症後約3週間以内は心原性脳塞栓症を除く脳梗塞もしくは TIA 患者に対する治療法として，抗血小板薬2剤併用が勧められる．
- オザグレルナトリウム（カタクロット®）の点滴投与は急性期の脳血栓症（心原性脳塞栓症を除く脳梗塞）患者の治療として勧められる．
- 脳梗塞慢性期における抗血小板薬使用中の頭蓋内出血を予防するために，収縮期血圧を 130 mmHg 未満に管理することが望ましい．
- 抜歯や白内障手術などの出血時の対処が容易な小手術の際には抗血小板薬の内服続行が勧められるが，出血時の対処が困難な手術や検査の場合には休薬が必要である．
- 動脈瘤塞栓術や頸動脈ステント留置術において虚血性合併症のリスクを低減させる目的で抗血小板薬が用いられるが，標準的な用

法は確立していない．血管内治療の5〜7日前から2剤投与を開始し，ステントを使用していない場合には術後1〜2か月以内で投与が終了となることが多い．
- 発症48時間以内で病変最大径が1.5 cmを超すような脳梗塞(心原性脳塞栓症を除く)には，選択的トロンビン阻害薬のアルガトロバン(ノバスタン®)が勧められる．
- 経口抗凝固薬はワルファリンと非ビタミンK阻害経口抗凝固薬(NOACs)とに大別される．
- 非弁膜症性心房細動(NVAF)のある脳梗塞またはTIA患者の再発予防にはワルファリンとNOACsともに有効であるが，重篤な出血合併症のより少ないNOACsを第1選択とする．
- NOACsは腎機能・年齢・体重を考慮し薬剤を選択し(表7-1)，添付文書に沿って用量の調節を行う．
- ワルファリンの投与量はPT-INRを測定して2.0〜3.0に維持するよう強く勧められるが，70歳以上のNVAFのある脳梗塞またはTIA患者ではPT-INR 1.6〜2.6が勧められる．一方，機械人工弁をもつ患者や，拡張型心筋症などの器質的心疾患を合併する患者ではPT-INR 2.0〜3.0を維持するよう強く勧められる．

表7-1 NOACsの相違点

商品名	プラザキサ®	イグザレルト®	エリキュース®	リクシアナ®
一般名	ダビガトラン	リバーロキサバン	アピキサバン	エドキサバン
剤形	カプセル，粉砕不可	錠剤(小さい，粉砕可)	錠剤	錠剤
用法	1日2回	1日1回	1日2回	1日1回
腎機能による禁忌	CCr<30 mL/分	CCr<15 mL/分	CCr<15 mL/分	CCr<15 mL/分
併用禁忌	イトラコナゾール	HIVプロテアーゼ阻害薬 コビシスタット アゾール系抗真菌薬	なし	なし
DVTの治療・再発予防	なし	○	○	○
1日薬価	478.6 or 545.6	545.6	545.6	748.1

- 経口抗凝固薬の開始時期は脳梗塞発症2週間以内が1つの目安となるが,大梗塞例や血圧コントロール不良例,出血傾向例などでは投与開始を遅らせざるを得ない場合もある.
- 抜歯や白内障手術などの出血時の対処が容易な小手術の際には抗凝固薬の継続が望ましいが,出血時の対処が困難な手術や検査の場合には経口抗凝固薬を中止しヘパリンへの置換を考慮する必要がある.

典型的処方例

1) 非心原性脳梗塞の再発予防

- バイアスピリン®錠(100 mg)　100 mg　分1　朝食後

もしくは

- プレタール®OD錠(100 mg)　200 mg　分2　朝夕食後

2) NVAFによる脳塞栓症の再発予防

- 体重60 kg以上かつCcr 50 mL/分以上かつ特定の併用薬のない場合:

- リクシアナ®錠(60 mg)　60 mg　分1　朝食後

- 体重60 kg未満,Ccr 30〜50 mL/分,特定の併用薬あり,のいずれか1つを満たす場合:

- リクシアナ®錠(30 mg)　30 mg　分1　朝食後

3) 抗凝固薬中止後のヘパリン置換

- ヘパリンNa注　200 U/kg/24時を持続静注(APTTが正常対照の1.5〜2倍となるよう±25%ずつ増・減量を行う)

要注意事項

- ワルファリン投与の場合,血中濃度の安定には3〜4週間が必要であり,その後も原則として月に1回程度モニタリングする必要がある.
- 出血性疾患や重症外傷が発生した際にワルファリンはプロトロンビン濃縮製剤(PPSB®-HT,保険適用外)とビタミンKの併用での凝固能の急速な是正が可能である.一方,NOACsでは確立した方法はなく,ワルファリンと同様の対処法が行われる.

(泉　孝嗣)

Side Memo

出血による危険性の高い手術の場合の抗血小板薬および抗凝固薬の休薬期間

①抗血小板薬の休薬期間
- バイアスピリン®：5〜7日間
- プラビックス®：7〜14日間
- プレタール®：3日間

②抗凝固薬の休薬期間（表7-2）

表7-2 出血による危険性の高い手術の場合の抗凝固薬の休薬期間

商品名	プラザキサ®	イグザレルト®	エリキュース®	リクシアナ®	ワーファリン®
一般名	ダビガトラン	リバーロキサバン	アピキサバン	エドキサバン	ワルファリン
CCr：50以上	≧48〜96時間	≧24時間	≧48時間	≧24時間	4〜5日
CCr：30〜50	≧96時間	≧24時間	≧48時間	≧24時間	4〜5日
CCr：15〜30	禁忌	≧24時間	≧48時間	≧24時間	4〜5日
中止後のヘパリン置換	12〜24時間後から開始．血栓症リスクが高い場合には1〜2時間後から開始				中止翌日より開始

（泉　孝嗣）

2 抗痙攣薬

ポイント

1. 通常2度目の発作後に治療を開始する.
2. てんかん類型に適切な薬を選択する.
3. 単剤治療が原則. できるだけ錠剤にする.
4. 副作用に注意する.

基本事項

- 初回発作では原則として治療を開始しない. しかし, 神経学的異常, 脳波異常, てんかんの家族歴がある場合, 高齢者, では再発率が高いので, 初回発作後から治療開始を考慮する.

■薬物治療の原則

- 発作型, 症候群診断をもとに薬を選択：全般てんかんではバルプロ酸, 部分てんかんではカルバマゼピンが第1選択となる.
- 単剤治療で発作が抑制されるか, 最大許容投与量となるまで増量.
- 発作抑制, 副作用, 治療目標を繰り返し確認. 薬の増量, 減量は数週間かけてゆっくり. 血中濃度は参考程度に. 服薬コンプライアンスの確認.
- 第1選択薬が無効なら, 第2選択薬. それも無効なら多剤併用を考慮, それも無効であれば外科的治療を考慮.
- 治療初期に患者, 家族に長期的な治療方針を伝え, 治療への協力を得ることが服薬コンプライアンス向上につながる.
- カルバマゼピンは1日100 mgから開始し, 1～2週ごとに漸増する. 1日300～600 mgくらいで発作が抑制されることが多い. 重症な薬疹のリスクがあり, 投与後3か月くらいは要注意.
- 副作用を理解して使用する(表7-3). 特に, 皮疹, 肝障害, 汎血球減少などの副作用に注意する. また, 薬物相互作用にも注意する. 複視, 眼振, めまい, 眠気などの副作用は用量依存性に出現しやすい.
- コンプライアンスを下げないためには, 1日の投薬回数をあまり増やさないほうがよいが, 半減期の短いカルバマゼピンなどでは

2. 抗痙攣薬

表7-3 主な抗てんかん薬の代表的な副作用

	用量依存	投薬期間依存	体質依存
PB	めまい，運動失調，眠気，認知機能低下	骨粗鬆症	皮疹，肝障害，汎血球減少，血小板現象，SJS，TEN，DIHS
PHT	複視，眼振，めまい，運動失調，眠気，末梢神経障害，心伝導系障害，心不全，固定姿勢保持困難	小脳萎縮，多毛，歯肉増殖，骨粗鬆症	皮疹，肝障害，汎血球減少，血小板減少，SJS，TEN，DIHS
CBZ	複視，眼振，めまい，運動失調，眠気，嘔気，低Na血症，心伝導系障害・心不全，認知機能障害	骨粗鬆症	皮疹，肝障害，汎血球減少，血小板減少，SJS，TEN，DIHS
VPA	血小板減少，振戦，低Na血症，アンモニアの増加，Parkinson症候群	体重増加，脱毛，骨粗鬆症	膵炎，肝障害
ZNS	食欲不振，精神症状，眠気，言語症状，代謝性アシドーシス，発汗減少，認知機能低下	尿路結石	稀
GBP	めまい，運動失調，眠気，ミオクローヌス	体重増加	稀
TPM	食欲不振，精神症状，眠気，言語症状，代謝性アシドーシス，発汗減少	尿路結石，体重減少	稀
LTG	眠気，めまい，複視		皮疹，肝障害，汎血球減少，血小板減少，SJS，TEN，DIHS
LEV	眠気，行動異常		稀

用量依存性の副作用：増量するとすべての患者に出る，投薬期間依存性の副作用：長く内服することで出る，体質依存性の副作用：出る患者と出ない患者がいる．
PB：フェノバルビタール，PHT：フェニトイン，CBZ：カルバマゼピン，VPA：バルプロ酸，ZNS：ゾニサミド，GBP：ガバペンチン，TPM：トピラマート，LTG：ラモトリギン，LEV：レベチラセタム．
SJS：Stevens-Johnson症候群，TEN：中毒性表皮壊死融解症，DIHS：薬剤性過敏性症候群．
〔日本神経学会（監）：てんかん治療ガイドライン2010．p71，医学書院，2010より一部改変して引用〕

分3あるいは分4がよい場合もある.

- **妊産婦**：妊娠・出産にあたっては，可能な限り単剤，少量とする．具体的には，バルプロ酸なら1,000 mg未満，カルバマゼピンであれば400 mg未満が望ましい．できればバルプロ酸を避ける，投与する場合は血中濃度を70μg/mL以下とすることが望ましい．また，高血中濃度を避けるため徐放剤を使用する．葉酸1日0.4～0.6 mg程度を補充する．
- **精神症状をもつ例**：ゾニサミドやトピラマートは精神症状を悪化させうるので，減量，中止を試みる．レベチラセタムも精神症状を惹起することがある．カルバマゼピンやラモトリギンが比較的使いやすい．
- **高齢者**：難治なてんかんは少ない．多くは部分てんかんである．薬は少量から開始するのがよい．他疾患の治療薬をすでに服用している場合も多いので，薬物相互作用の少ないものを選ぶ．カルバマゼピン，フェノバルビタール，フェニトインは相互作用が多く，それ以外の薬の血中濃度を下げる場合が多い．例えばワルファリンを併用する場合は，抗凝血作用についてはPT-INR，抗てんかん薬については血中濃度をモニタリングすること．
- **発作が抑制されている場合**：先発医薬品から後発医薬品への切り替えは推奨されない．
- **減量，中止について**：発作が5年間止まっていた場合ほぼ6割，10年間でほぼ8割で投薬中止が可能と考えられている．断薬後の再発は1年以内に多く(60～90％)，2年目は10％くらい，3年目以降は非常に少ない．断薬後に再発した場合，約8割は服薬再開により再び寛解状態になるが，約2割は以前のような寛解状態となることはない．
- **成人発症のてんかんの場合**：小児でみられるような予後良好な症候群はないので，薬物治療の終結を考慮するにあたっては，その利益，不利益をよく勘案することが重要である．車を運転している場合，減薬は行わない．発作による失職の懸念がある場合も同様である．

典型的処方例

1) 症候性局在関連てんかん

- テグレトール®錠(200 mg)　2錠　分2　朝夕

- 症例によっては，600 mg以上の用量を必要とすることもある．その場合，眠気，ふらつきなどの副作用が懸念されるが，1日量を分2から，分3あるいは分4とすることで副作用を軽減しうる．

2）高齢者

- テグレトール®錠（100 mg）　2錠　分2　朝夕

- 多くは部分てんかんであり，難治例は少なく，少量の抗てんかん薬で抑制される．
- 眠気やふらつきなどの副作用に十分注意すべきである．発作の内容にもよるが，必ずしも完全な発作抑制を目指さなくてもよい場合もある．
- 合併症により他剤を服用している場合には，薬物相互作用の少ない薬剤という点で，レベチラセタム（イーケプラ®）などの新規抗てんかん薬が用いられる症例が増えると思われる．

3）若年ミオクロニーてんかん

- デパケン®錠（200 mg）　2錠　就寝前

- 多くの症例では強直間代発作，ミオクロニー発作とも抑制される．若年性ミオクロニーてんかんでは朝方起床後に発作が起きやすい症例が多いので，就寝前1回投与でよいことがある．若年ミオクロニーてんかんを部分てんかんと誤診してカルバマゼピンを投与すると，ミオクロニー発作を悪化させるので注意が必要である．

要注意事項
- 副作用，特に重症薬疹（Stevens-Johnson症候群など）は致死的になりうるので，カルバマゼピン，ラモトリギンなどの投与初期には十分注意する．
- 治療には正しいてんかん診断が前提となる．発作の抑制が困難な場合は，診断の見直しの可能性も含め，てんかん専門医へコンサルトすることが望ましい．

（臼井直敬）

3 抗がん剤

ポイント

1. 脳組織には血液脳関門（BBB）が存在するため，脳組織で有効濃度に到達し，抗腫瘍効果を示す抗がん剤は限られる．
2. 膠芽腫の治療ではテモゾロミド（テモダール®）が，放射線治療と併用することで有効であることが証明されている．
3. ベバシズマブ（アバスチン®）は再発膠芽腫で有効性が証明されており，わが国では初発膠芽腫でも保険適用されている．欧米の大規模研究で，初発膠芽腫では生存期間を延長させないことが示されたが，強い抗脳浮腫効果により症状の改善がみられ有用であることも多く，初発例については今後適応症例の検討が必要である．

1 テモゾロミド（テモダール®）

基本事項

- わが国では悪性神経膠腫で保険適用されており，注射剤も販売されているが，経口剤（規格：20 mg，100 mg）が一般的である．治療プロトコールは論文発表者である Dr. Roger Stupp の名前から Stupp regimen と呼ばれる下記の投与法が一般的である．

典型的処方例

■投与前検査

- B型肝炎ウイルスキャリアの患者で，本剤投与中にB型肝炎ウイルス再活性化による肝炎が現れることがあるので一般的な血液検査に加えて，HBs抗原，HBc抗体，HBs抗体を確認する．

■投与例

1) 導入療法
- 放射線治療と併用で行われる．

> - ナゼア®OD錠（0.1 mg）　1錠　テモダール内服30分前に内服
>   開始時より3日間内服

- テモダール®カプセル　75 mg/体表面積(m^2)　分1　起床時 42日間
- バクタ®配合錠　1錠　分1　隔日投与（例：月，水，金曜日投与）

2）維持療法

- 導入療法終了28日後から，一般的には外来で行われる．

> **初回クール（1クール28日）**
> - ナゼア®OD錠（0.1 mg）　1錠　テモダール®内服30分前に内服　連日5日間
> - テモダール®カプセル　150 mg/体表面積(m^2)　分1　起床時 連日5日間
> - その後23日間休薬

- 初回クールの期間中，
  - 好中球数最低値：1,500/μL以上
  - 血小板数最低値：100,000/μL以上
  - 脱毛，嘔気・嘔吐を除く非血液学的な副作用の程度がGrade 2（中等度）以下

  のすべてを満たす場合に限り，第2クールで投与量を200 mg/m^2に増量する．

■副作用
- 骨髄抑制（好中球減少，リンパ球減少），嘔気・嘔吐など．

■投与継続基準
- 導入療法では少なくとも週1回採血検査，維持療法では各クール開始時に採血検査を行い，
  - 好中球数：1,500/μL以上
  - 血小板数：100,000/μL以上
  - 非血液学的な副作用：Grade 1以下

  のすべてを満たすこと．

2　ベバシズマブ（アバスチン®）

基本事項

- 血管新生阻害薬であり，殺細胞作用に加えて強力な抗脳浮腫効果を有する．2014年に欧米より発表された2つの大規模第Ⅲ相試験

を参考に，投与プロトコールが作成されている．
- わが国ではテモダール®と併用し，アバスチン® 10 mg/kg を 2 週間ごとに投与するプロトコールを継続する方法が一般的である〔上記第Ⅲ相試験の1つである AVAglio 試験ではテモダール®併用による同様の維持療法を 6 サイクル行ったのち，アバスチン®単剤(15 mg/kg)を 3 週間ごとに投与するプロトコールを使用している〕．
- 創部治癒遅延や出血性合併症を考慮し，手術後 28 日以降経過してから投与を行う．

典型的処方例

■投与プロトコール(図 7-1)

1) 初発例
- Stupp regimen 開始時より 2 週間ごとにアバスチン® 10 mg/kg を静注(ただし，初回投与は手術後 28 日後以降とする).

2) 再発例
- 2 週間ごとにアバスチン® 10 mg/kg を静注.

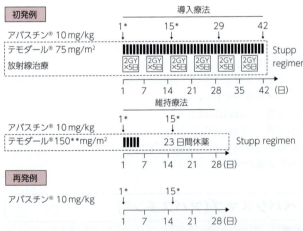

図 7-1 テモダール®，アバスチン®の投与プロトコール
* ：手術後 28 日経過していないときは，術後 28 日後より投与開始．
**：初回投与後に条件を満たせば 2 回目より 200 mg/m² へ増量可．

■ 投与例

- アバスチン®点滴静注用(100, 400 mg)　10 mg/kg＋生食適量：総量 100 mL になるように調製
  初回投与時：90 分かけて静注

- 初回投与時に問題なければ，2 回目は 60 分間投与でも可．
- 2 回目投与時に問題なければ，以降は 30 分間投与でも可．

■ 副作用

- **高血圧**：使用前と比較して拡張期血圧が 20 mmHg 以上上昇もしくは，投与前に正常血圧で投与後に 150 mmHg/100 mmHg 以上になった場合は，休薬や降圧薬投与を検討する．
- **ネフローゼ症候群**：尿蛋白 4+ 以上もしくは，3.5 g/日以上の場合は 2 g/日以下になるまで休薬する．
- **創傷治癒遅延**：外科的手術後 28 日経過後から投与を開始する．
- **出血性合併症**：脳出血，消化管出血，肺出血，鼻出血，歯肉出血などに注意する．
- **血栓塞栓症**：動脈血栓塞栓，静脈血栓塞栓の両方に注意する．
- **間質性肺炎**など．

（大岡史治，本村和也）

4 鎮痛薬

ポイント
① 開頭術後痛は，頭蓋内圧上昇や術後出血の危険性を上昇させる．
② 多様なアプローチを用いて薬剤量および副作用を少なくする．

基本事項
- 手術直後の痛みは，手術操作による組織破壊による侵害受容性疼痛である．術後痛は高血圧，不穏，嘔吐などを生じ，頭蓋内圧上昇や術後出血の危険性を上昇させるため適切な鎮痛が必要である．アセトアミノフェン，NSAIDs，局所麻酔薬，非麻薬性オピオイド鎮痛薬などを用いて，それぞれの薬剤量を減量し副作用を少なくする．

典型的処方例

■ NSAIDs
- **点滴**：ロピオン®静注 50 mg を緩徐に静注あるいは点滴静注．
- **坐剤**：ボルタレン®サポ 25〜50 mg を直腸内投与．
- **錠剤**：ロキソニン®錠 60 mg 内服．
- **副作用**：胃腸障害，腎障害，血小板機能低下，アスピリン喘息．

■ アセトアミノフェン
- **点滴**：
  - アセリオ®静注液 1,000 mg　1回 1A 1,000 mg を 15 分かけて点滴(体重 50 kg 以上の場合)．
  - 投与間隔：4〜6 時間以上あける．
  - 1 日総量：4,000 mg．
- **錠剤**：カロナール®錠 200 mg　1回 300〜500 mg(1日 4,000 mg まで)．
- **副作用**：大量投与で肝機能障害．

■ 局所麻酔
- 手術開始前の神経ブロックや局所麻酔使用は，術中の鎮痛薬必要量を減少させ，術後早期の痛みを減少させる．また開頭術終了時に局所麻酔を追加すると急性痛のみならず慢性痛の発生を減少さ

せる.

■非麻薬性オピオイド鎮痛薬

- **点滴**：ソセゴン®注射液 15 mg（ペンタゾシン） 1 回 15 mg 筋注もしくは静注.
  - **禁忌**：頭部傷害または頭蓋内圧上昇，重篤な呼吸抑制状態など.
- **点滴**：レペタン®注 0.2 mg（ブプレノルフィン） 1 回 0.2～0.3 mg 筋注もしくは静注.
  - **禁忌**：頭部傷害，脳病変で意識混濁が危惧される患者，頭蓋内圧上昇，重篤な呼吸抑制状態，重篤な肝機能障害，妊娠または妊娠している可能性のある婦人など.

(種井隆文)

5 抗うつ薬

ポイント

❶脳神経外科領域で抗うつ薬を使用するのは，脳卒中後うつ状態，頭痛症（片頭痛，筋緊張性頭痛），神経障害性疼痛などである．

基本事項

- 抗うつ薬は，作用機序から以下の3つに分類される．
  ①三環系抗うつ薬（TCA）．
  ②選択的セロトニン再取り込み阻害薬（SSRI）．
  ③セロトニン・ノルアドレナリン再取り込み阻害薬（SNRI）．

■抗うつ薬の副作用

- TCA：眠気，倦怠感，便秘，口渇，尿閉，起立性低血圧など．
- SSRI：嘔気・嘔吐・胃部不快感などの消化器障害．
- SNRI：上記2剤より副作用は少ない．

■各種ガイドライン記載事項

- 脳卒中後うつ状態に対して早期に TCA, SSRI などを開始（日本脳卒中学会：『脳卒中治療ガイドライン 2015』）．
- 片頭痛，筋緊張性頭痛の予防薬として抗うつ薬を勧める（日本神経学会，他：『慢性頭痛の診療ガイドライン 2013』）．
- 神経障害性疼痛に対して TCA や SNRI が第1選択薬（日本ペインクリニック学会神経障害性疼痛薬物療法ガイドライン作成ワーキンググループ：『神経障害性疼痛薬物療法ガイドライン』）．

典型的処方例

1) 片頭痛・筋緊張性頭痛

- トリプタノール®錠（10 mg）　10 mg　分1　就寝前（維持量 10〜30 mg）

2) 脳卒中後うつ状態

- パキシル®錠（10 mg）　10 mg　分1　夕食後（維持量 20〜40 mg）

3) 神経障害性疼痛

- サインバルタ®カプセル(20 mg)　20 mg　分1　朝食後(維持量 40 mg)

(種井隆文)

6 静脈麻酔薬

- 重症患者(特に人工呼吸管理中)の鎮静方法および静脈麻酔薬について述べる.薬剤投与量は平均的な成人への量を記載した.

> **ポイント**
> ❶「十分な鎮痛」を行ったうえで,「最小限の鎮静」が標準的な考え方.
> ❷鎮静深度をこまめに把握し,浅すぎる鎮静(under-sedation)や過度の深鎮静(over-sedation)を防ぐ.

基本事項(使用薬剤)

■鎮痛薬(オピオイド)
1) フェンタニル(フェンタニル注射液 0.1 mg)
- 使用方法:原液 1 A=0.1 mg/2 mL を 10 A(20 mL)で使用.
- 投与量:1〜4 μg/kg/時.
- 投与速度:1〜4 mL/時.

■鎮静薬
- よく使用されるのはプロポフォール,デクスメデトミジン,ミダゾラムの3つである.

1) プロポフォール(1%プロポフォール注)
- 使用方法:原液 1 V=500 mg/50 mL を 1 V で使用.
- 投与量:0.3〜3 mg/kg/時.
- 投与速度:5 mL/時で開始し,1〜15 mL/時.
- 特徴:作用発現・持続時間が短い.

2) デクスメデトミジン(プレセデックス®静注液)
- 使用方法:プレセデックス® 1 V(200 μg/2 mL)+生食 48 mL ➡ 合計 50 mL(濃度 4 μg/mL).
- 投与量:0.2〜0.7 μg/kg/時.
- 投与速度:3〜10 mL/時.
- 特徴:鎮静作用と鎮痛作用を同時に有す.半減期が短い.単剤では十分な鎮静が得られにくい.

3) ミダゾラム（ドルミカム®注射液 10 mg）
- 使用方法：ドルミカム® 1 A（10 mg/2 mL）×5＋生食 40 mL ➡ 合計 50 mL（濃度 1 mg/mL）．
- 投与量：0.02〜0.18 mg/kg/時．
- 投与速度：1〜10 mL/時．
- 特徴：血圧が下がりにくい．長期間使用で覚醒遅延．

典型的処方例

1) 血行動態が安定しているもしくは短期間の場合

- 1％プロポフォール注　3〜20 mL/時

2) 血行動態が不安定もしくは長期間の場合

- フェンタニル注射液 15 A＋ドルミカム®注射液 10 A ⇒ 3〜5 mL/時固定
+
- プレセデックス®静注液 1 V＋生食 48 mL
  5 mL/時で開始し，0〜10 mL/時で調整

注意事項

- 非麻薬性オピオイド鎮痛薬（ソセゴン®，レペタン®）は，臨床現場で使用しやすい薬剤である．しかし，頭蓋内圧上昇例には禁忌であることを知ったうえで使用する必要がある（「7章 4. 鎮痛薬」の項 ➡ 260 頁参照）．

（種井隆文）

7 小児の投薬量

ポイント
1. 薬の量は体重や体表面積によって決められる．
2. 小児は体重あたりの体表面積が広く，代謝も早いため，薬用量は相対的に多くなる．
3. 食物アレルギーによって使用できない薬がある．

基本事項

■年齢による投薬量の目安
- 年齢による目安を覚えておくと成人量から概算できる．
- 15歳⇒成人量，7.5歳⇒成人1/2量，3歳⇒成人1/3量，1歳⇒成人1/4量．

■小児の抗菌薬
1) 注射薬（表7-4）

表7-4 小児の抗菌薬（注射薬）

一般名	代表商品名	通常量 (mg/kg/日)	難治性・中枢神経系 感染症(mg/kg/日)	回数
セファゾリン	セファメジンα®	20～40	50～100	分2～3
セフォタキシム	クラフォラン® セフォタックス®	50～100	200～300	分2～4
セフトリアキソン	ロセフィン®	20～60	80～120	分2
セフタジジム	モダシン®	40～100	100～150	分2～4
セフォゾプラン	ファーストシン®	40～80	80～160	分3～4
パニペネム・ベタミプロン	カルベニン®	30～60	100～160	分2～4
メロペネム	メロペン®	30～60	100～120	分3
アンピシリン	ビクシリン®	100～200	300～400	分3～4

（次頁に続く）

表 7-4 (続き)

一般名	代表商品名	通常量 (mg/kg/日)	難治性・中枢神経系感染症 (mg/kg/日)	回数
バンコマイシン	塩酸バンコマイシン	40	40〜60	分 2〜4
テイコプラニン	タゴシッド®	初期量：10 mg/kg 回 12h ごと 3 回 維持量：6〜10 mg/kg 回 24h ごと	初期量：10 mg/kg/回 12h ごと 3 回 維持量：10 mg/kg/回 24h ごと	
リネゾリド	ザイボックス®	30 1回量は 600 mg まで	通常量と同量	分 3

2) 内服薬 (表 7-5)

表 7-5 小児の抗菌薬 (内服薬)

一般名	代表商品名	1日投与量 (mg/kg/日)/回数	剤形 (顆：顆粒, 細：細粒, ド：ドライシロップ)
セファレキシン	ケフレックス®	25〜50/分 4	顆, 細, ド, (成人用カプセル/錠剤)
セフジニル	セフゾン®	9〜18/分 3	細, (成人用カプセル)
セフジトレン・ピボキシル	メイアクト MS®	9/分 3	細, (成人用錠剤)
セフカペン・ピボキシル	フロモックス®	9/分 3	細, (成人用錠剤)
アモキシシリン	パセトシン®	20〜40/分 3〜4	細, (成人用カプセル/錠剤)
スルバクタム	ユナシン®	15〜30/分 3	細, (成人用錠剤)
エリスロマイシン	エリスロシン®	25〜50/分 4〜6	顆, ド, (成人用錠剤)
ミノサイクリン	ミノマイシン®	2〜4/分 1〜2	顆, (成人用カプセル/錠剤)

■小児の解熱薬

- 第1選択はアセトアミノフェン.
  - <u>薬用量はすべて10～15 mg/kg/回</u>.
  - **坐薬**：アンヒバ®坐剤小児用(50, 100, 200 mg), アルピニー®坐剤(50, 100, 200 mg).
  - **シロップ**：カロナール®シロップ2%.
  - **ドライシロップ**：コカール®小児用ドライシロップ20%.
  - **細粒**：カロナール®細粒20%, カロナール®細粒50%.
- 第2選択はイブプロフェン.
  - <u>薬用量はすべて3～6 mg/kg/回</u>.
- **小児には使用しない解熱薬**：アスピリン, インドメタシン(インテバン®), ボルタレン®, メチロン®.

■小児の抗痙攣薬

- **痙攣時の対応**：典型的処方例参照.
- **内服薬**：付録参照(→350頁).

■小児の鎮静(検査や処置時)

- **トリクロリール®シロップの内服**：0.2～0.8 mL/kg(=20～80 mg/kg)内服. 入眠までに30～60分必要. 総量20 mLを超えないこと. 知的障害児や多動傾向児では0.9～1.0 mL/kg使用もあり.
- **エスクレ®坐剤または注腸用キット**：30～50 mg/kgを使用. 入眠までに30～60分必要. 総量1.5 gを超えないこと.
- **イソゾール®の注腸**：イソゾール®10%溶液を0.2～0.4 mL/kg(=20～40 mg/kg)注腸. 投与後15分で入眠, 30～60分持続.
- **イソゾール®の静注**：イソゾール®500 mgを溶解液20 mLで溶解し5 mg/kgをゆっくり静注.
- **アイオナール・ナトリウム**：200 mgを生食40 mLで溶解し1～2 mL/kgをゆっくり静注.

典型的処方例

■痙攣時の対応

- Step 1：酸素投与と血管確保.
- Step 2：セルシン®またはホリゾン®注射液(0.3～0.5 mg/kg)を2～3分かけて静注.
- <u>血管確保できないとき</u>：ダイアップ®坐薬(0.4～0.5 mg/kg)を使用.

■小児の基本的維持輸液
- **輸液製剤**：ソリタ®-T3号，ソルデム®3A，ハルトマン-G3号など．
- **輸液速度**：
  - 10 kg 以下 ➡ 4.0 mL/kg/時．
  - 10～20 kg ➡ 3.5 mL/kg/時．
  - 20～30 kg ➡ 2.5 mL/kg/時．
  - 30～40 kg ➡ 2.0 mL/kg/時．

要注意事項
■食物アレルギー児での注意
- **ゼラチンアレルギー患者**：エスクレ坐剤®は投与禁止．
- **卵アレルギーまたは大豆アレルギー患者**：プロポフォールは投与禁止(ただし卵アレルギー患者では安全に使用できたという報告もある)．

■食品との相互作用
- **粉ミルク**：セフゾン®はミルクに添加された鉄とキレートを形成し便が赤くなる．
- **牛乳，ヨーグルト**：ミノマイシン®やバクシダール®ではCaと結合し吸収が低下する．
- **セント・ジョーンズ・ワート**(セイヨウオトギリソウ：ハーブ，サプリメント)：テグレトール®，デパケン®，アレビアチン®，フェノバール®の血中濃度が低下する．

(加藤美穂子)

第8章

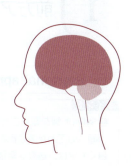

代表的手術アプローチ

1 前方アプローチ

1 Pterional approach

ポイント
1. Sylvius 裂を開くことで，前頭葉と側頭葉が別々に動き，前頭葉底面への圧力が減じ視野が拡大する．
2. くも膜は，適度な緊張をかけ鋭的に切離する．Sylvius 裂は必要な部分のみ開く．
3. Sylvius 裂の静脈はできたら側頭葉側につけて剥離する．

適応
- 大半の前方循環の動脈瘤，前頭蓋底の腫瘍（嗅神経溝髄膜腫・鞍結節部髄膜腫など，脳下垂体腫瘍），視神経管開放術．

体位・麻酔・固定
- 眉毛部外側端（プテリオンにほぼ一致）を最も高い部位とするように頭部を回旋させる（前交通動脈瘤の場合には回旋を少し強くする）．
- 肩下枕（頸部に負担をかけない—頸静脈を圧迫させない）．
- やや vertex down（脳が自重で下がるように）とする．
- 術野が心臓より数 cm 高くなるように，上体を挙上する．

基本手技
- 開頭手技と顕微鏡下手技に分けて記述する．

■ 前頭側頭開頭の基本手技

ポイント
1. 最も基本的な開頭術で頻度も高い．
2. 前額部にかかるため，皮膚・筋肉が薄くなり，骨弁が萎縮する 5〜10 年後の整容的な要素まで考慮する．
3. 閉頭を意識し開頭する—骨弁を萎縮させない．

1）ヘッドピン固定
- 側頭部前方（骨が薄い）部分，骨に沿って滑り上がる頭頂部を避け

1. 前方アプローチ | 273

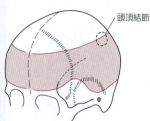

図 8-1　ヘッドピン刺入可能位置
側頭部前方部, 頭頂部を避ける. ピンがなるべく骨に垂直となるようにする.

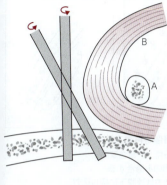

図 8-2　前頭側頭開頭（冠状断）
側頭筋の下に潜りこむように刃を傾けてクラニオトームを使用し, 骨の欠損部を減らす.
A：頬骨弓, B：翻転した側頭筋.

る（図 8-1）.

2）皮切, 筋膜・側頭筋・骨膜切開

- 生え際に平行. 前額が広い場合や禿げ上がっている場合には, 前額のしわを利用.
- 閉頭時に骨膜を閉じられるよう（骨弁を覆う）に筋膜, 側頭筋・骨膜を切開する（骨膜を意識し厚めに剥離する）.
- 皮弁を上げ, 次に別に筋肉弁を作ると顔面神経前頭枝（前額部）の麻痺を生じることがある. 両者は一塊にする.

3）開頭

- 図 8-4（後掲 ➡ 275 頁）のように 3 か所の穿頭を置く.
- なるべく骨削除の範囲を減らす：頬骨弓上の部分は, 斜めにドリルを入れる（図 8-2）.
- クラニオトーム使用時, 高齢者では硬膜は薄くもろく頭蓋骨との癒着が強く, 剥離不十分時に切ってしまう. 粘膜剥離子で硬膜が十分にはがれたことを確認してから, 開頭しなくてはならない.

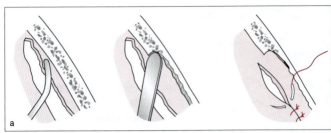
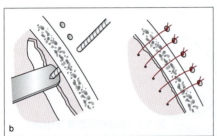
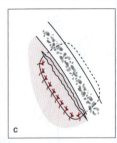

図 8-3 クラニオトームによる硬膜損傷時再建方法

a：硬膜を骨から慎重に剝離し，内板のみ削り，縫合する．
b：骨に密に多数の孔を開け，硬膜の片側のみ縫合する．
c：筋膜，筋肉を片側のみに縫いつけ，他方は硬膜下に押し込む．

剝離に自信がないときには，バーホールを追加する．切れた場合の修復方法は 3 通りある（図 8-3）．

4) 蝶形骨縁を奥まで細めのリウエルで削る．硬膜面の止血は，バイポーラで焼く．硬膜外の出血はサージセル®で押さえる．出血が多いときには，一時的に硬膜を吊り上げる．

5) 開頭範囲

- **pterional approach の場合**（図 8-4）：蝶形骨縁より前方は前頭蓋底となり，プテリオンから前に 3〜4 cm あれば十分である．蝶形骨縁よりも後方に 2〜3 cm 必要である．頭蓋底から 4〜5 cm の高さがあれば十分である．
- **被殻出血の場合**：図のように Sylvius 裂を開頭の中心とする（図 8-5）．2 か所の穿頭で十分である．

6) 閉頭時の骨弁

- 前額部で隙間・段差をなくす．

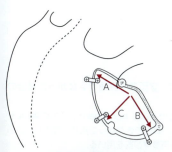

図 8-4　前頭側頭開頭範囲と閉頭
前額部に骨弁を寄せ密着させる.
A：3〜4 cm，B：3〜4 cm，C：4〜5 cm.

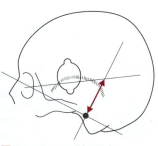

図 8-5　Sylvius 裂の同定
頭蓋骨との関係：同裂は鱗状縫合前半部にほぼ一致.
頭皮上からの計測：Chater's point（外耳孔より OM 線の 6 cm 上）と眼窩を結んだ線にほぼ一致.

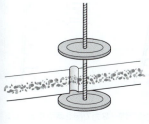

図 8-6　Fix を用いた固定
骨弁との隙間をなくすために，軸が通る溝をつける.

- 可及的に長い線で頭蓋骨と接するようにする（図 8-4）．Fix 使用時は軸による隙間をなくす（図 8-6）．
- 骨粉・蝶形骨縁の破片の利用：穿頭孔，切開線の大事な補塡物質．
- 骨弁全域を骨膜で覆う．

7）帽状腱膜縫合の重要性

- 特にしわを利用した前額部切開時には細心の注意を払う．段差のできないように，またエクボのできないようにする．

①裏ワザ

- 穿頭器が途中で止まることがある．貫通した孔から bone pad（サザエの蓋）を採取し，未貫通の孔に入れこの上から再度穿頭器を使用すると貫通できる（図 8-7）．

■顕微鏡下操作の基本手技

- 主として前頭葉を持ち上げ（subfrontal approach）病変に到達するが，このときに Sylvius 裂を分け，前頭葉のみを脳へらで牽引する．視野を得るためには適切な角度に脳へらを曲げる（図 8-8）．脳

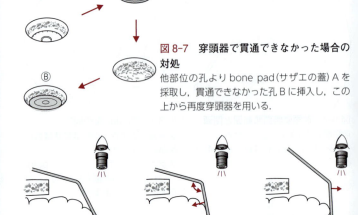

図 8-7 穿頭器で貫通できなかった場合の対処
他部位の孔より bone pad(サザエの蓋) A を採取し、貫通できなかった孔 B に挿入し、この上から再度穿頭器を用いる.

図 8-8 脳へらの使用方法
a：手術序盤. b：脳へらに角度をつけ，面全体で均一な力で脳を牽引する. c：この引き方では蛇腹を固定した後に緩む.

へらは常に先端を確認し，見えないところに挿入しない. 蛇腹は落ち込まないように枠に乗せる（図 8-9）.
- 前頭葉を牽引しながらよく確認し，牽引に抵抗となる Sylvius 裂内の癒着は必要範囲のみ，細い線維でも鋭的に剝離する. 動脈は必ず前頭葉側，側頭葉側の血管に分かれる.
- 静脈は可及的に温存するが，前頭葉牽引にどうしても支障となるなら必要最小限を切離する.
- 脳槽のくも膜を破り，CSF を流出させ，脳を柔らかくして以後の操作を行うのがよい. SAH 例では，髄液が流出せず脳の容積が中々引かないことがある. 可能なら脳室穿刺を先行させる（Paine's point を利用）. これも不可能な場合には，末梢の Sylvius 裂から少しずつ血腫，髄液を除去し，中枢に達する.
- 視神経，前床突起，内頸動脈が最も重要なランドマークで，外側

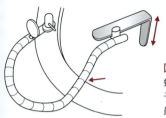

図 8-9 蛇腹と脳へらの使用方法
蛇腹は枠の上に乗せ，急激落下の事故を予防する．折り曲げる部分の長さは必要最短とする．

では側頭葉内側面，テント縁，内側では対側視神経，対側内頸動脈，上方では視交叉，lamina terminalis，大脳正中裂，後方では後床突起，後交通動脈，脳底動脈などの重要構造物の位置を常にイメージしながら剝離を行うとよい．日頃からこうしたスケッチが描けるように訓練する．

2　Transsylvian approach

ポイント

❶顕微鏡手術の入門編（くも膜剝離，止血，脳へら・吸引管の使用方法）．
❷Sylvius 裂の同定（術前・術中）．
❸血腫の全貌をいかに見るか―脳へらの使用方法．

適応

- 末梢性中大脳動脈瘤，被殻出血（神経症状悪化傾向・血腫増大傾向にあるもの，JCS 30〜100）．

体位・麻酔・固定

- 側頭部が水平となるように，肩枕を用いて頭部をヘッドピンで固定する．

基本手技

- ここでは脳外科の入門・基本手術である被殻出血について述べる．

1）皮切・開頭

- 開頭の中心を Sylvius 裂が横切るように開ける（図 8-5）．Sylvius 裂の後端は外耳孔より OM 線の 6 cm 上方で（Chater's point），外眼角とこの点を結ぶ線上にほぼ一致し，頭蓋骨との関係は鱗状縫

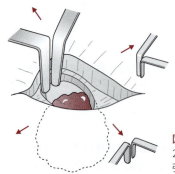

図 8-10 被殻出血時の脳の牽引
2本の脳へらを直角位に保ち,各方向に引く.

合にほぼ一致する.開頭後縫合を観察し足りないと思えば皮切を追加すればよい.慣れれば,500円玉程度の開頭でも血腫除去は行える.

2) 顕微鏡下操作:Sylvius 裂の剝離
- 約 2 cm にわたり Sylvius 裂を鋭的に剝離し,島皮質を確認する.これは大脳正中裂を剝離する操作に似ている.

3) 顕微鏡下操作:血腫吸引
- 1 cm の島皮質切開を置く.島皮質の上には M2~3 の血管が走行しているが,この血管の股を裂くような方向に牽引してはならない(➡要注意事項).
- 2本の脳へらを血腫上面の高さまで挿入し,島皮質切開孔を床面に平行に各方向に動かし,血腫を覆っている島皮質を移動させる要領で血腫全域を見る(図8-10).顕微鏡も十分に傾ける.
- 血腫吸引中も M1 の位置,レンズ核線条体動脈の位置を常に念頭に置く(出血点のレンズ核線条体動脈は M1 に近い血腫の最深部).責任血管からの出血は,十分に焼灼する.

要注意事項
- **脳へらの使用方法**:血腫を観察するために脳へらで引くが,これは2本のへらを平行にして切開孔を広げるのではなく,直角方向に用いる.突然の大出血が島皮質上面から生じた場合は,島皮質切開孔が拡大されすぎ,島皮質上の M2~3 の血管の股裂きが起こっている(図8-11).落ち着いて,Sylvius 裂剝離を中枢側に拡大し,出血源を同定する.縫合は不可能で血管分岐部におしめをするようにサージセル®を挟み込み,外側から綿片で締め上げ,

1. 前方アプローチ | 279

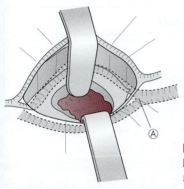

図 8-11 被殻出血時の危険
脳ベらを対向させた場合，M2 が A 点で裂ける可能性がある．

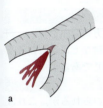

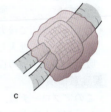

a　　　　b　　　　c

図 8-12 被殻出血時，M2 損傷（a）の対処
b：裂け目にサージセル®をあて，綿片で包む．
c：裂孔が締まるように血管角度を調節し，フィブリン糊で固める．

フィブリン糊で固める（図 8-12）．これで止まらなければ，梗塞覚悟で焼灼する．

- 吸引管の使用は，手元の調節孔を閉じないで保持するのが原則である．血腫除去には太めの管を用いて調節孔を完全閉塞し最大圧で吸引するが，すぐに開放できるように心づもりする．血腫壁を操作するときには，綿片を介して行う．

3　Subfrontal approach

ポイント
❶非常に小さな開頭で行う．
❷非常事態に対処しにくい―助手の助力は期待できない．

適応
- Willis動脈輪前半部の動脈瘤に対するkey hole surgeryで用いる．したがって適応はかなり限局される．

体位・麻酔・固定
- pterional approachとほぼ同じであるが，多少前側から到達することになるため，やや頭部回旋を少なく固定する．

基本手技
- 眉毛内の皮切で後方・上方に牽引し眼窩上後方に開頭を行い，頭蓋底に沿って進入し前頭葉を牽引し，視交叉槽などに達し髄液を吸引する．以後の操作は他のアプローチと同じである．

要注意事項
- このアプローチは，key hole surgeryでは用いられるが，これはレジデント向きではない．
- 顔面神経前頭枝の麻痺を生じやすい．
- 広い範囲を見ることは可能であるが，病変を一方向からしか観察できない．したがって，見る方向と操作する方向が一致し，ブラ

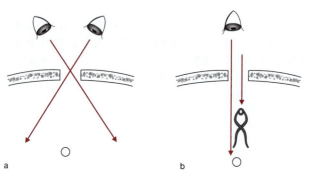

図8-13　Key hole surgery
a：広い範囲を観察可能．b：視線と器械挿入が重なる．

4 Interhemispheric approach

ポイント
1. 正中裂進入部位の決定(側,架橋静脈の術前把握).
2. 正中裂を正確に剥離する.
3. 嗅神経の温存.
4. 前頭洞の再建.
5. くも膜顆粒からの出血のコントロール.
6. 術野でのオリエンテーション.

適応
- 前交通動脈瘤,末梢性前大脳動脈瘤(A2-A3),大脳鎌髄膜腫,前頭蓋底髄膜腫.

体位・麻酔・固定
- 頭部は正中位で固定,開頭部位と病変との位置関係で頸部の前屈程度を調節しヘッドピンで固定する.

基本手技

1) 開頭
- 大半の病変は大脳正中裂片側からのアプローチで可能である(対側の嗅神経は温存できる).
- A2-A3の動脈瘤の場合には,くも膜下顆粒が露出され出血が生じる.出血がなければ,空気を吸い込んでいる可能性があり,この場合には頭部を下げる必要がある.出血に関してはサージセル®などの圧迫+多めの綿片圧迫(重量を利用)で容易に止血される.

2) 大脳正中裂の剥離
- 上矢状静脈洞部外側で脳表は上矢状静脈洞の壁に癒着している.ここはよく観察し鋭的に切離する(図8-14).架橋静脈は脳側でも上矢状静脈洞側でもできるだけ剥離し,損傷・切離しないようにする.正中裂ではくも膜が途中で折り返り,その深部ではpia間の剥離となる.鋭的剥離を行う.1か所を深くいかないで,平均的に剥離する.正中裂でなく回溝に入ってしまうことがあるが,太めの血管を見つけると正中裂を同定しやすい(図8-15).

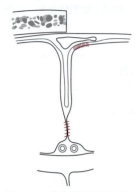

図 8-14 癒着部位（冠状断）
上矢状静脈洞では出血はないものの硬い癒着，深部のくも膜が折れ返った部では，軟膜の出血を伴いやすい癒着がある．鋭的な剝離を要する．

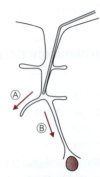

図 8-15 正中の確認
本来 B へ進むべきであるが，A と誤認することがある．動脈周囲を観察すると判別しやすい．

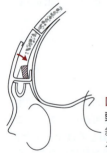

図 8-16 Interhemispheric approach の場合の前頭洞再建方法
斜線部は削除．①副鼻腔からのドレナージの確保，②骨ろうなどの異物を使用しない，③死腔を作らない．

- 嗅神経は前頭葉が重力で移動する前に，前頭葉から鋭的に剝離し綿片などで保護を行う．

要注意事項

- 前頭洞の再建は骨膜弁を頭皮側から起こし，開口部を覆い，硬膜に縫着する．
- 骨ろうなどの異物を詰め込まない（図 8-16）．

（池田　公）

2 側方アプローチ

手術室レイアウト
- 当院では以下のようなレイアウトで手術を行っている（図8-17）．

体位，頭位
- 上体を20°程度挙上させ，体の開頭側下にスポンジなどを挿入し半側臥位とする．術野が水平近くになるよう大きく頭部を回旋させ，さらに良好な視野が得られるよう，vertex downをかける（頸部過伸展や過回旋に注意）（図8-18）．

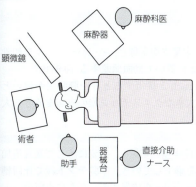

図8-17 手術室レイアウト

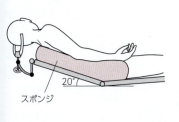
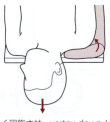

頭部を対側へ大きく回旋させ，vertex downとする

図8-18 体位・頭位

1 Subtemporal approach

ポイント

❶麻酔導入後,腰椎ドレナージを挿入し,適宜髄液を引けるようにする.

❷側頭葉の牽引が強くならないよう,開頭の際には中頭蓋底の削除を十分に行い,平坦になるようにする.

❸術野の後方や深部には太い静脈(vein of Labbé, temporal basal vein)が存在しており,側頭葉の牽引には十分に留意する.

適応

- 脳底動脈先端部(BA tip)瘤,脳底動脈-上小脳動脈(BA-SCA)瘤,浅側頭動脈-上小脳動脈(STA-SCA)バイパス,上位脳幹部腫瘍など.

基本手技

1) 皮切,開頭

- 耳介上方を囲むようなU字型皮切を置き,キーバーホールを頬骨基部,supramastoid crest に置いて側頭開頭する(図8-19).
- 前述の transsylvian approach と併用するときや脳腫脹が強いと予想されるときなどは,大きなクエスチョン型の皮切を置き,大きく前頭側頭開頭を行う.

2) 硬膜内操作

- 硬膜は尾側に基部をもつU字型に切開し,必要に応じて適宜追加する.ゆっくりと側頭葉を挙上していき,小脳テント縁で迂回槽くも膜を開放して working space を確保する.さらに小脳テント

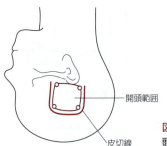

図 8-19 皮切・開頭範囲(右側頭開頭)

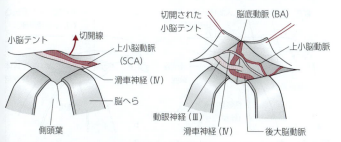

図 8-20　右 subtemporal approach

を切開すると，脳底動脈本幹を確保することができる．この際，小脳テント縁を走行する滑車神経や上小脳動脈(SCA)を損傷しないよう注意する(図 8-20)．

3) 閉頭
- 開頭時に乳突蜂巣が開放された場合は，筋膜や有茎骨膜弁を用いて閉鎖し，術後髄液漏を生じないようにする．

要注意事項
- 術前に vein of Labbé などの静脈系の評価をしっかりと行い，術中に損傷しないように留意する．
- 側頭葉の圧排が強くなるため，脳挫傷に十分注意する．

2 Anterior petrosal approach

ポイント
❶ subtemporal approach に錐体骨先端部の削除を加えた術式である．
❷ 麻酔導入後に腰椎ドレナージを挿入する．
❸ 側頭葉の牽引が強くならないよう，開頭の際には中頭蓋底の削除を十分に行い，平坦になるようにする．

適応
- 錐体斜台部腫瘍，三叉神経鞘腫，内耳道より前方の腫瘍など．

基本手技
- **皮切，開頭**：subtemporal approach と同様に，耳介上方を囲むような U 字型皮切を置き，キーバーホールを頬骨基部，supra-

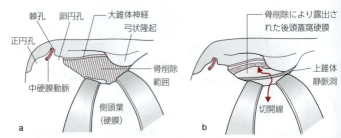

図 8-21　右 anterior transpetrosal approach
a：骨削除前，b：骨削除後．

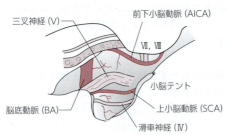

図 8-22　右 anterior transpetrosal approach（硬膜切開後）

mastoid crest に置いて側頭開頭する．前方からの視野が必要な場合には，zygomatic osteotomy を加える．

- 中頭蓋底の硬膜を挙上していき，中硬膜動脈（MMA）の貫通する棘孔を確認し，凝固・切離する．さらに弓状隆起，大錐体神経，三叉神経圧痕を確認し，下錐体静脈洞の辺りまで錐体骨の削除を行う（大錐体神経は，骨膜と固有硬膜の間を走行しており，この間を切開し神経を中頭蓋底につけて温存する）（図 8-21）．
- まず中頭蓋窩硬膜を切開し，続いて骨削除によって露出された後頭蓋窩硬膜を切開する．錐体静脈が流入する前方で，上錐体静脈洞を結紮・切開する．周囲構造物に注意しながらテントも切開し，テント上下がつながった視野が得られる（図 8-22）．
- 閉頭：開放された乳突蜂巣や死腔を，腹部から採取した脂肪・フィブリン製剤で充填したのち，有茎骨膜弁で覆って縫合し，術後の髄液漏を予防する．

要注意事項

- 中頭蓋底の硬膜を剥離する際に、静脈還流障害を起こす可能性があるため、術前の検査にて静脈系の評価を行う.
- 含気蜂巣の発達具合によっては、錐体骨削除の段階で開放されることがある. 術前の bone CT で発達程度を評価しておき、開放された場合には、術後髄液漏を防ぐため、しっかりと閉鎖処置を行う.

(平野雅規, 本村和也)

Side Memo
世界のクリップ

　杉田クリップとエースクラップは、両者で世界のクリップ市場を二分しているといっても過言ではない. ちなみに杉田クリップは体内に残すことが認可されている数少ない日本製品の1つであり、2014年より日本のニッチェ(隙間産業)製品として国から認可されている.

　両者を比較すると、一見すると大きくは異ならないが、クリップ先端の開き幅、種類の多さで杉田クリップが優位である. 一方エースクラップは、再利用防止の優位性がある. 危機的破綻をきたしうるクリップの scissoring(先端がずれる現象), 鉗子からのクリップ飛び出しの報告は、エースクラップでいくつかみられる.

　ちなみに杉田クリップは、ミズホ株式会社の新潟県の五泉工場で製作され見学が可能である. 一度見学されると、感激すること間違いない. ご存知であろうが, 杉田とは名古屋大学第2代脳神経外科教授・杉田虔一郎先生のことである.

(池田　公)

3 後方アプローチ

ポイント

❶病変の部位および進展によって具体的なアプローチ法を決める.
❷脳室および深部静脈系の解剖を確実に把握.基本的な解剖の知識に加え,バリエーションの多い静脈系の正確な術前画像評価を行う.
❸術前に高次脳機能,視野検査,眼球運動障害などの詳細な評価を行う.

適応

- 後頭開頭による本アプローチで後頭葉領域のみならず,後大脳半球間裂経由で頭頂葉内側,松果体,第三脳室,視床内側,脳幹上部背側,第四脳室上方および小脳上面へ到達することが可能である.
- 後方アプローチにバリエーションを加え,松果体部腫瘍(様々なグレードの松果体細胞腫,胚細胞腫,奇形腫,神経膠腫など),中脳蓋神経膠腫,小脳上面の血管芽腫などの腫瘍性病変やその近傍の血管病変など,幅広い疾患に対しての手術が可能となる.

基本手技

- 病変や血管の走行などによってバリエーション多く応用されるアプローチである.
- 松果体や第三脳室などの深部へのアプローチとして,半球間裂経由にて小脳テントを切開し深部へ侵入する occipital transtentorial approach(OTA)と脳梁経由で深部へ到達する posterior transcallosal approach(PTA)が代表的である.
- 図8-23のようなテントが立っている症例では infratentorial supracerebellar approach(ISA)を選ぶこともあるが,上前方への進展が大きい場合はPTAがよい適応となる.

1)体位

- 本術式の基本体位には,①坐位,②腹臥位,③側臥位がある.坐位は空気肺塞栓のリスクがあり,側臥位は術中MRI撮影が困難となるため,当院では腹臥位を選択している.

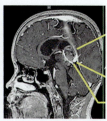

図 8-23 様々な後方アプローチ

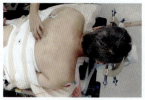

図 8-24 体位

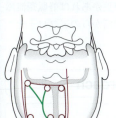

図 8-25 開頭と硬膜切開
赤線：皮膚切開，茶線：開頭範囲，緑線：硬膜切開．

- 上体を 20°程度挙上し，頭部は杉田ヘッドフレームにて 4 点固定しアプローチ側の反対側へ 10°程度回旋させる（図 8-24）．

2）後頭開頭（皮膚切開から硬膜切開まで）

- 安全な手術を行うため MRI/MRA，3D-CTA にて術前評価を行い，症例によって脳血管撮影によって腫瘍栄養動脈および静脈還流を確認する．正中を対側に越えた開頭（図 8-25）を予定し，開頭部位を囲むように馬蹄型の皮膚切開を行う．
- 開頭範囲の下縁は横静脈洞とし，アプローチ側外側へ 5 cm，正中対側へ 2 cm，上方へ 5 cm の開頭を予定しバーホールを穿つ．ナビゲーションシステムが使用できない場合は横静脈洞の位置はイニオンを目安に推測する．静脈洞交会とイニオンの位置関係にはバリエーションが多く，特に小児例ではイニオンを触知できないこともあり，術前の血管撮影や 3D-CTA をよく確認する．
- 硬膜剝離子で丁寧に頭蓋骨と硬膜の剝離を行い，クラニオトームで骨切開を行う．頭蓋骨片は周囲から骨膜剝離子で少しずつ持ち上げながら頭蓋骨と硬膜の間を剝離する．静脈洞から出血があれば，上体を上げフィブリノゲン溶液を浸透させたサージセル®や

ゼルフォーム®で覆い，綿花で押さえて止血する．図 8-25 のようにS状静脈洞と横静脈洞を基部としたλ型硬膜切開とする．

3) 後頭葉の牽引

- 脳をできるだけ押さないように大脳鎌とテントから剝離する．脳腫脹が強ければ右側脳室後角穿刺による脳室ドレナージを行う．脳表をサージセル®で覆い，その上に綿花を置いてから最小限に圧排するようにする牽引していく．脳へらを使用する場合は，適宜緩める．この際のモニタリングとして視覚誘発電位（VEP）が有効である．術前に確認できなかった架橋静脈があれば静脈還流障害による後頭極の梗塞を回避するために対側からのアプローチへ切り替える．

1 Occipital transtentorial approach

ポイント

❶およそすべての松果体腫瘍への到達が可能．
❷Galen 大静脈やその還流静脈系が術野を制限するため，これらの静脈損傷に注意．
❸術後視野障害や眼球運動障害の可能性．

基本手技

- 開頭側は症例ごとに解剖学的特性と病変の進展によって，特に以下のポイントを考慮して，アプローチ側を決める：
  ➤ 架橋静脈がない側．
  ➤ 後頭極の発達が低い側．
  ➤ 小脳テント内静脈洞が発達していない側．
  ➤ 病変の進展から静脈が視野の妨げにならない側．
  ➤ 病変の栄養動脈（松果体腫瘍の場合は内側後脈絡叢動脈がほとんど）を早い段階で処理できる側．
  ➤ 正中病変で左右とも可能なときは右側．
- 開頭は既述した後頭開頭を行い（図 8-25），後頭葉と大脳鎌の間を剝離してテントまで到達する．テント面を十分露出し，直静脈洞に沿って 1 cm 離して横静脈洞の前からテント自由縁のほうへ切開していく（図 8-26）．肉眼で直静脈洞の同定が可能だが，困難な場合はナビゲーション，ドプラあるいはインドシアニングリーン

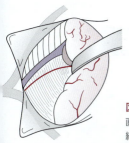

図 8-26 テント切開
直静脈洞(紫色)から 1 cm 離してテント切開(赤線).

(ICG)が有用である.

1) くも膜の切開および病変の摘出

- 中脳背側や松果体部の病変へ到達するには Galen 大静脈付近の厚いくも膜を切開する．直静脈洞に灌流する Galen 大静脈およびそれに灌流する両側の脳底静脈，内大脳静脈，前中心小脳静脈，内後頭静脈を十分に剝離し，中脳背側表面および脳梁も確認する．前中心小脳静脈を切断できるといわれているが，切断可能かの判断には術中一時遮断による MEP や SEP の変化や脳腫脹など観察するとよい．
- 静脈の間から腫瘍を少しずつ剝離し，内減圧しながら摘出する．この際，Galen 大静脈直下やアプローチ側の脳底静脈の下外側が死角になりやすい．腫瘍が深部静脈や脳幹に強く癒着している場合は無理に剝がさず一部を残す．
- 四丘体の上丘の奥にある後交連を左右に長く腫瘍底面から剝離していくと第三脳室内へ到達する．腫瘍が脳室内に進展している場合は腫瘍摘出しながら脳室内へ到達してしまうが，術後眼球運動障害の予防には後交連の損傷には注意しなければいけない．開放された脳室内に血液が残らないように病変摘出後しっかりと洗浄し必要な止血操作を行う．

2) 硬膜縫合と閉創

- 後頭開頭の際は特に髄液漏に注意する必要があり，アートセレブ®を注入したのち水漏れしないように縫合する．開頭骨片を戻すときに頭頂側へ接合面を合わせてチタンプレートで固定する．術後に放射線治療が必要な腫瘍も多いため，皮膚の壊死および術後感染に注意し皮下および表皮縫合を丁寧に行う．

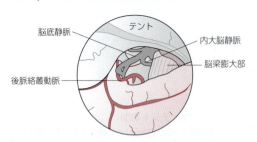

図 8-27　posterior transcallosal approach
脳梁膨大部，脳底静脈，内大脳静脈，後脈絡叢動脈などが確認できる．

2　Posterior transcallosal approach

基本手技

- occipital transtentorial approach と同様な体位で開頭を行う．正中を越える開頭にて上矢状静脈洞を完全に露出する．上矢状静脈洞を対側へ圧排すると拡大した術野が得られる．
- 架橋静脈を避けてアプローチ側の大脳および大脳鎌の間を丁寧に剝離しながら半球間裂を脳梁の方向へ進む．脳梁は白っぽい色調をしており表面には傍脳梁槽がある．帯状回と脳梁の接点の部位のくも膜を切開したら髄液が流出し後頭葉が牽引しやすくなる．
- 脳梁上面に走行している脳梁周囲動脈を長く剝離し，脳梁膨大部の 1 cm 口側から 2 cm 切開を加える（図 8-27）．テラコロイデアおよび両側に内大脳静脈を確認する．第三脳室内へ到達したら髄液が流出される．脳梁切開をさらに広げてその奥に存在する腫瘍まで到達し剝離を始める．腫瘍が大きい場合は，内減圧をしながら周囲の構造物を確認することになる．腫瘍摘出後，術後硬膜下水腫予防のためフィブリン糊をつけたサージセル®にて脳室形成を行う．
- 硬膜縫合および閉創は occipital transtentorial approach と同様に行う．

要注意事項

- **手術の合併症**：静脈損傷により脳浮腫や静脈性梗塞，脳梁離断症候群，脳弓損傷による記銘力低下などが起こる場合がある．

(Chalise Lushun，本村和也)

4 後頭下アプローチ

ポイント
1. 狭い術野での手術を強いられることが多いため,限られた術野を最大限に広げ,安全に手術を行うための工夫を要する.
2. そのためアプローチごとの解剖の理解や,体位の変化が手術に及ぼす影響を理解する必要がある.

体位

- 多くは側臥位と腹臥位が用いられる.特殊なアプローチでは坐位なども用いられる.いずれの体位にも共通するポイントとして,以下の事項が挙げられる:
  - 術者の立ち位置と姿勢・アプローチの方向(顕微鏡角度)・手術操作のスペースを意識する.
  - 頭部の高さや頸部屈曲による静脈圧の変化を意識する.
  - 関節圧迫による末梢神経障害や褥瘡形成に注意する.
  - ヘッドピン固定は必ず体幹の位置を固定したのちに行う.
  - 術中ベッド操作による上体挙上や左右回旋をあらかじめ確認しておく(杉田フレームの場合は頭部回旋も含む).
  - 体位設定ののち,呼吸・循環動態の変化がないか確認する.

■ 腹臥位(図 8-28)

- 上体を 15°程度挙上し,頸部を前屈する.
- 術野を心臓より高い位置に設定する.
- 静脈還流障害予防のため,下顎と前胸部の間に 2 横指スペースをとる.
- 胸部の下に両側に柔軟性の枕を置き,胸部の直接圧迫を避ける.

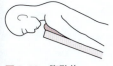

図 8-28　腹臥位

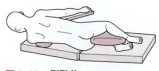

図 8-29　側臥位

■側臥位(図8-29)

- 上体を15°程度挙上,頸部を前屈,頭頂をやや下へ側屈,顔面をやや下方へ回旋する.この頭位を保ったまま,頭部全体を上方へ持ち上げる.
- 患者の体幹をベッドに対し斜めにして,後頭部をベッドの端(術者側)に寄せる.
- 患側の肩を前・下方にテープなどで牽引し,手術操作のスペースを広げる(過度な牽引は避ける).
- 健側腋窩に柔軟性の枕を入れ,上腕圧迫による腕神経叢損傷を予防する.
- 下顎と前胸部・健側の肩と頸部・健側腋窩と腋窩枕のスペースを十分にとる.
- 健側の肩を落としたパークベンチポジションをとることも可能.

- infratentorial supracerebellar approachにおいては,以下のいずれかの体位を要する.

■コンコルドポジション

- 通常の腹臥位よりも上体を高く挙上し,頭部を心臓より高い位置にする(頸部の前屈は大きくなる).
- 頸部をやや右側屈させる.
- 患者をベッドの端(術者側)に寄せておく.術者は患者の左肩横に立つ.

■坐位(図8-30)

- ベッドを90°程度挙上し,頸部を前屈させ,小脳テントができるだけ水平に近くなるようにする.下顎と前胸壁の間には2横指スペースをとる.
- 膝は屈曲させ,坐骨神経の過伸展を防ぐ.
- 血行動態が不安定になりやすいため,下半身への血液貯留防止のため下肢弾性包帯や腹帯を用いる.

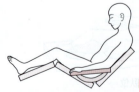

図8-30　坐位

- 空気塞栓のリスクが高いため，麻酔中は終末呼気二酸化炭素分圧低下に留意し，経胸壁ドプラや経食道エコーで空気塞栓をモニターする．麻酔維持には亜酸化窒素の使用を避ける．
- 空気塞栓時には頸静脈圧迫を行い，流入量が多い場合は中心静脈カテーテルからの吸引が必要となる．
- 術前検査で卵円孔開存をチェックしておく．

1 Posterior transpetrosal approach

適応

- 乳様突起を削除することで，S状静脈洞の前方(presigmoid)から小脳橋角部へのアプローチが可能となる．骨迷路削除を追加したtranslabyrinthine approachでは，脳幹方向に進展した聴神経腫瘍などに適応される．anterior transpetrosal approachと組み合わせたcombined petrosal approachは，大型の錐体斜台部髄膜腫などに用いられる．またhigh cervical approachとの組み合わせにより頸部へ進展する頸静脈孔腫瘍にも対応できる．

基本手技

- 基本となる乳様突起削除について述べる．
- 体位は基本的に側臥位とする．
- 硬膜の縫合閉鎖が難しく，死腔充填が必要となるため，腹部皮下脂肪を採取する．
- 髄液漏防止のため腰椎ドレナージを入れておいたほうがよい．

1) 皮膚切開(図8-31)

- 純粋な乳様突起削除のみであればAの皮膚切開とする．
- 皮弁を翻転後，筋線維の走行に沿い，胸鎖乳突筋を前方へ剥離，

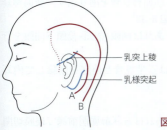

図8-31　皮膚切開

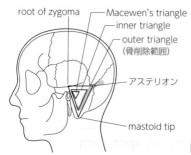

図 8-32 骨削除範囲

頭板状筋は後方へ翻転する.

- combined petrosal approach の場合は側頭・後頭・後頭下開頭を組み合わせるため B の皮膚切開とする(前端を耳介前方までおろしてもよい).

2) 乳様突起削除

- 骨削除の外縁(図 8-32 の outer triangle)をドリルで削り, その後骨皮質全体を削除する.
- 純粋な乳様突起よりも広めに骨削除し, 後頭蓋窩・側頭葉硬膜を出すことで術野が広がる.
- 外耳孔の後上方の Macewen's triangle を削ると乳突洞が開き, 外側半規管とキヌタ骨を視認できる. この深さまでは全体を骨削除できる.
- S 状静脈洞の走行を確認していく.
- 三半規管の形状をイメージしながら露出する. 内リンパ嚢は後半規管の後方に位置する.
- 乳様突起先端部で顎二腹筋溝の内側面にあたる顎二腹筋稜の緻密骨を露出する. これを上方へ追っていくと顔面神経管に連続する.
- 顔面神経刺激装置を用いながら顔面神経管を削り出す. 顔面神経そのものを完全に露出しない(図 8-33).
- combined petrosal approach であれば側頭-後頭-後頭下開頭を行う.
- translabyrinthine approach では三半規管と前庭を削除して内耳道硬膜を露出する.

3) 硬膜切開

- combined petrosal approach であれば S 状静脈洞前縁で硬膜切開

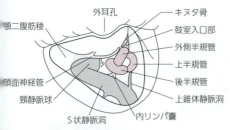

図8-33　乳様突起内の解剖

し，上錐体静脈洞の上下でこれと並行に切開し上錐体静脈洞を結紮切断する．テント上下にわたる広い視野が得られる．

4) 硬膜閉鎖

- 硬膜は可能な部分は縫合し，欠損が大きい場合は骨膜・胸鎖乳突筋を用いる．皮下脂肪を充填しフィブリン糊で閉鎖する．耳管へつながる鼓室入口部を筋膜片で閉鎖しておく．

ポイントと注意事項

- 術前画像検査で乳突蜂巣の含気の程度やS状静脈洞の大きさを確認しておく．
- ドリリングは，最初は5〜6 mmのカッティングバーで開始し，サイズを下げながらS状静脈洞，三半規管，顔面神経管などの重要構造物の付近はダイヤモンドバーで丁寧に削る．
- 1か所だけ深く削らず，全体を削って深部へと進む．
- 立体的な構造の把握，海綿骨と緻密骨の見分けには慣れが必要で，カダバーを用いたトレーニングを要する．

2　Infratentorial supracerebellar approach

適応

- 正中に限局した松果体部，中脳背側，小脳上面の腫瘍によい適応である．第三脳室方向へ進展する場合も対応できる．
- 側方・下方の視野は限られるため，大きな腫瘍には向かない．
- 深部静脈構造の下からアプローチすることで，それらが視野の妨げにならず，解剖のオリエンテーションを把握しやすい．

基本手技

- 基本的な midline approach について述べる．

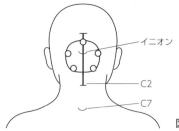

図 8-34　皮膚切開, 開頭

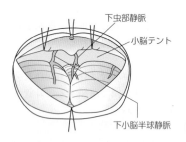

図 8-35　硬膜切開, 硬膜内操作

1) 体位
- 坐位またはコンコルドポジションで行う.

2) 皮膚切開, 開頭, 硬膜切開（図 8-34）
- イニオンの約3cm上から第2頸椎棘突起に至る正中切開とする.
- イニオンの上, 上矢状静脈洞上に1か所, 横静脈洞上に左右2か所, 大孔の3cm上に2か所にバーホールを穿ち（ダイヤモンドバーを用いてもよい）, テント上下にわたり開頭する. 大孔の開放は不要.
- 硬膜をV字状に切開し, 後頭静脈洞は結紮切断する.

3) 硬膜内操作（図 8-35, 36）
- 大槽をのぞき込んで開放し, 髄液を排出しておく.
- 下虫部静脈を凝固切断し, 小脳-テント間からアプローチする. 外側にある下小脳半球静脈は温存する.
- 厚いくも膜をできるだけ左右に広く剝離し, 深部静脈構造を確認する.
- 必要に応じて上虫部静脈と前中心小脳静脈を焼灼切断するが, 可能であれば温存する.

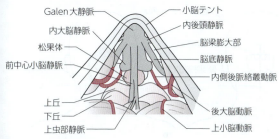

図 8-36 深部の解剖

ポイントと注意事項

- **坐位手術の利点**：静脈圧が低く出血が少ない，出血や髄液が術野に貯留しない，小脳が自重で下がるため最小限の圧排ですむ．
- **坐位手術の欠点**：空気塞栓が起こりやすい(特に開頭時．流入路としては板間静脈・導出静脈・静脈洞などの太く虚脱しにくい静脈が多い)．術中対処法：生食で術野を wet に保つ，開頭辺縁を骨ろうで素早く閉鎖する，定期的な頸静脈圧迫により静脈性出血を確認する．
- 閉頭前には丹念な止血を要する．また術後に気脳症が起こりやすい．
- 術前画像により小脳テントの角度・腫瘍の大きさ・周辺構造との位置関係から，到達可能範囲を把握しておく．小脳テントが急峻すぎると，本アプローチが困難な場合もある．
- 小脳上面の静脈切断による静脈梗塞の可能性がある．広範囲をドレナージしていると思われる架橋静脈は可能な限り温存する．切断する際には，静脈還流の側副路を考慮した位置で切断する．

3 Midline suboccipital approach

適応

- 小脳虫部・小脳半球の腫瘍，第四脳室内腫瘍，脳幹背側部腫瘍などが適応となる．

基本手技

1) 体位
- 腹臥位で行う．

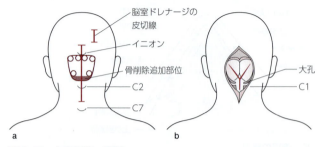

図 8-37　皮膚切開，開頭

2) 皮膚切開，開頭（図 8-37）

- イニオンの 2 cm 上から C5 棘突起上までの皮膚切開を行う（第四脳室方向を見上げるアプローチでは，下方までの切開が必要となる）．
- 後頭下筋層を正中の項靱帯にて電気メスを用いて切開する．
- イニオンから C1 椎弓まで露出する．C2 に付着する筋群は剝離しない．病変に応じて左右も十分展開する．
- バーホールは横静脈洞直下で正中を挟んで 2 か所，外側縁に 2 か所，下縁に 2 か所穿ち，クラニオトームで開頭する（ダイヤモンドバーを用いてもよい）．
- 大孔方向へ硬膜を慎重に剝離したのち，ロンジュール（またはダイヤモンドバー）で大孔を開放する．
- 延髄を下から見上げる場合など，必要に応じて C1 椎弓切除を追加する．

3) 脳室ドレナージ

- 閉塞性水頭症がある場合や，術後起こりうる閉塞性水頭症予防の目的で，開頭後に脳室ドレナージを行う．
- イニオンから 2 横指右外側・2 横指上方にバーホールを穿ち，後角穿刺する（真っ直ぐ垂直方向に穿刺するが，エコーで脳室の位置を確認すると確実である）．
- 穿刺時の髄液排出は最小限にとどめる．

4) 硬膜切開（図 8-38）

- 硬膜切開は Y 字状に行う．両外側から正中へ向けて切開し，正中で後頭静脈洞を結紮または血管クリップにより遮断する．

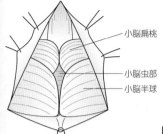

図 8-38　硬膜切開

- 下方へ切開する際には辺縁静脈洞からの出血にも注意する．

5）硬膜内操作
- 大槽を切開し，髄液を排出する．
- 病変の場所に応じて手術操作を進める．

6）閉頭
- 硬膜欠損ができる場合が多く，人工硬膜または筋膜組織で硬膜形成し，フィブリン糊で閉鎖する．
- 減圧開頭を要しない場合は骨弁を戻してチタンプレートなどで固定する．
- 硬膜や筋層の縫合は密に行う．

ポイントと注意事項
- 後頭下筋層を切開する際，開創器による適切な圧排をかけることでスムーズに展開する．正中を外れなければ出血しない．
- 大孔付近では静脈叢が発達しているため注意を要するが，よく観察すれば太い静脈に切り込むことは避けられる．外側へ剝離していく際には，椎骨動脈にも注意する．
- 硬膜内操作に支障をきたさないように，硬膜外の止血を丹念に行う．

（棚橋邦明）

5 経鼻的アプローチ

ポイント
① 経鼻的アプローチの適応となる疾患をおさえる.
② 傍鞍部の解剖学的構造を理解する.
③ 手術によって起こりうる合併症をおさえる.

適応
- 本術式の適応となるのは,下垂体腺腫,Rathke 嚢胞,頭蓋咽頭腫,斜台部脊索腫,鞍上部くも膜嚢胞,リンパ球性下垂体炎などの傍鞍部腫瘍および腫瘍性病変である.鞍内/鞍上部のみに病変が存在する場合には通常のアプローチで対応可能だが,大きく鞍上部に張り出す病変,また前頭蓋底や斜台方向に腫瘍の進展を認める病変に対しては extended approach が必要となる.

共通基本事項
- 手術は全身麻酔で行う.
- 患者は仰臥位で上体を 15～20° 程度挙上し頭部は円座もしくは馬蹄型ヘッドレストに固定する.
- 術者は患者の右側に立って手術操作を行うことが基本であるため,頭部は少し右側に傾け,軽度時計回りに回旋させた状態で固定すると手術操作がしやすい.
- 光学式ナビゲーションを用いる場合には,ヘッドピン固定が必要となるが,近年利用可能となった磁場式ナビゲーションでは固定を要しない(図 8-39).
- 経鼻的アプローチには顕微鏡下で行う方法と,内視鏡下で行う方法,さらにその両者を併用する方法がある.
- 顕微鏡下手術では立体感のある視野が得られるという利点があるが,視野が狭いという欠点がある.
- 内視鏡下手術では,対象物に近接し,かつ広角で鮮明な視野が得られるという利点があるが,視野が 2D であり操作に慣れるまで立体感を得られにくいという欠点がある.

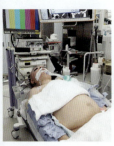

図 8-39 手術体位
術者は患者の右側に立ち手術を行うため,麻酔器は患者の左側に配置する.また患者の頭側には内視鏡モニターと,ナビゲーションモニターを配置している.

1 Endonasal endoscopic approach

- トルコ鞍病変で最も頻度の高い下垂体腺腫について記載する.

基本手技

■基本アプローチ(鼻腔〜蝶形骨洞)

- 経鼻経蝶形骨洞手術の基本アプローチとしては,大きく分けて以下の2つの方法がある:
  - ➤①自然孔拡大法:蝶形骨洞の自然孔周囲から鼻粘膜を切開し,自然孔を拡大して蝶形骨洞内へとアプローチを行う方法.
  - ➤②傍中隔法(図8-40):下鼻甲介前端のあたりで鼻中隔粘膜を切開し,骨性鼻中隔を削除したのちに両側鼻粘膜の間から蝶形骨洞前壁を確認し,これを削除して蝶形骨洞内へとアプローチする方法.
- いずれの方法を用いてもよいが,自然孔の下方の鼻粘膜内には蝶形口蓋動脈が走行するため,これを損傷しないように留意する.術後の大量鼻出血の原因になりうるためである.

■基本アプローチ(蝶形骨洞〜トルコ鞍)

- 蝶形骨洞前壁を削除すると,蝶形骨洞内に隔壁が確認される.こ

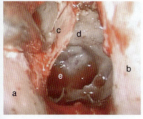

図 8-40 傍中隔法でのアプローチ
蝶形骨洞前壁を削除したところ.
a:右鼻粘膜,b:左鼻粘膜,c:蝶形骨洞内の隔壁,d:鞍底,e:斜台.

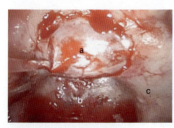

図 8-41
鞍底の骨を削除し鞍底部硬膜の切開を行っているところ.
a：鞍底部硬膜, b：斜台, c：左内頸動脈隆起.

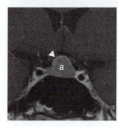

図 8-42　術前 MRI（造影 T1WI）
下垂体腺腫により正常下垂体は右側へ圧排されている.
▶：正常下垂体, a：下垂体腺腫.

の隔壁は患者ごとに個人差が大きいため，術前にあらかじめ CT でその構造を理解しておくことが重要である．
- 隔壁は可及的に削除するが，しばしば内頸動脈の前の骨に付着しているため，内頸動脈の損傷に十分に注意する．
- トルコ鞍底を確認したら，ドリルやケリソンパンチなどを用いて鞍底を十分に開窓する．
- 鞍底の硬膜は鎌メスなどを用いて十字やコの字状などに切開を行う（図 8-41）．

■腫瘍摘出
- 鞍底の硬膜を切開すると病変が確認される．術前の CT や MRI 画像を用いて，あらかじめ正常下垂体と病変の位置関係を把握しておくことが重要である．
- 造影 MRI では正常下垂体は下垂体腺腫よりも強く造影されることが特徴であるが（図 8-42），術前画像でわかりにくいこともある．
- 腫瘍摘出の際に正常下垂体を損傷すると，術後に各種ホルモン分泌不全症をきたしたり，後葉障害では尿崩症を引き起こす可能性があり，正常下垂体を損傷しないような腫瘍摘出を行うべきである（図 8-43）．

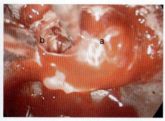

図 8-43
下垂体腺腫と正常下垂体との剥離を行っているところ．術前画像(図 8-42)のとおり，正常下垂体は下垂体腺腫の右側に位置していた．
a：下垂体腺腫，b：正常下垂体．

■ 閉創

- 腫瘍摘出が終了したら，鞍内の腫瘍摘出腔に腹部から採取した遊離脂肪片を充填する．可能であれば硬膜の縫合も行い，ベリプラスト®P などの組織接着剤を噴霧する．

2 Extended endonasal endoscopic approach

- 前述した endonasal endoscopic approach の延長で，鞍底のみならず鞍底周囲の頭蓋底の骨(鞍結節，前頭蓋底，斜台など)を削除することで，手術操作可能な範囲を広げる方法である．この方法を用いると最大で前方は前頭洞まで，後下方は軸椎までの操作が可能となり，手術可能な範囲が格段に広がる．
- 代表的な適応疾患としては巨大下垂体腺腫，頭蓋咽頭腫，鞍結節部髄膜腫，斜台部脊索腫などが挙げられる．

基本手技

■ 基本アプローチ(鼻腔〜頭蓋底)

- 基本的な鼻腔〜蝶形骨洞内の操作は前述の endonasal endoscopic approach と同様だが，術野を拡大したい方向に蝶形骨洞をさらに広く開放する必要がある．
- また拡大法では術後髄液漏の危険性が増大するため，鼻粘膜をフラップ状に切開し術後の頭蓋底形成に利用することもある．

■ 基本アプローチ(頭蓋底〜)

- 頭蓋底操作では，腫瘍の形状に合わせて必要な部位の骨削除を行うが，必ずナビゲーションも用いて内頸動脈をはじめとする主幹動脈，視神経，嗅窩など重要構造物を損傷しないようにする(図 8-44)．
- 頭蓋底の骨削除が終了したら硬膜の切開を行うが，前方への拡大

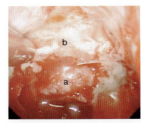

図 8-44　前方への extended approach
鞍底から前頭蓋底の骨を削除し，硬膜が露出している．
a：鞍底部硬膜，b：前頭蓋底硬膜．

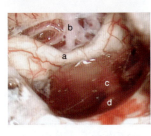

図 8-45　腫瘍摘出後
鞍内から前頭蓋底にかけての広範な視野が得られている．
a：視交叉，b：前大脳動脈，c：下垂体柄，d：下垂体．

法を行う際には海綿間静脈洞から，斜台方向への拡大法を行う際には脳底静脈叢からの出血をきたしやすいので注意を要する．

■腫瘍摘出
- 前方への extended approach であれば，腫瘍は正常下垂体や下垂体柄，視神経や視交叉，上下垂体動脈などの穿通枝や前大脳動脈などに癒着していることもあり，それらの機能温存に努めた腫瘍摘出を行うべきである（図 8-45）．
- 視神経管を下方から開放し，視神経管内に浸潤した腫瘍を摘出することも可能である．

■閉創
- extended approach では術中髄液漏が必発となるため，通常のアプローチよりも丹念な鞍底形成が必要となる．鞍底形成には様々な方法が報告されているが，遊離脂肪片に加えて遊離筋膜も利用し硬膜形成を行う．アプローチの際に削除した骨性鼻中隔を用いた鞍底硬性再建や，鼻粘膜フラップの利用も術後髄液漏防止に有用であり，必要に応じて使用する．

（永田雄一，竹内和人）

6 水頭症の管理

1 水頭症

ポイント
❶ 水頭症には交通性水頭症と非交通性水頭症がある.
❷ 水頭症の種類により,治療法が異なる.
❸ 治療には,脳室ドレナージ術,シャント術,内視鏡手術がある.

基本事項

■概念
- 水頭症(hydrocephalus)とは脳脊髄液が頭蓋腔内に過剰に貯留した状態のことである.
- 過剰な髄液貯留は頭蓋内圧亢進症状を呈する.
- 分類として,交通性水頭症と非交通性水頭症がある(後述する正常圧水頭症も交通性水頭症に分類される).

■原因
- **交通性水頭症**:髄膜炎やくも膜下出血による,脳表・脳底くも膜下腔の閉塞,くも膜絨毛(顆粒)の閉塞など.
- **非交通性水頭症**:脳室系の狭い経路の部分(Monro孔,中脳水道,第四脳室出口部)の先天性あるいは炎症性閉塞や腫瘍,血腫など占拠性病変など.

■症状および徴候
- **新生児期や乳幼児期**:頭囲拡大,大泉門の開大および緊満,眼球の下方偏位(落陽現象),外転神経障害.
- **幼児期以降**:頭痛,嘔吐,進行すれば意識障害,うっ血乳頭,二次性視神経萎縮.

■検査
- 頭部X線:頭蓋拡大,縫合離開の有無の診断に有用.
- 超音波:大泉門の開存時期に水頭症の診断目的に有用.
- CT:脳室拡大の程度,閉塞部位の検索に有用.
- MRI:CTでは描出しにくい骨で覆われた後頭蓋窩や大孔周辺の

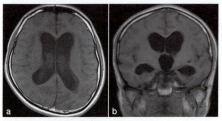

図 8-46 水頭症患者の MRI
側脳室，第三脳室の拡大がみられており，脳溝が不明瞭化している．閉塞性水頭症を示唆する所見である．

構築が鮮明に描出可能（図 8-46）．また，髄液の flow void で閉塞部位の診断に有用．

基本手技

- 過剰な髄液排除を目的とした外科的治療が主体である．

■ 脳室ドレナージ術

- 緊急の頭蓋内圧亢進症に対する治療．脳室内出血や膿瘍脳室内穿破例に対しても用いられる．
- 水頭症治療の中では最も簡便ではあるが，体外との交通ができるため根治治療とはなりえず，あくまで一時的な処置である．
- 手術にて脳室内にドレナージチューブを留置し皮下トンネルを形成したのち，チューブを体外に誘導する（図 8-47）．多くは局所麻酔下にて行うことができる．

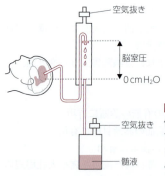

図 8-47 脳室ドレナージ術
側脳室内にドレナージチューブを留置して体外へ髄液を排出する．図のようにドレナージ先端の流出部の高さを変えることで，髄液の流出量を調節する．

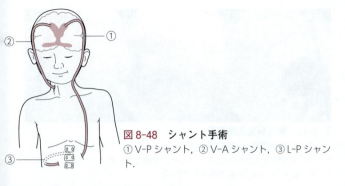

図 8-48 シャント手術
①V-P シャント,②V-A シャント,③L-P シャント.

表 8-1 各シャント手術の適応と合併症

術式	交通性水頭症への適応	非交通性水頭症への適応	合併症
V-P シャント	○	○	髄液の過剰流出による低髄液圧症
V-A シャント	○	○	血栓形成による心房側の閉塞,敗血症,菌血症
L-P シャント	○	×	馬尾神経損傷

■ シャント手術

- 圧の調節できるバルブを用いて,髄液を体内の吸収部位へ誘導する(図 8-48).
- ドレナージと異なり永続的な留置が可能である.
- 脳室腹腔シャント術(V-P シャント術)が基本手技とされるが,髄液流路に問題がない場合には腰椎腹腔シャント術(L-P シャント術)も選択される(表 8-1).腹腔に問題がある場合には脳室心房シャント術(V-A シャント術)が選択されるが,閉塞率の問題から第 1 選択とはなりにくい.
- 交通性水頭症においては V-P シャント,L-P シャントどちらも選択されうるが,L-P シャント術は脳に触れることなくシャント形成が可能である反面,閉塞やシャント離断などのトラブルが多い.V-A シャントは腹腔に問題がある場合に選択される.

■ 内視鏡手術(第三脳室底開窓術,中脳水道形成術)

- 非交通性水頭症に対する治療.生体内に異物であるシャントの埋

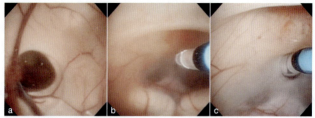

図 8-49 第三脳室底開窓術
a：右側脳室内（画面中央は Monro 孔）．
b：第三脳室内で内視鏡先端よりバルーンを進めている．
c：第三脳室内で灰白隆起を開窓している．

め込みを必要としない．

- 中脳水道閉塞症に対する第三脳室底開窓術（図 8-49）や中脳水道形成術はシャント術に代わり第 1 選択となりつつある．
- 近年，交通性水頭症に対して第三脳室底開窓術が効果を示すという報告もあるが，controversial である．

2 正常圧水頭症

ポイント

❶特発性と二次性がある．
❷画像診断では，脳室の大きさ，円蓋部のスペースが重要．
❸治療の第 1 選択はシャント手術である．

基本事項

■ 概念

- 正常圧水頭症は，歩行障害，認知障害，尿失禁の 3 徴候を主症状とし，画像上，脳室拡大を有するも髄液圧が正常範囲内である症候群である．
- 昨今，メディアなどでは「治る認知症の 1 つ」として取り上げられている．

■ 分類

- 原因の明らかではない特発性正常圧水頭症（iNPH）と，くも膜下出血，頭部外傷や頭蓋内感染症などに続発して起こる二次性水頭

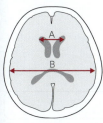

図 8-50 Evans index の計測法
A：両側側脳室前角最大幅，B：同じ断面の頭蓋骨内板最大幅とし，Evans index＝A÷B の式で算出する．

症に分けられる．

■ 画像

- CT や MRI で以下を認める：
  - ➤ 脳室拡大．
  - ➤ 高位円蓋部や大脳半球間裂後半部の狭小化．
- ただし，正常圧水頭症では必ずしも脳室拡大が伴うわけではなく，脳室拡大が明らかではない症例も存在する．
- 『特発性正常圧水頭症ガイドライン』では，脳室拡大のある群(Evans index ＞ 0.3)，脳室拡大のない群(Evans index ≦ 0.3)でそれぞれ DESH 型，non-DESH 型と分類している(図 8-50)．

基本手技

- シャント手術が基本である(シャント手術の詳細については前述を参照)．
- シャント手術の効果を見るために手術の前にタップテスト(腰椎穿刺にて髄液を 30 mL 排出)を行い，症状の一時的な改善の有無を評価する．

(秋　禎樹，竹内和人)

7 血管内治療

1 脳動脈瘤コイル塞栓術

ポイント

❶ コイル塞栓術は侵襲性が低く，深部に位置する動脈瘤に対してもアプローチが容易である点が長所である．
❷ コイル塞栓術は治療動脈瘤が再発し，再治療が必要となる可能性が比較的高い点が短所であり，特に大型瘤では再治療率が高い．
❸ 動脈瘤の頸部が狭いほうが塞栓術に適し，広い場合にはコイルの親動脈への逸脱を防ぐためにステントが必要となることが多い．
❹ 虚血性合併症のリスクを低減させるために，術前より抗血小板薬の内服が必要である．
❺ ステントを併用した場合，虚血性合併症のリスクが上昇する．

基本事項

- 動脈穿刺は大腿動脈が基本であるが，右椎骨動脈と脳底動脈に対しては右上腕動脈を穿刺することもある．ガイディングカテーテルを頸部血管に留置し，その中を通してマイクロカテーテルを動脈瘤に留置し，コイル留置を行う．
- 侵襲性が低いので開頭術や全身麻酔のリスクが高い症例に適している．また，血管内腔を通してアプローチするので，治療中周囲の構造物に影響されにくいため，椎骨脳底動脈系の動脈瘤や前床突起近傍の内頸動脈瘤などに有利である．
- 塞栓用コイルは金属アレルギーの生じにくいプラチナが主な原材料である．
- 動脈瘤の再発は動脈内の血流によりコイルが圧縮したり（コイルコンパクション），動脈瘤が再増大したりすることで生じ，開頭術よりも劣る点である．
- 動脈瘤のサイズが大きいと塞栓に多くのコイルが必要となり，長い治療時間が必要となり虚血性合併症が生じやすくなり，治療後の再発率も高くなる．

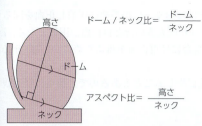

図 8-51　動脈瘤のドーム/ネック比，アスペクト比の求め方
ステントの適応（ドーム/ネック比が 2 未満もしくはネック径が 4 mm 以上）であっても，ステントのデメリットを考慮し他の手技で塞栓術を完遂することも多い．

- 動脈瘤の頸部の大きさにより塞栓術の難易度が変化する．頸部の狭い動脈瘤ではコイルが親動脈へと逸脱しにくいために効率よく密なコイル塞栓がしやすく，再発も生じにくい．
- 頸部の大きさは一般的に動脈瘤本体のサイズとの比で表現され，ドーム/ネック比とアスペクト比の 2 つが頻用される（図 8-51）．
- 頸部の広い動脈瘤に対する塞栓術での対策としては，バルーンカテーテルを併用した neck-plasty technique や，2 本のマイクロカテーテルを併用した double catheter technique，親動脈内にステントを留置するステント支援下塞栓術とがある．
- 虚血性合併症のリスクを低減させるために治療の 5～7 日前から抗血小板薬の内服を開始し，治療後 1～2 か月間用いることが多い：

> ステント支援下コイル塞栓術の 7 日前から
> - バイアスピリン®錠（100 mg）　100 mg　分 1　朝食後
> - プラビックス®錠（75 mg）　75 mg　分 1　朝食後

- ステントを併用すると血栓塞栓症が生じやすくなるので，術前から抗血小板薬を最低 2 剤内服する必要があり，術後も 6～9 か月後の時点で 1 剤へと減量することが一般的である．

要注意事項
- 抗血小板薬投与下で治療を行っているために，穿刺部合併症が生じやすい．特に術後数日間は穿刺部に負荷がかかる行動を控えるように患者への指導が必要である．

- 穿刺部血腫が生じた場合には速やかに用手的に圧迫し止血を図る必要がある．血腫が大きければ大きいほど再止血が困難となる．7 Fr シースを用いていた場合には再止血を得るために 20〜30 分必要となることが多い．
- 血栓塞栓症は術数時間後に生じることもあるので，慎重に経過観察する必要がある．

2 頸動脈ステント留置術(CAS)

ポイント

1. 侵襲性が低く，局所麻酔で実施可能であることが長所である．
2. CAS に適した病変は，CEA 後の再狭窄や，放射線治療後の狭窄，両側性病変，高位病変である．
3. 病変部の形態は 3D-CTA で，プラークの性状は MRI とエコーで評価する．
4. プラーク性状と側副血行路の発達程度でプロテクション法を選択する．
5. プラーク性状と血管の蛇行に応じてステントを選択する．
6. 鼠径からのアクセスが困難な場合には上腕穿刺を考慮する．
7. 治療後に過灌流症候群による出血をきたすリスクがあり血圧管理が必須である．

基本事項

- CAS は侵襲性が低い手技であり局所麻酔で実施可能な手技であるので，全身麻酔のリスクが高い患者や低侵襲治療を強く希望する患者に適している．
- 虚血性心疾患や腎機能障害を合併していることが多く，周術期の低血圧管理に備えて評価しておく．
- 頸動脈内膜剝離術(CEA)後の再狭窄や放射線治療後の狭窄は病変周囲の癒着が強いために，両側性病変では CEA 時の脳虚血と反回神経麻痺のリスクが高くなるために，また高位病変では術野の展開が複雑となるため CAS が適している．
- 不安定かつ大量のプラークや高度石灰化を伴う狭窄は CAS のリスクが高くなるので CEA が適している．
- プラーク性状の画像診断は，石灰化についてはエコーと 3D-CTA

が適しているが，石灰化の広がりや位置の把握という点で後者が優れている．石灰化以外の性状の診断には MRI が適している．プラークが T1WI や TOF で高信号を有する場合は脂質成分や壊死性成分に富む不安定性の高いプラークと判断されるが，信号強度は隣接する筋組織との比較で評価する．

- 多くの症例ではいずれのプロテクション方法でも安全に手技可能であるが，不安定かつ大量のプラークではバルーンプロテクションが適し，対側閉塞の合併など側副血行が期待できない症例やステントの位置決めが困難な症例ではフィルタープロテクションが適している．可動性プラークや浮遊血栓を合併している症例ではプロキシマルプロテクションを選択することで治療リスクを低減できる．

- 現在保険適用となっているステントにはプリサイス®とプロテージ®とウォールステント®とがある．前2者が柔軟な open cell type に分類され，屈曲病変に適している．後者は closed cell type に分類され，セル（≒格子）のサイズが小さくプラークのステント内突出を生じにくいので不安定プラークに対して有利である．

- 動脈穿刺は大腿動脈が基本であるが，大動脈弓部から腕頭動脈への角度が急峻である場合や大動脈瘤がある場合などアクセス困難例では上腕動脈からのアクセスを積極的に検討する．アクセスルートの術前評価は CTA が適しており，頸部頸動脈に対する撮影時に同時に撮影しておくと造影剤と手間が省ける．

- 治療の5～7日前から抗血小板薬の内服を開始する：

> 頸動脈ステント留置術の7日前から
> - プラビックス®錠(75 mg)　75 mg　分1　朝食後
> - プレタール®OD錠(100 mg)　200 mg　分2　朝夕食後

- CAS 後の過灌流症候群は 48 時間以内が生じやすく，術前の灌流状態が不良であった症例では特に低血圧管理が必要であり，他の重要臓器に合併症がない場合は収縮期血圧 110 mmHg 未満を目標とする．心筋虚血や腎不全の出現に注意を払う．

- 術後に頭痛や神経症状が出現した場合には，血栓塞栓症による脳梗塞のほかに過灌流症候群やそれに伴う脳出血を鑑別に挙げる必要がある．スクリーニングには MRI が適している．DWI で虚血がなく，かつ病変血管の支配領域に vasogenic edema を認めた場

合には過灌流症候群を疑う．SPECT で過剰な血流の増加を確認できれば確定診断できる．
- 過灌流症候群の際には，速やかな鎮静と低血圧管理を行い，脳組織への負荷を低減し脳出血を予防する．

要注意事項
- 動脈瘤コイル塞栓術と同様に抗血小板薬投与下で治療を行っているために，穿刺部合併症が生じやすい（詳細は前項参照）．
- 過灌流症候群は頭痛や脳出血の合併が有名であるが，多弁や軽い興奮状態で出現することがあり，その場合には監視を強め，画像検査の実施や血圧目標値の変更も考慮する．

3 急性期血管再開通療法

ポイント
❶血管内治療の中で最も緊急性の高い治療である．
❷脳主幹動脈の急性閉塞による急性期脳虚血患者が適応である．
❸内頸動脈・中大脳動脈の閉塞例での脳の初期虚血変化は DWI-ASPECTS（ASPECTS）にて評価する．
❹速やかに治療を開始するために局所麻酔での実施が一般的である．

基本事項
- 脳主幹動脈の急性閉塞による脳梗塞は広範な脳梗塞をきたすことが多く，重篤な神経後遺症に至る頻度が高いが，超急性期に再開通を得られると予後は大きく改善する．
- 発症から再灌流までの時間（onset to reperfusion time；ORT）が 30 分増すごとに，早期頭蓋内出血と 90 日後の死亡率がともに 21％ずつ増え，90 日後の転帰良好（mRS 0〜2）が 21％減少したという解析結果が報告されている．
- 原則として発症 8 時間以内の急性期脳梗塞において，rt-PA の経静脈投与が適応外，または rt-PA の経静脈投与により血流再開が得られなかった患者が対象であり，標的血管は内頸動脈・中大脳動脈・椎骨動脈・脳底動脈である．
- すでに広範に虚血性変化が出現している場合（DWI-ASPECTS＜7）には神経症状の回復が困難であり出血性合併症をきたしやすいので再開通療法を実施しないことが多い．

- 神経症状が軽微である場合（NIHSS＜6）も慎重に判断する．
- 血栓回収機器はステント型と血栓吸引型とがあり，実施医はそれぞれの対象医療機器の研修プログラムを修了していることが求められている．
- 本治療開始前の典型的処方例：

- グルトパ®注（発症 4.5 時間以内の脳主幹動脈閉塞を合併した脳虚血患者）　成人には 0.6 mg/kg を静注．ただし，投与量の上限は 60 mg まで．総量の 10％は急速投与（1～2 分間）し，その後残りを 1 時間で投与する
- ラジカット®点滴静注バッグ　30 mg　30 分かけて静注

要注意事項
- 完全再開通が得られていても梗塞巣の出血性変化をきたす場合や再塞栓をきたす場合があるので，神経症状の変化をモニタリングする必要があり ICU 管理が望ましい．

（泉　孝嗣）

DWI-ASPECTS の求め方（図 8-52）　Side Memo

MRI DWI を用いて 11 点満点で評価し，11 領域の中で高信号が出現していた場合に，1 領域ごとに 1 点ずつ減点する．虚血性変化が広範に出現していると点数が低くなり重症を意味する．CT を用いた場合には深部白質を省いて 10 点満点となり ASPECTS と呼ばれる．

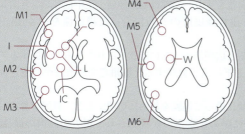

図 8-52　DWI-ASPECTS
C：尾状核，L：レンズ核，IC：内包，I：島，W：深部白質，M1：MCA 前方域，M2：MCA 側方域，M3：MCA 後方域，M4：M1 の頭側，M5：M2 の頭側，M6：M3 の頭側．

（泉　孝嗣）

8 脊椎手術

1 頸椎前方固定術

ポイント

1. 通常,頸椎C2/3からC7/T1椎間板レベルまで到達可能.
2. 原則2椎間までの前方圧迫病変の治療に優れる.
3. 頸動脈,気管,食道,反回神経などの重要臓器に細心の注意を払う.
4. 神経除圧後,自家腸骨,椎体間ケージ,前方プレートなどを組み合わせ適切な固定を行う.
5. 閉創前に確実な止血を行う.

適応

- 通常2椎間までの頸椎椎間板ヘルニア,頸部脊柱管狭窄症,頸椎後縦靱帯骨化症などの前方圧迫病変.
- 頸椎後彎化例(後方アプローチでは脊柱後方要素を破壊し,後彎が悪化する).

基本手技

- 仰臥位で薄い肩枕を入れ,頸部は軽度伸展・正中位とし,目的レベルの直上に通常は皮膚のしわに沿った横切開を置く(図8-53a).
- 皮下を剝離すると広頸筋が上下に走り,これを左右に切開する.
- 広頸筋の下を上下に広く剝離すると胸鎖乳突筋前縁が視認される.
- 胸鎖乳突筋前縁に沿って筋膜を鋭的に切開すると,肩甲舌骨筋が内側から外側に斜めに走るのが視認され,両方の筋肉の間(図8-53b ☆印)を鈍的に剝離し頸動脈の拍動を指で触知して愛護的に外側に牽引する.
- 指で上下に剝離を進め,頸椎椎体が触れたら筋鉤を用いて展開し,鈍的に椎体前面の筋膜を左右に分けていくと,前縦靱帯,頸長筋が視認される.

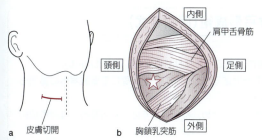

図 8-53 頸椎前方固定術

- 頸長筋は出力を弱めた電気メスもしくはバイポーラ鉗子で付着部を焼灼しながら椎体より剥離し，開創器は確実に剥離した頸長筋にかける．
- 椎間板のレベルを透視下に確認し，椎間板の摘出操作を行う．
- 左右の神経根まで十分に視認して除圧する．
- 透視下にサイズを確認して適切な大きさの椎体間ケージを椎間板腔に挿入する．
- ドレーンを留置して閉創する．

要注意事項

- 体位で頸椎を伸展しすぎると脊髄損傷やC5麻痺をきたすので，軽度の伸展とする．
- 頸動脈を触知・牽引は愛護的に行う（脳塞栓の危険）．
- 剥離の際に内側に向かいすぎると食道，反回神経を損傷する．
- 食道損傷は修復し，術後は経鼻胃管を留置して絶飲食とする．
- 展開の際に頸長筋の付着部位置から正中を確認する．
- 開創器先端は頸長筋に確実にかけ，食道や頸動脈を保護する．
- 術後出血で頸部腫脹をきたし，最悪の場合には急速に窒息するため，確実な止血を確認し，ドレーンを留置する．

2 頸椎椎弓形成術（両開き式）

ポイント
1. 手技的には前方アプローチよりも容易で，汎用性が広い．
2. 多椎間病変でも対応でき，アプローチの際に重要臓器への遭遇もほとんどない．
3. 後方支持要素温存のため，椎弓切除ではなく可及的に椎弓形成術を行う．
4. 術後の軸性疼痛（頸部痛），C5麻痺（肘関節屈曲，肩関節挙上障害）が前方アプローチよりも多い．

適応
- 多椎間の脊柱管狭窄症，後方からの圧迫が主因の例．
- 頸椎前彎が保たれている症例（後方アプローチでは後彎側は悪化する）．

基本手技
- 腹臥位で頭部をヘッドピン固定．
- 頭位は正中，前後屈の角度は通常は中間位（固定術併用の場合には透視下に頸椎の角度を入念にチェックする）．
- 線上に皮膚切開を置き，正中を失わずに項靱帯を切開し，棘突起先端まで達する．
- 傍脊柱筋を付着させたまま棘突起を正中縦割し，左右に展開する（図8-54a, b）．
- 左右の椎弓に付着する筋肉を外側に展開し，椎弓，外側塊を露出する．
- 椎弓の正中をドリルで切離し，両側の外側塊の内側に溝を作製して椎弓を外側に開大する（図8-54c〜e）．
- HAスペーサーを糸やスクリューなどで開大した椎弓間に挟み込む（図8-54f）．
- ドレーンを留置し，縦割した棘突起を縫合する（図8-54g）．
- 確実に項靱帯を再建して閉創する．

要注意事項
- 頸椎を屈曲しすぎると気道内圧が上昇し，術後の気道トラブルの原因となる．
- 耳介前方の側頭骨は骨が非常に薄いため，この部位のヘッドピン

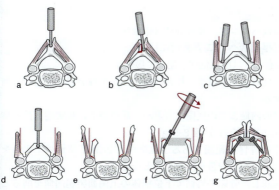

図 8-54 頸椎椎弓形成術（両開き式）

固定は避ける．
- 術後後彎変形を防ぐため，C2 に付着する筋肉は可能な限り温存する．
- 外側塊内側の溝を作製するときには，内下方を目指してドリリングする．
- 椎弓開大後のスペーサー固定は確実に行う（脊柱管内に脱落することがある）．
- 確実な止血とドレーン留置により術後血腫貯留による神経麻痺を防ぐ．
- 後彎変形がみられる例で本術式を用いる際には固定術を併用する．

3 腰椎片側開窓術

ポイント

❶ 一側の脊柱管狭窄（神経根型），椎間板ヘルニア例に用いることが多いが，顕微鏡を用いることにより硬膜正中部・対側神経根の除圧も可能．

❷ 上位椎弓下 2/3，下位椎弓上 1/3 を削り，黄色靭帯を除去して神経根，硬膜嚢を除圧する．

適応

- 腰椎椎間板ヘルニア，腰部脊柱管狭窄症．

基本手技（椎間板ヘルニアを例に）

- 4点架台もしくは腹臥位枕を用いて腹臥位とする．
- 正中線上皮膚切開を置き，片側の傍脊柱筋を棘突起，椎弓から剝離展開する．
- 椎間関節の内側までの展開にとどめ，顕微鏡下に棘突起基部と椎弓のドリリングを行う（図8-55a）．
- 黄色靱帯の骨付着範囲である上位椎弓下2/3，下位椎弓上1/3を削ると容易に黄色靱帯を除去可能となる．
- 硬膜を確認し，骨窓の外側で下位椎体の上関節突起内側を削ると神経根が確認される（図8-55b）．
- 椎間孔に沿って神経根の除圧を行うと神経根が内側に牽引できるようになり，椎間板を覆う後縦靱帯が視認される．
- これに切開を加え，脱出した髄核を摘出する．
- 摘出後は椎間板腔を十分に洗浄してから閉創する．

要注意事項

- 骨切除が外側に向かいすぎると，椎間関節や峡部を削り込み，術後に骨折や不安定性が生じる．
- 神経根が後縦靱帯と強く癒着している場合には神経根，硬膜嚢，後縦靱帯の境界が判別しづらいが，ヘルニア摘出操作の前にこれらの剝離を行わないと神経根や硬膜損傷をきたす．
- ヘルニアが神経根の直下に残存することがあり，神経根がどの程度除圧されたかを常に確認する．
- ヘルニア摘出する際に鉗子を強く前方に向かって椎間板腔に挿入

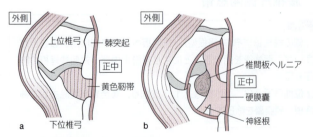

図8-55　**腰椎片側開窓術（左側）**

すると，前縦靱帯を穿破し，致命的な大血管損傷を引き起こすことがある．

4 腰椎後方除圧術（棘突起縦割法）

ポイント
1. 脊柱管狭窄症，すべり症，椎間板ヘルニアなどに広く用いられる．
2. 傍脊柱筋を付着させたまま腰椎棘突起を縦割するため，傍脊柱筋が温存される．
3. 正中からのアプローチで，比較的容易に硬膜嚢，両側神経根を除圧可能．

適応
- 腰椎椎間板ヘルニア（特に正中で大きなもの，石灰化のあるもの），腰部脊柱管狭窄症．

基本手技
- 4点架台もしくは腹臥位枕を用いて腹臥位とする．
- 目的レベルに応じた正中線上皮膚切開を置き，棘突起先端部を露出する．
- 傍脊柱筋を付着させたまま棘突起を縦割し，顕微鏡下に棘突起基部と椎弓のドリリングを行う（図8-56）．
- 黄色靱帯の骨付着範囲である上位椎弓下2/3，下位椎弓上1/3を削ると容易に黄色靱帯を除去可能となる．
- 硬膜を確認し，両側の下位椎体の上関節突起内側を削ると神経根が確認される．
- 椎間孔に沿って神経根の除圧を行う．
- ドレーンを留置して閉創する．

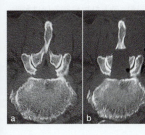

図8-56 腰椎後方除圧術（棘突起縦割法）
a：術前，b：術後．

要注意事項

- 骨切除が外側に向かいすぎると，術後に骨折や不安定性が生じる危険がある．
- 高齢患者の脊柱管狭窄症では硬膜の菲薄化や黄色靱帯との癒着があるので，硬膜損傷に気をつける．

(西村由介)

Side Memo
刃の使い方

　キャッチボールを一球見ただけで，野球経験者か否かは判別できる．円刃で皮膚を切開するのを少し見ただけで，"コイツはできる""できない"はベテランが見れば瞬時に判断できる．問題は「刃の使用」で皮膚に滑らすように，動いているかどうかである．「押し切り」は決してしてはならない．これが microknife となると，特にバイパス時に直径が 1 mm ほどの血管に切開を行う場合に違いがよくわかる．さらには"…とハサミは使いよう"と昔から言われているように，やや太めの物体をやや非力なハサミで切るときには，押し切りの要素を入れては切れないが，ハサミ全体を「やや引き気味」で切るとよく切れる．

(池田　公)

Side Memo
助手の役割と顕微鏡

　顕微鏡下操作において，助手は何をなすべきか？　単なる傍観者，監視者でよいのであろうか．水をかけたり，綿片を入れたりあるいは動脈瘤が破裂したときにのみ第 2 の吸引管を操作するだけでよいのであろうか？　2 本の手で手術するよりも，3 本，4 本の手で手術すればずっと安全にスムーズにできるはずである．例えばくも膜の両側に緊張をかけて，ハサミで切るなどの操作は，脳へらを使用しなければ 3 本の手が必要である．このためには助手用には完全立体視が可能な顕微鏡が望ましい．

(池田　公)

第9章

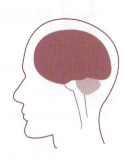

緩和医療

1 脳神経外科における終末期緩和医療

- 脳神経外科的予後不良疾患の終末期は他臓器疾患のそれとは異なる特徴がある．

ポイント

A) 超重症急性期疾患（脳卒中・頭部外傷など）における終末期医療

1. ほとんどの場合，急速に意識レベルが低下し早期に深昏睡に至るので，患者自身の苦痛に対する緩和医療の対象にはならない．
2. 意識状態のいかんにかかわらず，個人の尊厳は尊重されなければならない．
3. 家族に対しての病状・予後説明とグリーフケアをしっかりと行う．
4. 延命だけを目的とした治療は慎重であるべきである．
5. 本人がドナーカード所持者の場合は脳死判定・臓器提供について配慮する．

B) 進行性の悪性脳神経外科的疾患（悪性脳腫瘍など）における終末期医療

1. 脳神経外科的予後不良疾患の終末期医療においては患者の意識状態が重要である．
2. インフォームドコンセント（IC）やリビングウィルは，患者の意識・判断力が良好な段階で，患者から直接得ておくことが望ましい．
3. メンタルサポートを含む多職種からなる医療チームでケアにあたることが絶対に必要である．
4. 患者の QOL の維持・改善に努める．リビングウィルは最優先，最大限に尊重する．
5. 患者が望み，同意した治療・リハビリテーションは積極的に行う．治療・リハビリテーションを行う以上は，本人が希望をもって取り組めるよう，目的とそれにより達成可能な目標を明確に示すこと．
6. 患者の意識レベルが低下し，意思疎通が困難となっても個人の尊厳は尊重されなければならない．
7. 患者が意識を失ってからは，同意のない医療行為，延命のみを目的とした医療行為の実施については慎重であるべきである．
8. 意識障害が持続・遷延した場合，以後に起こってくる合併症の治

療にあたっては医療チーム内での検討・意思統一と家族への十分な説明を行ったうえで、実施を控えることを含め、家族から IC を得る.

脳神経外科疾患終末期の特性

- 意識障害が進行し、他疾患に比して早期から高度の意識障害に陥る. 意識障害が持続すると感染などの合併症を生じて死亡する. 急性期は脳障害により死亡することが多いが、慢性期では合併症による死亡のほうが多い.
- 意識が完全に失われるまでの間の患者の苦痛は甚大である. 頭痛, 嘔吐などの頭蓋内圧亢進症状以外に、脳障害による麻痺や失語症などの表現手段の喪失、高次脳機能障害などの症状が着実に悪化していくことを自覚することは、患者にとって極めて大きな苦痛である.
- 意識レベル、判断能力、意思表示能力がまだ維持されている時期に、病名、病態、予後について本人に告知し、IC、リビングウィルを得ておくことで、以後の治療方針が明確となる.「あえて告知しない」という選択もありうるが、着実に進む悪化を自覚する中で患者が抱く病態に対する懐疑、医療者に対する不信をそのままにして、「時が過ぎるにまかせる」というのは、患者にとって非常な精神的苦痛であるばかりか、場合によっては限りある時間の中での家族との真摯な交流をもつ機会を奪うことになりかねないことを承知すべきである.
- 告知時期の判断、告知方法、告知後のメンタルケアなどの対応が極めて重要であり、多職種、特にメンタルケアができるチーム医療が必須である. チーム内での十分な検討、意思統一、家族との連携が重要である.
- 患者意識状態の評価においては閉じ込め症候群の可能性について留意する. 脳幹腹側に病変をもつ患者の場合、意識レベルの判断は慎重でなければならない.
- リハビリテーションは、在宅医療であればもちろんのこと、入院治療中であっても病状が許す限り積極的に行うが、病状の進行によりその目的は機能改善から維持、さらには廃用防止へと変化していくので、チームとして十分検討し、意思統一して取り組むべきである.

脳神経外科疾患終末期の QOL を損ねる症状とその緩和策

■ 疼痛
- 患者に意識がある限り，できる限り除痛は図るべきである．

1) 頭蓋内圧亢進による頭痛
- 原因的治療は外科的手段に限られる．低侵襲で可能な減圧手術（排液ドレナージ，安全な範囲での腫瘍摘出など）を考慮する．
- ステロイド，高浸透圧薬の効果は限定的（投与初期には著効）．

2) 一般の悪性腫瘍終末期の疼痛
- 転移性脳腫瘍のほか，原発性脳腫瘍の場合でも他の治療法がない場合には一般のがん末期と同様，緩和的除痛薬物治療を行う．
- WHO 方式 3 段階除痛ラダー（図 9-1），鎮痛薬使用 5 原則（表 9-1）などのガイドラインに従う．
- オピオイドの使用量は副作用が許容できる範囲内である限り増量は可であるが，脳疾患の場合，意識レベルが低下したら減量，中止方向とする．

3) 神経障害性疼痛
- プレガバリン，抗うつ薬，抗痙攣薬などを投与する（➡ 220 頁参照）．

4) 悪性腫瘍髄膜浸潤，広汎髄腔内播種による疼痛
- 極めて治療が難しく，一般に余命は 1〜2 か月以内のことが多い．
- 2) に準じて除痛薬物治療を行う．

■ 嘔吐
- 頭蓋内圧亢進による場合は可能であれば原因的に治療する道を探

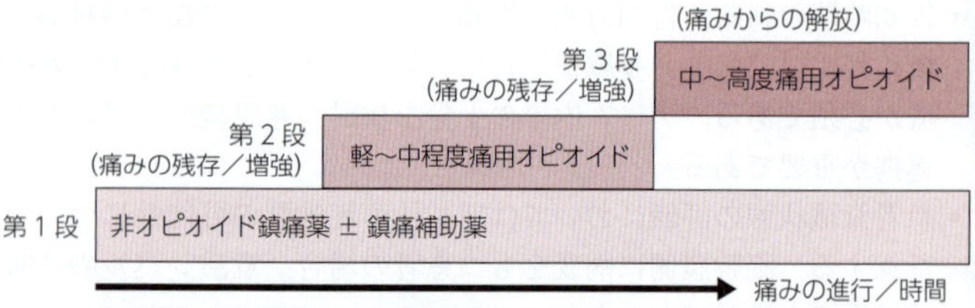

		（痛みからの解放）
	第 3 段 （痛みの残存／増強）	中〜高度痛用オピオイド
第 2 段 （痛みの残存／増強）	軽〜中程度痛用オピオイド	
第 1 段 非オピオイド鎮痛薬 ± 鎮痛補助薬		

→ 痛みの進行／時間

非オピオイド鎮痛薬：アスピリン，アセトアミノフェン，インドメタシン，ジクロフェナクなど
鎮痛補助薬：抗うつ薬，抗痙攣薬，NMDA 受容体拮抗薬など
弱〜中程度痛用オピオイド：コデイン，トラマドールなど
中〜高度痛用オピオイド：モルヒネ，オキシコドン，フェンタニル，ブプレノルフィンなど

図 9-1　WHO 方式 3 段階除痛ラダー

表 9-1 WHO方式鎮痛薬使用5原則

①経口的に (by mouth)
- 血中濃度の安定から経口投与が最も望ましい.

②定時に (by the clock)
- 持続する痛みに対しては定時投与で24時間除痛を目指す.
- そのうえで突出痛に対してのレスキューも必要.

③除痛ラダーに沿って (by the ladder)
- 薬剤の選択は除痛ラダーに沿うことを原則とする.
- 非オピオイド薬はオピオイドを使用する場合もできる限り併用する. しかし増量はしない.

④患者ごとに個別に (for the individual)
- 弱オピオイドに固執せず,必要なら躊躇なく強オピオイドを使用する. 強オピオイド投与量に標準はなく,副作用が許容でき,かつ十分な除痛が得られる量が至適量である.
- レスキュードーズも同様に決定する.

⑤細かい配慮を (with attention to detail)
- 状態の変化に応じて投与量,時刻,併用薬など細かく調整する.
- 起こりうる副作用には常に注意を払う.

る(頭痛と同様).
- 薬物治療としてはドンペリドン(ナウゼリン®)などの制吐薬を投与する.

- ナウゼリン®錠(10 mg)　3錠　分3　毎食前

■ 呼吸困難
- 意識清明で呼吸筋麻痺により低換気となる場合は酸素投与を行う. 上部頸髄病変などで意識を保っての長期生存が期待される場合などでは人工呼吸管理(夜間のみから開始)も考慮される. 苦痛・不眠の弊害が大きければ鎮静薬使用もやむをえない.

■ 繰り返す痙攣発作
- 痙攣発作はQOLを大きく損ねるだけでなく,転倒事故や窒息など不測の合併症を起こす要因であり,できるだけ完全に抑制することを目標とする. カルバマゼピン(テグレトール®)やバルプロ酸ナトリウム(デパケン®)などの古典的薬剤のほか,レベチラセタム(イーケプラ®)などの新規抗痙攣薬も積極的に使用する.

- テグレトール®錠(100，200 mg)
  初回はカルバマゼピンとして1日量200～400 mgを1～2回分割経口投与から開始し，至適効果が得られるまで(通常，600 mg/日)徐々に増量．ただし最大量1,200 mg/日まで．
- デパケン®錠(100，200 mg)
  バルプロ酸ナトリウムとして1日量400～1,200 mgを1～2回に分けて分割経口投与
- イーケプラ®錠(500 mg)　2錠　分2
  最大量は3,000 mg/日まで．ただし増量は2週間以上の間隔を空けて，1日用量1,000 mg以内で行うこと

- 腎機能障害のある患者，血液透析を行っている患者では用量調節が必要なので，必ず添付文書の記載に従うこと．

脳神経外科疾患終末期における侵襲的医療行為とその適応

気管切開
- 意識正常で呼吸筋麻痺による呼吸不全であって，長期生存が期待でき，かつ患者が人工呼吸器管理を希望する場合に限り，気管切開を考慮する．意識障害が進行してからの気道内喀痰貯留を回避する目的で気管内挿管や気管切開を行うことは基本的に延命処置でしかない．

胃瘻造設
- 意識が正常であって神経症状としての嚥下困難のため経口摂取ができず，かつ長期の生存が期待できる場合には胃瘻造設を考慮してもよい．

中心静脈カテーテル・ポート留置
- 消化管機能が正常である意識障害において，経静脈栄養目的で中心静脈カテーテルを挿入する適応はない．経鼻胃管または胃瘻からの経腸栄養が適切である．

髄腔内持続注入カテーテル・リザーバー留置
- 髄液の排除により頭蓋内圧亢進をコントロールする目的，あるいは髄腔内に薬物を投与する目的での髄腔内カテーテル・リザーバー留置はそれが有効な治療方法である限り，患者本人に十分なICを行ったうえで施行されてよい．ただし患者が正常の意識・判断能力を失っている場合には慎重であるべきである．

小児悪性脳神経外科疾患患者における終末期医療

- 最も重要なことはQOLの改善・維持であり,できる限り家族と一緒にすごせるように努力する.ホスピタル・ホスピタリティ・ハウスがあれば積極的に利用する.理想は在宅での療養である.
- 入院治療中を含めて患児にはできるだけ多くのことを体験させてやりたい.院内での催し物やタレント・スポーツ選手などのボランティア慰問などがあれば積極的に参加するよう努める.
- 患児のみならず親に対しても,病状に合わせたメンタルサポートが必須である.
- 患児の年齢,理解力,性格,親の性格,親子関係,医療者との関係など,個々の例でデリケートな因子が数多くかかわる問題であり,それぞれの課題に経験と知識・技量を有する専門家がチームでかかわることが必要である.

臨終の看取り方(非脳死の場合)

- 厳粛な雰囲気を損ねないよう,言動にはくれぐれも注意する.
- できる限りキーパーソン家族の臨場を待って,死亡診断を行う.
- 予測され家族に受け入れられた死であるならば,胸骨圧迫などむやみに蘇生努力をしない.患者の尊厳を保つよう努める.
- 死の3条件(自発呼吸停止,瞳孔散大固定,脈拍停止)を十分,時間をかけて確認する.呼名反応喪失,心音停止,その他の脳幹反射の消失など適宜,追加確認する.レスピレーター使用時は自発呼吸モードにして呼吸停止を確認する.
- モニター心電図での著しい徐脈,低電位,幅の広いQRSなど死戦終末期の心電図波形が生存可能性を意味するものでないことが家族に十分理解されているならば,完全な平坦心電図に至らずとも死亡診断しても構わないが,性急と受け取られることがないよう,十分に時間をとるべきである.
- 家族に臨終を宣告する.死亡診断時刻を伝える必要があるが,できるだけ正確な時刻であるべきである.モニター付属の時計などは不正確なので要注意.
- 死者に対して,一礼する.
- 基本的には家族には死亡診断したことと時刻以外に告げることはないが,受け持ち医などとしてかかわった場合には,弔意や故人・家族の闘病に対する労いの言葉などをかけるのがよい.
- 死亡診断書を所定のマニュアルに従って記入する.

- 病理解剖の申し出を行う.
- 各施設のルールに従って「お見送り」を行う.

(金森雅彦)

Side Memo
患者から「自殺したい」と言われたら…

　たとえあなたがレジデントであって主治医ではないとしても,受け持ち患者が自殺企図を表明したら逃げてはいけません.他の人にも言っているかもしれませんが,告白の相手としてあなたを選んでのことなので,その場で真正面から受け止めるべきです.はぐらかしたり無視したりしてはいけません.

　とはいえ,あなたも当惑するでしょう.すぐに否定するのではなく,とにかくまずはじっくりと患者の話を聞いてください."なぜ,そう考えたのか？""何が苦痛なのか？""いつからそう思うようになったのか？""誰かにすでに相談したのか？"など,短く質問しながら,とことん,傾聴に努めてください.

　おそらくあなたの病院には精神科医や臨床心理士などのメンタルサポートチームがあると思います.患者がそうしたサポートチームの存在を知り,相談してみようという気になるよう,やんわりと導ければ成功です.

　その後,患者を1人にすることはできるだけ避けましょう.すぐにほかの医師,スタッフにそのことを伝え,チームとして情報を共有するようにしてください.そしてできるだけ早くメンタルサポートチームと患者を引き合わせるよう,取り計らってください.

(金森雅彦)

Side Memo
脳死判定

　脳神経外科では高度脳損傷による深昏睡の患者を担当する機会が少なくない.日常臨床においてよく遭遇するのは,重症頭部外傷や脳卒中による高度脳損傷から深昏睡をきたす場面である.担当患者が高度脳損傷後に深昏睡となった際,治療継続と脳死判定の選択肢を常に念頭に置かなければならない.

　担当医師として担当患者が脳死とされうる状態であると判断した場合,必ず家族への病状説明を丁寧に行い,この状態が治療困難である旨を正直に伝える.治療困難な病状であることを家族が納得したと判断できて初めて脳死判定・臓器提供の選択肢を提示できる.しかしあくまでも選択肢の提示であって決して誘導させてはならない.中途半端な意思決定は患者家族をむしろ混乱させるだけであり,医療側とのトラブルに

発展しかねない．家族からの強力な援助がなければ臓器移植までたどり着くのは難しいだろう．

　法的脳死判定を行うにあたり，いくつかの高い障壁が存在する．まず基盤として，その施設で適正な法的脳死判定や脳死下臓器提供の行える体制が整備されているかどうかが重要である．施設条件をクリアしていることはもちろん，日頃から(臓器移植)コーディネーターとのコミュニケーションを欠かさずとることも必要である．また，脳死判定を行う際に脳波測定を行うが，電磁波の影響により脳波が完全にフラットにならないこともある．院内を飛び交う電磁波の影響が少ない部屋を準備しておく必要がある．そして家族とのコミュニケーションをおろそかにしてはならない．脳死判定の途中で家族の気が変わることはよくあることである．言い換えれば，最後まで意志を変えない家族のほうが少ないのが現実である．

　筆者が経験した脳死判定の事例を紹介する．40歳代男性，職業トラック運転手．仕事休憩中に突然頭痛を訴えたのちに心肺停止となり救急搬送された．救命救急センターで蘇生後に頭部CTにてくも膜下出血と診断された．蘇生後はGCS 3点，両側瞳孔散大，自発呼吸なく人工呼吸器管理となった．H&K分類grade Vの重症くも膜下出血であったため，積極的治療は行えず保存的管理となった．発症後3日経過するも病状は変わらず，改めて家族へ病状と治療困難である旨を説明した．この患者が脳死とされうる状態であると判断し，家族の病状に対しての理解が得られたのち「現行管理を継続する」「脳死判定を行い，臓器提供の機会を探る」といった選択肢を提示したところ，発病前に臓器提供の意志が本人にあった事実を家族から伝えられた．脳死判定を行う前提でコーディネーターから説明が行われ，脳死下臓器提供に関する承諾が得られた．その後，1回目の法的脳死判定が行われたが，別の家族から臓器提供について反対意見が出たため，結局法的脳死判定は行われなかった．

　この事例のように，いったん法的脳死判定の家族了承が得られても途中で意志が変わることがよくある．法的脳死判定や臓器提供を進めていくうえで，最も重要なのは何より患者家族の強い意志なのである．

〈飯島健太郎〉

付録

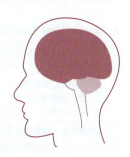

データファイル

1 JCS

表 Japan Coma Scale(JCS；3-3-9度方式)

I. 刺激しないでも覚醒している状態(1桁で表現) (delirium, confusion, senselessness)
1　だいたい意識清明だが，今ひとつはっきりしない
2　見当識障害がある
3　自分の名前，生年月日がいえない

II. 刺激すると覚醒する状態−刺激をやめると眠りこむ(2桁で表現) (stupor, lethargy, hypersomnia, somnolence, drowsiness)
10　普通の呼びかけで容易に開眼する(合目的的な運動をするし，言葉も出るが，間違いが多い)
20　大きな声または体を揺さぶることにより開眼する(簡単な命令に応じる)
30　痛み刺激を加えつつ呼びかけを繰り返すとかろうじて開眼する

III. 刺激をしても覚醒しない状態(3桁で表現) (deep coma, coma, semicoma)
100　痛み刺激に対し，払いのけるような動作をする
200　痛み刺激ですこし手足を動かしたり，顔をしかめる
300　痛み刺激に反応しない

R：不穏(restlessness)，I：失禁(incontinence)，A：無動性無言(akinetic mutism)または失外套状態(apallic state)があれば付記する.

(荒木芳生)

2 GCS

表 Glasgow Coma Scale（GCS）

点数	開眼 (E : eye opening)	最良言語反応 (V : best verbal response)	最良運動反応 (M : best motor response)
6	—	—	命令に従う
5	—	見当識あり	痛み刺激部位に手足をもってくる
4	自発的に	錯乱状態	痛み刺激から逃避
3	呼びかけにより	不適当な言葉	四肢屈曲
2	痛み刺激により	理解できない声	四肢伸展
1	開眼しない	発声がみられない	全く動かさない

各項目の合計点で評価する（正常：15点〜深昏睡：3点）．

（荒木芳生）

3 Hunt & Kosnik 分類

表 Hunt & Kosnik の重症度分類

Grade 0	未破裂の動脈瘤
Grade Ⅰ	無症状か，最小限の頭痛および軽度の項部硬直をみる
Grade Ⅰa	急性の髄膜あるいは脳症状をみないが，固定した神経学的失調のあるもの
Grade Ⅱ	中等度から強度の頭痛，項部硬直をみるが，脳神経麻痺以外の神経学的失調はみられない
Grade Ⅲ	傾眠状態，錯乱状態，または軽度の巣症状を示すもの
Grade Ⅳ	昏迷状態で，中等度から重篤な片麻痺があり，早期除脳硬直および自律神経障害を伴うこともある
Grade Ⅴ	深昏睡状態で除脳硬直を示し，瀕死の様相を示すもの

重症の全身性疾患（高血圧，糖尿病，高度の動脈硬化，慢性肺疾患など）があるか，脳血管撮影で高度の脳血管攣縮がみられる場合には，grade を 1 段階悪いほうに下げる．

（荒木芳生）

4 WFNS 分類

表 WFNS 分類

Grade	GCS スコア	重篤な局所神経症状*
0**	—	—
I	15	なし
II	13〜14	なし
III	13〜14	あり
IV	7〜12	あり or なし
V	3〜6	あり or なし

* ：失語あるいは片麻痺．
** ：未破裂動脈瘤．

(荒木芳生)

5 Fisher 分類

表 Fisher 分類（CT によるくも膜下出血の重症度分類）

Group 1	血液のみられないもの
Group 2	血液がびまん性に存在するか，すべての垂直層(大脳縦裂，島回層，迂回槽)に 1 mm 未満の薄い層を形成しているもの
Group 3	局所的に血塊があり，垂直層の髄液層内に 1 mm 以上の血液層を形成しているもの
Group 4	びまん性 SAH あるいは SAH はなくとも脳内もしくは脳室内に血塊をみるもの

(荒木芳生)

6 NIHSS

表 NIH Stroke Scale (NIHSS)

項目	スコア
1a 意識水準	□ 0：完全覚醒　□ 1：簡単な刺激で覚醒 □ 2：反復刺激や強い刺激で覚醒 □ 3：完全に無反応
1b 意識障害：質問 （今月の月名および年齢）	□ 0：両方正解　□ 1：片方正解 □ 2：両方不正解
1c 意識障害：従命 （開閉眼，離握手）	□ 0：両方可能　□ 1：片方可能 □ 2：両方不可能
2 最良の注視	□ 0：正常　□ 1：部分的注視麻痺 □ 2：完全注視麻痺
3 視野	□ 0：視野欠損なし　□ 1：部分的半盲 □ 2：完全半盲　□ 3：両側性半盲
4 顔面麻痺	□ 0：正常　□ 1：軽度の麻痺 □ 2：部分的麻痺　□ 3：完全麻痺
5 上肢の運動（右） ＊仰臥位の場合は 45° □ 9：切断，関節癒合	□ 0：下垂なし（90°＊を 10 秒間保持可能） □ 1：90°＊を保持できるが 10 秒以内に下垂 □ 2：90°＊の挙上または保持ができない □ 3：重力に抗して動かない □ 4：全く動きがみられない
上肢の運動（左） ＊仰臥位の場合は 45° □ 9：切断，関節癒合	□ 0：下垂なし（90°＊を 10 秒間保持可能） □ 1：90°＊を保持できるが 10 秒以内に下垂 □ 2：90°＊の挙上または保持ができない □ 3：重力に抗して動かない □ 4：全く動きがみられない
6 下肢の運動（右） □ 9：切断，関節癒合	□ 0：下垂なし（30°を 5 秒間保持可能） □ 1：30°を保持できるが 5 秒以内に下垂 □ 2：重力に抗して動きがみられる □ 3：重力に抗して動かない □ 4：全く動きがみられない
下肢の運動（左） □ 9：切断，関節癒合	□ 0：下垂なし（30°を 5 秒間保持可能） □ 1：30°を保持できるが 5 秒以内に下垂 □ 2：重力に抗して動きがみられる □ 3：重力に抗して動かない □ 4：全く動きがみられない
7 運動失調	□ 0：なし　□ 1：1 肢　□ 2：2 肢 □ 9：切断，関節癒合
8 感覚	□ 0：障害なし　□ 1：軽度～中等度 □ 2：重度～完全
9 最良の言語	□ 0：失語なし　□ 1：軽度～中等度の失語 □ 2：重度の失語　□ 3：無言，全失語
10 構音障害 □ 9：挿管または身体的障壁	□ 0：正常　□ 1：軽度～中等度 □ 2：重度
11 消去現象と注意障害	□ 0：異常なし □ 1：視覚，触覚，聴覚，視空間，または自己身体に対する不注意 □ 2：重度の半側不注意

（荒木芳生）

7 Spetzler-Martin 分類

表 Spetzler-Martin 分類（AVM の重症度分類）

特徴	点数
ナイダスの大きさ 　小（<3 cm） 　中（3〜6 cm） 　大（>6 cm）	 1 2 3
周囲脳の機能的重要性 　重要でない（non-eloquent） 　重要である（eloquent）*	 0 1
導出静脈の型 　表在性のみ 　深在性	 0 1

3項目の合計点を重症度（grade）とする．

*：感覚野，運動野，言語野，視覚野，視床・視床下部，内包，脳幹，小脳脚，小脳深部核．

（荒木芳生）

8 脊髄疾患における脊髄高位診断

表 脊髄疾患における脊髄高位診断

	腱反射	運動機能	感覚分布
C4	(−)	横隔膜	頸部から肩上部
C5	上腕二頭筋反射	三角筋,上腕二頭筋	肩関節周囲
C6	腕橈骨筋反射	上腕二頭筋,腕橈骨筋,手関節伸筋群	前腕橈側
C7	上腕三頭筋	上腕三頭筋,手関節屈筋群,手指伸筋群	第3指とその周囲
C8	(−)	手指屈筋,手指骨間筋	前腕尺側
T1	(−)	手指骨間筋	上腕内側
T4	(−)	肋間筋	乳頭高位の体幹
T7	(−)	肋間筋	剣状突起高位の体幹
T10	(−)	下部腹直筋	臍部高位の体幹
L1〜3	(−)	腸腰筋(股関節屈曲)	鼠径部から大腿前面
L4	膝蓋腱反射	前脛骨筋(足関節背屈)	下腿内側から拇指内側
L5	(−)	長拇指伸筋(拇指背屈)	下腿外側から足背
S1	アキレス腱反射	下腿三頭筋(足関節底屈)	足部の外側と足底
S2〜4	(−)	足趾の内在筋(足趾の変形),膀胱機能,肛門括約筋	肛門周囲,陰部

(西村由介)

9 Hoehn & Yahr の重症度

表 Hoehn & Yahr の重症度（Parkinson 病の重症度分類）

- Ⅰ．一側性障害で体の片側だけの振戦，固縮を示す
- Ⅱ．両側性の障害で，姿勢の変化がかなり明確となり，振戦，固縮，寡動〜無動とも両側にあるため，日常生活がやや不便である
- Ⅲ．明らかな歩行障害がみられ，方向変換不安定など立ち直り反射障害がある．日常生活動作障害もかなり進み，突進現象もはっきりとみられる
- Ⅳ．起立や歩行など日常生活動作の低下が著しく労働能力は失われる
- Ⅴ．完全な廃疾状態で，介助による車椅子移動または寝たきりとなる

(中坪大輔)

10 頭部外傷分類

表 頭部外傷分類

- 本分類は頭部外傷の救急患者が来院した場合にその初療を担当する外傷医や救急医などの医師が脳神経外科医と共同で治療する際の共通言語として使用する分類である.
- 本分類は原則として Gennarelli らの分類を基礎として, 臨床症候と急性期 CT などの画像所見を中心に作成したものである. したがって, 本分類を使用するにあたっては必要最小限の神経学的所見の把握と画像は必須である.
- 一般的に軽症は観察入院, 中等症は入院して厳重な管理のもとに経過観察, もしくは予防的に外科的処置や頭蓋内圧モニターを考慮する状態とする. 重症は外科的処置や頭蓋内圧モニターなど集中治療を行うことを前提とする状態である.
- 神経学的所見は経時的に変化するため, 継続的な評価が重要である. すなわち, 軽症, 中等症, および重症の評価は変更される可能性があり, 来院時の分類が絶対的なものではない.
- 重症と判断された場合にはその対応や治療などに関して速やかに脳神経外科医に相談することを原則とする.
- 本分類でいう局所性脳損傷は頭蓋の特定の部位に作用した外力が神経学的症候の根拠となっている場合で, 画像上は脳挫傷, 急性硬膜外血腫, 急性硬膜下血腫, あるいは脳内血腫が存在する. 一方, びまん性脳損傷は主として回転外力や加速度による一次性脳損傷, 二次性脳損傷が神経学的症候の根拠となっている場合で, 画像上はびまん性脳損傷(狭義), くも膜下出血, あるいはびまん性脳腫脹がある. びまん性脳損傷(狭義)は主として一次性脳損傷による.

■頭蓋骨の損傷

表　頭蓋骨の損傷

<table>
<tr><th colspan="2"></th><th>軽症</th><th>中等症</th><th>重症</th></tr>
<tr><td rowspan="2">円蓋部骨折</td><td>線状骨折</td><td>①②を同時に満たす
①骨折線が血管溝と交叉しない
②静脈洞部を越えない</td><td>①②のいずれかを満たす
①骨折線が血管溝と交叉する
②静脈洞部を越える</td><td></td></tr>
<tr><td>陥没骨折</td><td>①②を同時に満たす
①1cm以下の陥没
②非開放性</td><td>①②を同時に満たす
①1cm以下の陥没
②陥没部が外界と交通しているもの(髄液の漏出はない)</td><td>①②③のいずれかを満たす
①1cmを越える陥没
②開放性(髄液の漏出を認める)
③静脈洞圧迫に起因する静脈還流障害</td></tr>
<tr><td colspan="2">頭蓋底骨折</td><td></td><td>頭蓋底骨折(髄液漏の有無を問わない)</td><td>頭蓋底骨折(大量の耳出血,あるいは鼻出血を伴う)</td></tr>
</table>

付記
1) 穿通外傷は銃弾,刃物,ガラス片のほかに,傘,針,箸などの日常生活用品によって生じるため原則として全例が手術適応となるが(重症と判断),脳損傷が広範におよぶ銃創は適応にならないことが多い.
〔日本脳神経外科学会,他(監):重症頭部外傷治療・管理のガイドライン,第3版.医学書院,2013より〕
2) 大量の耳出血,鼻出血は血管損傷を伴った頭蓋底骨折の可能性があるので重症と判断する.

■局所性脳損傷

表 局所性脳損傷

	軽症	中等症	重症
脳挫傷, 急性硬膜外血腫, 急性硬膜下血腫, 脳内血腫	①②③を同時に満たす ①：GCS 14, 15 ②：脳ヘルニア徴候なし ③：mass effect なし	①②③を同時に満たす ①：GCS 9〜13 ②：脳ヘルニア徴候なし ③：mass effect なし	①②③のいずれかを満たす ①：GCS 3〜8 ②：脳ヘルニア徴候あり ③：mass effect あり

- 脳ヘルニア徴候とはテント切痕ヘルニアの有無で判断し，意識障害を伴う瞳孔不同，片麻痺，Cushing 現象のいずれかが出現した場合をいう（切迫する D）．
- mass effect とは頭部 CT（Monro 孔レベルのスライス）で正中線構造の偏位が 5 mm 以上，もしくは脳底槽が圧排，消失している所見をいう．脳底槽は中脳レベルのスライスにおける左右の迂回槽，四丘体槽の描出度で評価する．
- 画像上で手術を考慮してもよい CT 所見の目安は以下のごとくである〔日本脳神経外科学会，他（監）：重症頭部外傷治療・管理のガイドライン，第 3 版．医学書院，2013 より〕：
  - **急性硬膜外血腫**：厚さが 1〜2 cm 以上，またはテント上で 20〜30 mL 以上（後頭蓋窩で 15〜20 mL 以上）．
  - **急性硬膜下血腫**：厚さが 1 cm 以上．
  - **脳内血腫，脳挫傷**：以下のいずれかの所見が認められる場合；①血腫の直径が 3 cm 以上，②広範囲の挫傷性浮腫，③脳底槽，中脳周囲槽の消失．

■びまん性脳損傷

表 びまん性脳損傷

	軽症	中等症	重症
びまん性脳損傷（狭義）	意識消失はないが一過性の神経症候がある（軽症脳振盪）.	受傷直後より意識を消失するが, 6時間以内に回復する. 意識回復後は一過性の神経症候があることがある（古典的脳振盪）	受傷直後からの意識消失が6時間以上遷延する（脳幹徴候を示す場合は最重症）
くも膜下出血	脳表のみにわずかに存在	脳底槽の一部に存在	脳底槽全体に存在
びまん性脳腫脹	・一次性の場合であって①②を同時に満たす ①：GCS 14, 15 ②：軽度の脳腫脹	・一次性の場合であって①②③を同時に満たす ①：GCS 9〜13 ②：脳ヘルニア徴候なし ③：脳腫脹はあるが, 脳底槽は描出	・一次性の場合であって①②③のいずれかを満たす ①：GCS 3〜8 ②：脳ヘルニア徴候あり ③：脳底槽の圧排, 消失 ・二次性脳損傷の場合

- **意識消失**：意識消失とは GCS で E1, かつ V≦2 かつ M≦5 の状態をいう.
- **一過性神経症候**：一過性の神経症候とは軽症では記銘力低下, 指南力低下など, 中等症ではこれに加えて会話困難, 小脳失調などをいう. 重症は diffuse injury (Gennarelli) に相当する.
- **びまん性軸索損傷（狭義）**：重症びまん性脳損傷（狭義）は diffuse injury (Gennarelli) に相当する. なお, びまん性軸索損傷は病理学的診断名であるが, 日常診療では重症のびまん性脳損傷（狭義）として用いられる.
- **びまん性脳腫脹**：一次性は主として小児頭部外傷で認められ, 比較的予後良好で脳充血を原因とする. 一方, ショックや低酸素血症を原因とする二次性脳損傷で生じる場合は予後不良で重症と評価する.
- 脳底槽は中脳レベルのスライスで左右の迂回槽, 四丘体槽の描出で評価する.

（岡本 奨）

11 乳幼児用 GCS

表　乳幼児用 Glasgow Coma Scale（GCS）

	最良の反応	スコア	～6か月	6～12か月	1～2歳	2～5歳
開眼 (E)	自発開眼	4	4	4	4	4
	声かけで開眼	3	3	3	3	3
	痛み刺激で開眼	2	2	2	2	2
	開眼せず	1	1	1	1	1
発語 (V)	機嫌よく喃語あり	5	X	X	X	5 (文章を話す)
	不機嫌	4	X	X	4 (発声あり)	4 (発語あり)
	痛みで啼泣	3	X	X	3	3
	痛みでうめき声	2	2	2 (笑う/泣く)	2	2
	声を出さない	1	1	1	1	1
運動 (M)	正常な自発運動	6	X	X	X	6 (指示に従う)
	触れると逃避	5	X	5	5	5
	痛みで逃避	4	4	4	4	4
	異常屈曲	3	3	3	3	3
	異常伸展	2	2	2	2	2
	動かさない	1	1	1	1	1
最高点			10	11	13	15

X：判定不能.

（加藤美穂子）

12 早期癒合した縫合線と頭蓋変形

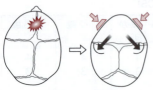

1. 前頭縫合 (三角頭蓋)

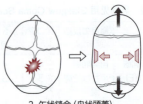

2. 矢状縫合 (舟状頭蓋)

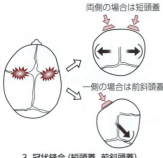

3. 冠状縫合 (短頭蓋, 前斜頭蓋)

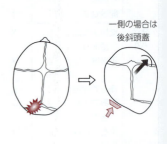

4. 人字縫合 (後斜頭蓋)

図　早期癒合した縫合線と頭蓋変形

(加藤美穂子)

13 虐待チェックシート

A. 保護者の態度 (Manner & Behavior)
- ☐ 受傷または発症から受診まで時間がかかっている.
- ☐ 話の内容があいまい,矛盾または拒否,話したがらない.
- ☐ 無関心・他人事のようにふるまう.
- ☐ 説明に対してすごむ.
- ☐ 入院を拒否する.

B. 児の発育・発達・情緒 (Growth, Development & Sentiment)
- ☐ 栄養不良・発育不全.
- ☐ 発達の遅れ・ことばの遅れ.
- ☐ 凝視・無表情.
- ☐ おびえ,養育者の顔色をうかがう.
- ☐ 汚い.

C. 児の身体所見・検査所見 (Physical & Laboratory Examinations)
- ☐ 身体外表に多種・多様の損傷.　　　☐ 新・旧混在
- ☐ 性器・肛門の損傷.　　　　　　　　☐ 新・旧混在
- ☐ 頭蓋骨骨折,頭蓋内損傷.　　　　　☐ 新・旧混在
- ☐ 長管骨骨折.　　　　　　　　　　　☐ 新・旧混在
- ☐ 眼球,網膜,鼓膜,口腔内,歯牙の損傷.　☐ 新・旧混在

　　　☐ 虐待を疑う.　　☐ どれも該当しない.

診療科　小児科・脳外・整外・形成・救急・眼科・耳鼻科・(　　　)

医師
A
B
C　　　　　　　　　　　Total

図　虐待チェックシート
(佐藤喜宜:日常診療・診察で見逃してはいけない子ども虐待—その兆候,シグナル.週刊医学界新聞 第2773号,医学書院,2008より転載)

(加藤美穂子)

14 小児の抗痙攣薬と血中濃度

表 小児の抗痙攣薬と血中濃度

一般名	商品名	常用量(mg/kg)	治療域血中濃度(μg/mL)	重要な副作用
フェノバルビタール	フェノバール®	2〜5(分1〜4)	12〜25	発疹,過敏症,多動,眠気
フェニトイン	アレビアチン®	5〜8(分3)	5〜20	多毛,歯肉増殖,複視,失調,発疹,催奇形性
バルプロ酸Na	デパケン®	15〜30(分2〜3)	50〜100	肝障害,膵炎,血小板減少
カルバマゼピン	テグレトール®	10〜20(分1〜2)	4〜10	再生不良性貧血,複視,一過性白血球減少,眼振
ゾニサミド	エクセグラン®	4〜8(分1〜3)	10〜30	発疹,過敏症,精神症状
クロナゼパム	リボトリール®	0.05〜0.2(分1〜3)	0.02〜0.07	依存性,喘鳴,多動
エトスクシミド	ザロンチン®	15〜20(分1〜3)	40〜80	全身性エリテマトーデス
ジアゼパム	セルシン®ホリゾン®	0.1〜0.4(分1〜3)	0.15〜0.2	呼吸抑制,ふらつき,白血球減少,依存性
アセタゾラミド	ダイアモックス®	10〜20(分割投与)	8〜14	口渇,光過敏症,電解質異常,酸塩基平衡異常
トピラマート	トピナ®錠	開始量:1 mg/kg(分2)維持量:6 mg/kg(分2)		体重減少,摂食異常,緑内障,腎・尿路結石,代謝性アシドーシス
レベチラセタム	イーケプラ®錠	4歳以上:20(分2)		皮膚粘膜障害,喉の痛み,過敏症,出血傾向

(加藤美穂子)

索引

和文

あ

アーチファクト，MRIの 47
アイオナール・ナトリウム 268
アクティーバルブⅡ® 176
アスピリン 160, 248
アスペクト比 313
アセタゾラミド 59
アセトアミノフェン 260
アセリオ® 260
アタラックス®P 55
アテローム性脳梗塞 65～67
アドナ® 70, 230
アバスチン® 257
アブミ骨筋性耳鳴 9
アミノレブリン酸 160
アラベル® 161
アルガトロバン 249
アルコール離脱症候群 23
アンヒバ® 268
悪性黒色腫 92
悪性発作性頭位変換めまい症 18
悪性リンパ腫，SPECT 60
圧迫性神経障害 174

い

イーケプラ® 72, 330
イグザレルト® 67
イコサペント酸エチル，休薬 160
イソゾール® 54, 55, 268
イノバン® 73, 244
胃瘻造設 330
意識障害 7
―― の鑑別 12
―― の救急対応 224
意識消失 346
意識状態の評価 7
遺伝子組み換え組織型プラスミノゲン・アクチベータ 64
一過性神経症候 346
一過性全健忘 14
一過性脳虚血発作の診察 5

う

ウェスタン失語症検査 31
ウォールステント® 315
うつ状態 195
運動機能評価 10
運動障害の鑑別 24
運動性失語 8, 30

え

エースクラップ 287
エスクレ® 268
エスラックス® 163, 243
エダラボン 66
エパデール®S 160
エフィエント® 160
エホバの証人患者への対応 189
エリキュース® 67
エリル® 72
栄養動脈 74

お

オザグレルナトリウム 66, 248
オトガイしびれ症候群 29
オピオイド 264
オルメテック® 67, 78
黄色靭帯骨化症 103
嘔吐，終末期 328

か

カタクロット® 72, 248
カバサール® 89

カフェオレ斑 4
カベルゴリン 89
カミノ・プレッシャー・モニタリング・カテーテル 179
カルバマゼピン 252
カロナール® 260, 268
ガンマナイフ 94
下垂体腫瘍 87
下垂体腺腫 88
——, 術後合併症の予防 175
—— の診察 5
化膿性脊椎炎 112
可逆性脳血管攣縮症候群 71
仮性球麻痺 30
仮面様顔貌 4
過灌流症候群, SPECT 60
回転性のめまい 18
改訂長谷川式簡易知能評価スケール 7, 37
海綿状血管腫, 脊髄 107
開頭クリッピング術 72
開放性気胸 235
開放性二分脊椎症 131
解離性感覚障害 27
解離性脳動脈瘤 71
外傷性てんかん 22
外傷性脳動脈瘤 71
拡散強調画像(DWI) 48
拡散テンソル画像 51
合併症, 大量輸血に伴う 189
肝機能障害, 術前検査 157
肝硬変 205
肝疾患をもつ患者の管理 204
冠動脈血行再建 203
間代 27
感覚障害の鑑別 8
感覚性失語 30, 145
感染症 71
感染性脳動脈瘤 192
感染をもつ患者の管理 22
緩和医療 326
環椎骨折 109
眼球運動障害 14
眼症状, 意識障害の鑑別 13

癌性髄膜炎 92

き

気管支喘息 198
気管切開 330
気道出血, 大量の 235
企図振戦 121
記憶障害 6
起立性調節障害 20
機能的脳神経外科疾患 115
喫煙 198
虐待 135
—— を疑う場合 34
虐待チェックシート 349
休止薬, 予定手術前の 159
急性肝不全 205
急性期血管再開通療法 316
急性硬膜外血腫 140, 345
急性硬膜下血腫 138, 345
急性呼吸促迫症候群 199
急性呼吸不全 199
急性腎障害 207
急性肺傷害 199
急性閉塞性水頭症 231
球麻痺 30
巨細胞腫 105
巨大舌 89
虚血性心疾患 201
共同偏視 11, 14
協調運動障害性構音障害 31
強直 22
強度変調放射線治療 94
胸腰椎損傷 111
凝固機能障害, 術前検査 157
局所性脳損傷 345
棘突起縦割法 323
筋萎縮性側索硬化症(ALS) 26
筋弛緩, 緊急手術 163
緊急手術前の指示 162
緊張型頭痛 16
緊張性気胸 235

く

クリッピング術 72

クロピドグレル 248
グリオーマ 82
グリセオール® 69, 230, 238
グルトパ® 66, 228, 317
くも膜下出血 71
―, MRI 49
―, 頭痛の鑑別 17
― の救急対応 232
空洞デルタ徴候, 造影CT 44
黒田の4型分類 60
群発呼吸 13, 154
群発頭痛 17

け

下痢症 217
下痢対策, 経腸栄養時の 171
解熱薬, 小児の 268
経腸栄養 170
経蝶形骨洞手術 89, 303
経鼻的アプローチ 302
痙性斜頸 118
痙攣 21
――, 終末期 329
―― の鑑別 21
―― をもつ患者の管理 213
痙攣重積の救急対応 240
頸椎前方固定術 318
頸椎椎間板ヘルニア 95
頸椎椎弓形成術(両開き式) 320
頸動脈ステント留置術 76, 314
――, 術前検査 158
頸動脈内膜剥離術 76, 314
――, 術後合併症の予防 175
頸部ジストニア 118
頸部脊柱管狭窄症 99
頸部内頸動脈狭窄症 76
――, 術前検査 158
血圧, 意識障害の鑑別 13
血圧管理, 周術期の 154
血圧低下 13
血管芽腫, 脊髄 107
血管再開通療法 227
血管腫, 脊髄 105
血管内治療 312

血胸, 大量の 235
血小板数, 術前検査 157
見当識障害 7
健忘失語 30
顕在性二分脊椎症 131
言語機能の評価 8
言語障害の鑑別 30
減圧開頭術, 脳圧亢進に対する治療 239

こ

コイルコンパクション 312
コイル塞栓術 72, 312
――, 術前検査 158
コートリル® 215
コカール® 268
コッドマンICPモニタリングシステム 179
コンコルドポジション 294
呼吸, 意識障害の鑑別 13
呼吸器疾患をもつ患者の管理 198
呼吸困難, 終末期 329
呼吸障害の救急対応 243
呼吸状態, 周術期管理 154
五苓散 144
語健忘 30
口腔顔面失行 32
交叉性失語 32
交叉性麻痺 25
交代性麻痺 25
交通性水頭症 307
抗うつ薬 262
抗がん剤 256
抗凝固薬 248
―― の休薬期間 160, 251
抗菌薬 146, 192
―― , 小児の 266
―― の予防的投与法 165
抗痙攣薬 252
―― と血中濃度, 小児の 350
抗血小板薬 248
――, 周術期管理 161
―― の休薬期間 160, 251

抗血栓薬の休薬期間　160
抗血栓療法に伴う脳出血　70
後縦靱帯骨化症　101
後頭下アプローチ　293
後頭環椎脱臼　109
後方アプローチ　288
降圧指示，緊急手術　163
高 Na 血症，痙攣の鑑別　23
高血圧症　201
高血糖，痙攣の鑑別　22
高齢者症例の診察　36
硬膜外血腫　104
硬膜外膿瘍　113
硬膜内髄外腫瘍　105
項部硬直　12
絞扼性末梢神経障害　29
構音障害　8, 30
膠芽腫　83
　―― に対する治療　84
骨限局性肥厚，X 線所見　41
骨折線，X 線所見　41

さ

サイフォン式ドレナージ　176
サインバルタ®　263
サングロポール®　152
サンドスタチン®LAR®　89
鎖骨下盗血症候群　20
坐位　294
挫傷性脳浮腫　142
三環系抗うつ薬　196, 262

し

シートベルト型損傷　111
シャント手術　309
シロスタゾール　160, 248
ジアゼパム　240
ジスキネジア　115
ジストニア　118
ジルチアゼム　69
しびれ　28
四肢麻痺　25
指圧痕，X 線所見　41
姿勢時振戦　120

視覚障害　6
視床　332
　―― の眼　11
視床下核　115, 116
視床凝固術　121
視床出血　70
視床中間腹側核　120
視神経脊髄炎(NMO)　116
歯突起骨折　109
自殺企図　332
児童虐待防止法　137
持続性吸気　154
磁化率強調画像　48
失語症　8, 30
失神，痙攣の鑑別　22
失調性呼吸　13, 154
手術後の指示　167
手術創の管理　182
主訴の聴取　2
終糸脂肪腫　135
終末期医療　326
　――, 小児　331
重症筋無力症(MG)　26
縮瞳，著明な　14
術後合併症の予防と対策　173
術後検査　168
術前検査　156
術中 MRI　52
循環器疾患をもつ患者の管理　201
循環障害の救急対応　243
書痙　119
書字障害　31
徐脈　13
除脳硬直　13
除皮質硬直　13
小児
　―― における終末期医療　331
　―― の解熱薬　268
　―― の抗菌薬　266
　―― の抗痙攣薬と血中濃度　350
　―― の投薬量　266
小児症例の診察　33

小児脳神経外科疾患　125
小脳出血　19, 71
小脳性振戦　121
小脳性無言症　31
昇圧，周術期管理　155
消化管疾患をもつ患者の管理
　　　　　　　　　　　217
上位頸椎損傷　109
上衣腫　82
　——，脊髄　106
上部消化管出血　217
静脈栄養　170
静脈洞血栓症　71
静脈麻酔薬　264
褥瘡　174, 185
　—— の管理　185
心原性失神　22
心原性脳塞栓　65, 67
心電図異常，術前検査　158
身体所見　2, 154
神経学的所見　7
神経原性失神　22
神経膠腫　82
神経障害性疼痛　220
　——，終末期　328
神経鞘腫　90
　——，脊髄　105
神経線維腫症　90, 105
振戦　26, 120
深部感覚優位障害　28
深部静脈血栓症，周術期管理　155
新レシカルボン®坐薬　219
靱帯骨化症　101
腎機能障害，術前検査　158
腎疾患をもつ患者の管理　207

す

ステロイド，周術期管理　161
ステント支援下コイル塞栓術
　　　　　　　　　　　313
スロンノン®HI　66
すくみ足　115

頭痛　5, 15
　——，終末期　328
　—— の鑑別　15
水頭症　307
　——，二分脊椎症　132
　—— の管理　307
睡眠障害　195
睡眠薬　196
髄腔内持続注入カテーテル・リ
　ザーバー留置　330
髄内腫瘍　106
髄膜炎　145
髄膜癌腫症　92
髄膜腫　85
　——，脊髄　106
髄膜脳炎　14, 22
杉田クリップ　287

せ

セフォタックス®　146
セルシン®　268
セレネース®　196
セロクエル®　196
セロトニン・ノルアドレナリン再
　取り込み阻害薬　262
センノサイド®　219
せん妄　195
正常圧水頭症　310
成長ホルモン産生腫瘍　89
星細胞腫　82
　——，脊髄　107
静止時振戦　120
赤核振戦　121
脊髄円錐部症候群　109
脊髄空洞症，二分脊椎症　132
脊髄高位診断，脊髄疾患における
　　　　　　　　　　　341
脊髄後半部症候群　109
脊髄脂肪腫　131
脊髄腫瘍　104
脊髄髄膜瘤　131
脊髄脊椎疾患　95
脊髄脊椎損傷　108
脊髄前半部症候群　109

脊髄披裂 131
脊髄浮腫 102
脊柱管狭窄症 99
脊椎感染症 112
脊椎硬膜外血腫 113
脊椎手術 318
切迫するD 236, 345
石灰化 41
——，髄膜腫 86
赤血球数，術前検査 157
潜在性二分脊椎症 133
線維束性収縮 10
選択的セロトニン再取り込み阻害薬 262
全失語 30
全身状態の悪化，周術期における 155
前庭神経炎 20
前頭側頭開頭 272
前内側側頭葉切除術 124
前方アプローチ 272
前方脱臼 111

そ

ソセゴン® 230, 233, 243, 261
ソル・コーテフ® 55
ゾシン® 152, 187
ゾニサミド 254
ゾビラックス® 148
早期癒合した縫合線と頭蓋変形 348
創部感染 183
造影CT 44
造影剤腎症 208
側臥位 294
側方アプローチ 283

た

タケプロン® 218
ダイアップ® 240, 268
ダイアモックス® 59
たこつぼ型心筋症 245
立ちくらみ 19
多発神経炎 28

多発性硬化症(MS) 26
大量輸血に伴う合併症 189
体温，意識障害の鑑別 13
対光反射消失 12
退形成性星細胞腫 83
大動脈瘤 203
第三脳室底開窓術 133, 309
脱臼骨折 111
単純X線 40
単純ヘルペス脳炎 147
単麻痺 25
淡蒼球 116
淡蒼球内節 115
短頭 126

ち

チエノピリジン系薬，休薬 160
中下位頸椎損傷 111
中心静脈カテーテル・ポート留置 330
中心性脊髄損傷 108
中心性肥満 89
中枢性過換気 154
中脳水道形成術 309
長頭 126
超皮質性運動性失語 32
超皮質性感覚性失語 32
超皮質性失語 8
聴神経腫瘍 90
鎮静薬 264
——，緊急手術 162
鎮痛薬 260, 264
——，緊急手術 162

つ

対麻痺 25
椎間板ヘルニア 95
椎骨脳底動脈不全 20
椎体骨折 111

て

テグレトール® 254, 330
テモゾロミド 84, 256
テモダール® 256

ディプリバン® 162, 229, 233, 243
デクスメデトミジン 264
デパケン® 255, 330
デパス® 96
デルマトーム 27
てんかん 122
── , PET 57
── , 意識障害の鑑別 12, 14
── , 痙攣の鑑別 22
── , めまいの鑑別 20
てんかん重積状態 240
定位手術的照射 94
定位放射線治療 94
低 Na 血症, 痙攣の鑑別 23
低血糖, 痙攣の鑑別 22
低酸素血症, 痙攣の鑑別 22
低体温 13
低体温療法, 脳圧亢進に対する治療 239
低容量換気 199
低用量ピル, 休薬 160
転移性脊椎腫瘍 104
転移性脳腫瘍 92
転換性障害 14
伝導失語 30

と

トピラマート 254
トラクトグラフィ 51
トラムセット® 222
トランサミン® 70, 144, 230, 233
トリクロリール® 268
トリプタノール® 262
トルコ鞍部変化, X 線所見 41
トレドミン® 196
ドーム/ネック比 313
ドルナー® 160
ドルミカム® 54, 162, 229, 233, 235, 238, 243, 265
ドレナージ 176
ドレナージチューブの管理 176
ドンペリドン 329
徒手筋力検査 10
閉じ込め症候群 31, 327

投薬量, 小児の 266
疼痛 220
── , 終末期 328
── をもつ患者の管理 220
透析患者, 周術期管理 155
頭蓋咽頭腫 88
頭蓋骨奇形 125
頭蓋骨骨折 236
頭蓋骨の損傷 344
頭蓋骨縫合早期癒合症 125
頭蓋骨膜洞 128
頭蓋骨癒合症 125
頭蓋内圧 237, 244
頭蓋内圧モニターの管理 179
頭蓋変形 348
頭部外傷 138
── , MRI 50
── , 意識障害の鑑別 14
── , 痙攣の鑑別 22
── , 被虐待児の 136
── の救急対応 235
── の診察 4
頭部外傷分類 343
糖尿病性昏睡 14
糖尿病をもつ患者の管理 210
動作時振戦 121
動揺胸郭 235
導出静脈 74
瞳孔不同 11, 12, 236, 237, 345
特発性正常圧水頭症 310
── の診察 5
突発性難聴 19

な

ナイダス 74
ナウゼリン® 329
ナゼア® 256
内頸動脈瘤, SPECT 60
内分泌疾患をもつ患者の管理 215
軟骨無形成症 128
難治性てんかん 122

に

ニカルジピン 69
二分脊椎症 131
入院時の検査 156
乳幼児用 GCS 33, 347
乳様突起削除 295
尿毒症性昏睡 14
尿崩症 215
認知症 116
―― を呈する代表的疾患 37

ね

ネキシウム® 70, 218, 230, 233
粘液水腫顔貌 4
粘膜所見，意識障害の鑑別 13

の

ノーベルバール® 241
ノバスタン® 249
ノバリス 94
ノボ・ヘパリン® 250
ノリトレン 196
ノルアドリナリン® 152
脳圧亢進 237
脳圧亢進症状の救急対応 237
脳炎 147
脳幹出血 71
脳灌流圧 180, 237, 244
脳血管撮影 53
脳血管障害 64
――, 痙攣の鑑別 22
―― の診察 4
脳血行再建術 80
脳血流量 59, 180
脳梗塞 64
――, MRI 49
―― の救急対応 227
脳挫傷 141, 345
脳室心房シャント術 309
脳室ドレナージ術 308
――, 脳圧亢進に対する治療 239
脳室腹腔シャント術 132, 309

脳死判定 332
脳出血 68
――, MRI 49
―― の救急対応 229
脳腫瘍 82
――, MRI 49
――, PET 57
――, 頭痛の鑑別 17
―― の診察 5
脳循環予備能 59
脳神経の評価 8
脳深部刺激術 115
脳卒中，意識障害の鑑別 14
脳動静脈奇形 74
――, 術後合併症の予防 175
脳動脈瘤 71
脳動脈瘤コイル塞栓術 72, 312
――, 術前検査 158
脳内血腫 345
脳膿瘍 148
脳浮腫 138
脳ヘルニア徴候 237, 345
脳瘤 129

は

ハングマン骨折 110
バイアスピリン®
　66, 67, 78, 160, 248, 250, 313
バイタルサイン 3, 12, 154, 224
バクタ®配合錠 257
バルビツレート療法，脳圧亢進に
　対する治療 239
バルプロ酸 252
バンコマイシン 146, 152
パークベンチポジション 294
パキシル® 196, 262
パンダの目徴候 4
破裂骨折 111
破裂脳動静脈奇形 75
破裂脳動脈瘤 71
馬尾症候群 98, 109
肺気腫 198
敗血症 150, 193
敗血症性ショック 150

は

発語失調　32
発熱, 周術期管理　155
鼻指鼻試験　10
反響言語　32

ひ

ヒステリー発作　14
ビオフェルミン®　219
ビクシリン®　146
ビダラビン®　148
ピトレシン®　216
ピンポイント瞳孔　14
びまん性軸索損傷　346
びまん性星細胞腫　82
びまん性脳腫脹　346
びまん性脳損傷　346
皮下髄液漏　183
皮質下出血　70
皮膚所見, 意識障害の鑑別　13
皮膚筋炎　26
非痙攣性のてんかん重積　14
非交通性水頭症　307
非てんかん性の発作, 心因性, 痙攣性の　22
非ビタミンK阻害経口抗凝固薬　249
非弁膜症性心房細動　249
被殻出血　70
被虐待児の頭部外傷　136
表在感覚優位障害　27
標準失語症検査　30
病歴の聴取　2

ふ

フェニトイン　242, 254
フェノバルビタール　254
フェンタニル　162, 238, 264
フレイルチェスト　235
プラザキサ®　67
プラスグレル塩酸塩, 休薬　160
プラビックス®　66, 67, 78, 160, 248, 313, 315
プリサイス®　315
プリンペラン®　233
プレセデックス®　162, 238, 264
プレタール®　67, 72, 78, 160, 248, 250, 315
プレドニン®　54
プロテージ　315
プロトポルフィリンⅨ　161
プロトンポンプ阻害薬　218
プロポフォール　235, 238, 264
プロポフォール注入症候群　164
プロラクチン産生腫瘍　89
プロレナール®　160
ふらつき　19
不整脈　203
不眠症　195
副腎皮質ステロイド　215
腹臥位　293

へ

ヘルペス脳炎　147
ヘルベッサー®　69, 163
ベバシズマブ　257
ペースメーカ装着患者　203
ペルサンチン®　160
ペルジピン®　69, 163, 228, 229, 233, 244
閉鎖性二分脊椎症　133
閉塞性睡眠時無呼吸症候群　198
閉塞性肺疾患　198
片頭痛　16
片頭痛性のめまい　19
片側顔面痙攣特有の異常電位　157
片麻痺　25
――, 脳ヘルニア徴候　236, 237, 345
―― のみかた　13
弁膜疾患　203
便秘症　217

ほ

ホストイン®　124, 230
ホスフェニトイン　214, 241
ホリゾン®　268
ボルタレン®　260

ポートワイン母斑 4
歩行障害 5, 10
拇指探し試験 25
縫合線 348
　──の離開, X線所見 41
乏突起神経膠腫 82
傍正中橋網様体 11
本態性振戦 121

ま

マンニトール 70, 230, 234, 238
麻痺 24
麻痺性構音障害 31
末梢神経障害 27
満月様顔貌 4, 89
慢性気管支炎 198
慢性硬膜下血腫 143
　──,頭痛の鑑別 17
慢性腎臓病 207

み

ミオクローヌス 22
　──,睡眠中の 23
ミオナール® 96
ミダゾラム 240, 265
ミトコンドリア病(MELAS) 26
ミニリンメルト® 216
脈拍,意識障害の鑑別 13

む

無輸血治療 189

め

メチコバール® 96
メトグルコ®,休薬 160
メトホルミン塩酸塩,休薬 160
メバロチン® 78
メロペン® 146, 152
めまいの鑑別 18
面積狭窄率 76

も

もやもや病 78
　──,術後合併症の予防 175

　──の外科治療における合併症
　の回避 81
毛様細胞性星細胞腫 82

や

薬剤性肝障害 205
薬物中毒 14, 23
　──による低体温 13

ゆ

揺さぶられっこ症候群 136
輸血 188

よ

予定手術前の指示 159
幼児虐待症候群 135
腰椎後方除圧術 323
腰椎穿刺 145
腰椎椎間板ヘルニア 97
腰椎腹腔シャント術 309
腰椎片側開窓術 321
腰部脊柱管狭窄症 100

ら

ラキソベロン® 219
ラクテック® 70, 230
ラクナ梗塞 65〜67
ラジカット® 317
ラックビー® 219
ラモトリギン 254

り

リクシアナ® 67, 250
リスパダール® 196
リバロ® 72, 78
リリカ® 96, 220
リング状造影効果,造影CT 44
良性発作性頭位変換めまい症 18
臨終の看取り方 331

れ

レクサプロ® 196
レザルタス® 67, 78
レペタン® 261

レベチラセタム　254

ろ

ロキソニン®　96, 260
ロピオン®　260
ロヒプノール®　196

わ

ワーファリン　68, 160, 249
ワニの涙症候群　9
ワルファリン　160, 249
和田テスト　123

欧文

A

ABCD^2 スコア　5
ABCDE アプローチ　235
ACTH 産生腫瘍　89
Adams-Stokes 症候群　13
ADC(apparent diffuse coefficient)　49
AHT(abusive head trauma)　136
AIUEO TIPS　224
AKI　207
ALI　199
ALS　26
AMR(abnormal muscle response)　157
anterior petrosal approach　285
anterior transpetrosal approach　295
Apert 症候群　127
ARDS　199
ASIA 分類　108
ASPECTS　317
AVM　74
──, 術後合併症の予防　175

B

BAD(branch atheromatous disease)　66

Barré 徴候　10
Battle 徴候　4
BPAS(basi-parallel anatomical scanning)　49
Broca 失語　30
Brown-Séquard 症候群　109

C

CAS　76, 314
CAS 後過灌流症候群　76
CBF　59, 180
CEA　76, 314
──, 術後合併症の予防　175
CEA 後過灌流症候群　76
Cephalic Index　126
cervical line　29
Chapman/Arai の分類　134
Cheyne-Stokes 呼吸　13, 154
Chiari Ⅱ型奇形, 二分脊椎症　132
CISS　49
CKD　207
CO_2 ナルコーシス　14
combined petrosal approach　295
conjugate deviation　11
CPP　180, 237, 244
Crouzon 症候群　127
CT　42
CTA(CT angiography)　45
Cushing 現象　236, 237, 345
Cushing 病　89
CVR　59

D

DAT スキャン　121
DBS(deep brain stimulation)　115
diaschisis　61
double catheter technique　313
drainer　74
DSA　53
DTI(diffusion tensor imaging)　51
dural tail sign　86, 106

DWI 48
DWI-ASPECTS 317
DYT 遺伝子 118

E

early CT sign 44
EAS (encephalo-arterio-synangiosis) 80
echolalia 32
EC-IC バイパス術 60
ECST 法 77
EDS (encephalo-duro-synangiosis) 80
EGDT (early goal-directed therapy) 151
EMS (encephalo-myo-synangiosis) 80
endonasal endoscopic approach 303
extended endonasal endoscopic approach 305

F

fasciculation 10
FAST 236
FDG-PET 57
feeder 74
FGFR 遺伝子 125
FIESTA 49
Fisher grade 72
Fisher 症候群 26
Fisher 分類 338
FLAIR (fluid attenuation inversion recovery) 48
focal sign 138
functional MRI 52

G

GBS 26
GCS 7, 12, 224, 337
── , 乳幼児用 33, 347
Gottron 徴候 26
Gowers 徴候 25
Gpi-DBS 115, 119

Guillain-Barré 症候群 (GBS) 26

H

Harris-Benedict の式 170
HDS-R 7
Hess スクリーンテスト 8
Hippocrates 顔貌 4
Hoehn & Yahr の重症度 115, 342
Holmes 振戦 121
Horner 症候群 11
Horner 徴候 29
House-Brackmann 法 8
Hunt & Kosnik 分類 7, 72, 337
Hunt and Hess grade 72
hydrocephalus 307

I

ICP 237, 244
ICP モニタリング 179
IMRT 94
infratentorial supracerebellar approach 288, 297
iNPH 310
── の診察 5
interhemispheric approach 281
intraarterial signal 49

J

JATEC 235
JCS 7, 12, 224, 336
jolt accentuation 145

K

kink 56

L

Lasègue 徴候 97
L-P シャント術 309

M

Mallory-Weiss 症候群 217
mass effect 138, 142, 345

massive transfusion protocol 188
MCI(mild cognitive impairment) 37
Meige 症候群 118
MELAS 26
Mendelson 症候群 243
Ménière 病 20
meningioma 85
MEP モニター, 術後合併症の予防 175
MET-PET 58
midline approach 297
midline suboccipital approach 299
MMSE(Mini Mental State Examination) 7, 37
MMT 10
MR cisternography 49
MRA(MR angiography) 48
MRI 46
MRS(MR spectroscopy) 51

N

NASCET 法 76
NCSE(nonconvulsive status epilepticus) 14
neck-plasty technique 313
nidus 74
NIHSS 5, 227, 339
NOACs 249
NSAIDs 260
numb chin syndrome 29

O

occipital transtentorial approach 290
OPLL 101
ORT(onset to reperfusion time) 316

P

Pancoast 症候群 29
Parkinson 病 115

perimesencephalic SAH 71
PET 57
phase contrast 法 48
posterior transcallosal approach 292
posterior transpetrosal approach 295
PPSB-HT® 250
pterional approach 272
punched out, X 線所見 41

R

red flag sign 29
ring enhancement 49
Rinne 試験 9
Romberg 徴候 11, 25
rt-PA 静注療法 64, 66, 227

S

SAH 71
──の救急対応 232
SBS(shaken baby syndrome) 136
schwannoma 90
schwannomatosis 105
SEP モニター, 術後合併症の予防 175
simple subdural hematoma 138
Simpson grade 86
sinus pericranii 128
SLTA 30
SNRI 262
SOFA スコア 150
SPECT 59
Spetzler-Martin 分類 74, 340
split hand 徴候 26
SRS(stereotactic radiosurgery) 94
SRT(stereotactic radiation therapy) 94
SSRI 262
STA-MCA 吻合術 80
Stevens-Johnson 症候群 255
STN-DBS 115, 117

subfrontal appraoch 280
subtemporal approach 284
sun-burst appearance 86
SWI 48

T

T1 強調画像 47
T2 shine through 49
T2 強調画像 47
T2*強調画像 48
TCA 262
tell-tale sign 133
TIA の診察 5
time of flight(TOF)法 48
TIME コンセプト 186
Tinel 徴候 29
translabyrinthine approach 295
transsylvian approach 277
traumatic tap 145
TWIST 遺伝子 125

U

UPDRS(Unified Parkinson Disease Rating Scale) 115

V

V-A シャント術 309
vagal system 9
vertigo 18
Vim-DBS 121
von Hippel Lindau 病 107
V-P シャント術 309

W

WAB 31
Weber 試験 9
Wernicke 失語 30
Wernicke 脳症 14
WFNS 分類 7, 72, 338

X

X 線, 単純 40